クリニック開業・成功のメソッド

"開業"プロフェッショナル

PROFESSIONAL

(株)ニューハンプシャーMC
柴田雄一 Yuichi Shibata

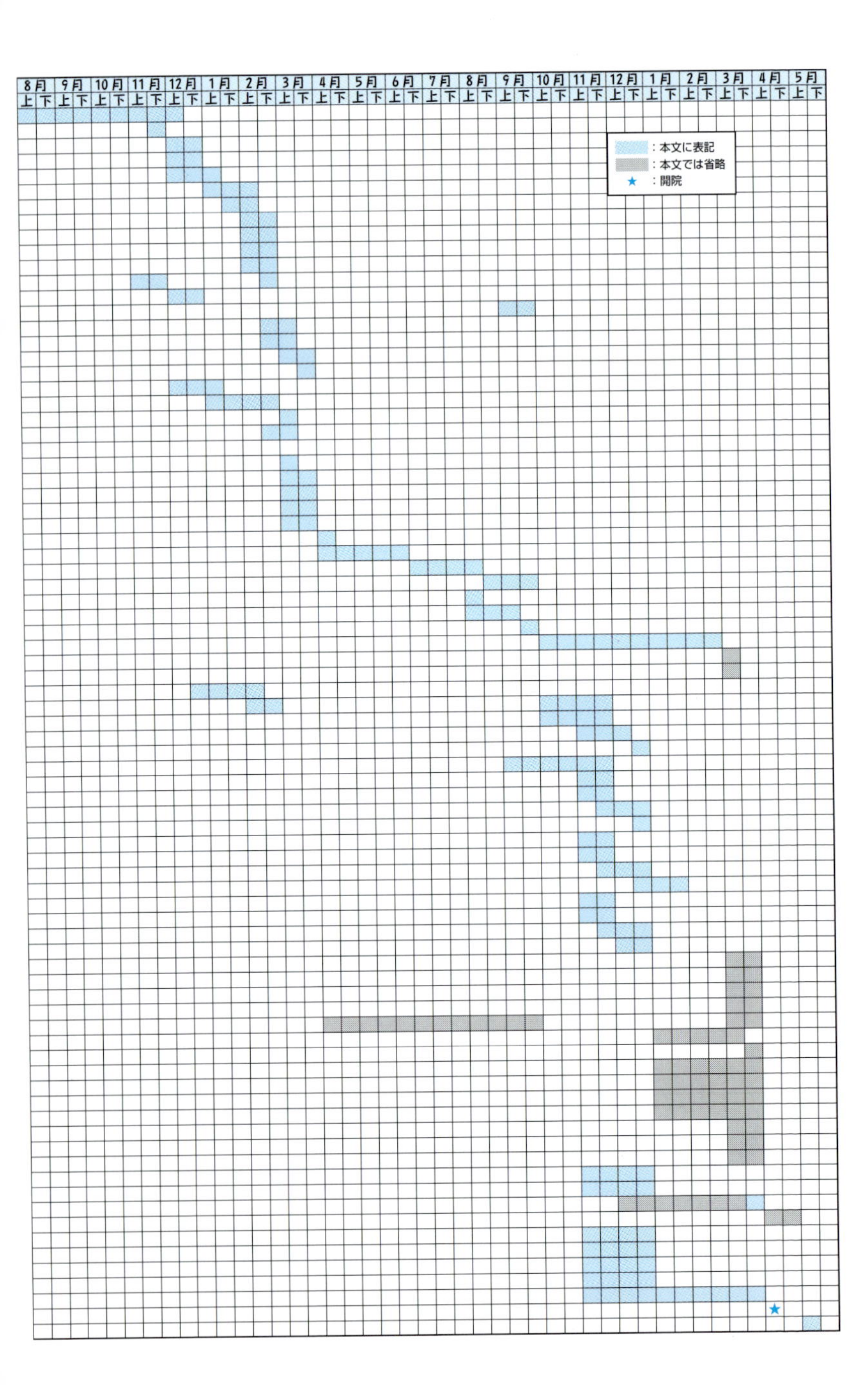
8月 9月 10月 11月 12月 1月 2月 3月 4月 5月 6月 7月 8月 9月 10月 11月 12月 1月 2月 3月 4月 5月
上 下
：本文に表記
：本文では省略
★ ：開院

開業工程表

項目		小説対比	7月 上	7月 下
小説導入部		1章 中途半端な開業宣言～無知という敵		
基本構想の策定	開業思考の軸づくり（目的、意義、動機、時機）	1章 決心の時		
	ポジショニング戦略の策定	2章 大きな池と小さな池		
	開業エリアの選定	2章 シンセン狙いのエリア選定		
	ターゲットの設定（標榜科目、対象疾患、診療形態等）	2章 シンセン狙いのエリア選定		
	開業物件の選定	2章 怪しいドアの向こう側		
	診療圏分析	2章 診療圏調査のすゝめ		
	開業意思決定	3章 開業の値段		
開業計画	コスト計画の策定	3章 計画の中身、開業の値段		
	資金調達計画の策定	3章 計画の中身、開業の値段		
	損益収支計画の策定（シミュレーション）	3章 お金の動き		
	開業工程表の設定と更新	1章 決心の時 3章 計画の中身		
事業パートナーの選定	イニシャル・パートナーの選定（※必要に応じて）	1章 決心の時		
	その他パートナーのリストアップ	4章 パートナー選び		
資金調達	金融機関の選定	3章 計画の中身、開業の値段と資金調達		
	金融機関向けの開業計画書の作成	3章 計画の中身、開業の値段		
	融資の交渉と決定	3章 資金調達		
	融資契約の締結	3章 資金調達		
開業場所の契約	事前交渉	2章 怪しいドアの向こう側		
	契約交渉	2章 怪しいドアの向こう側		
	契約締結	3章 資金調達		
設計施工	設計（施工）業者の候補選定	3章 理想と現実の間の空間設計		
	設計コンペ及び競争工事見積	*		
	設計事務所の決定	3章 理想と現実の間の空間設計		
	設計基本コンセプトの共有化（マスタープランの策定）	3章 理想と現実の間の空間設計		
	スケジュールの設定	3章 理想と現実の間の空間設計		
	建築費用概算見積り	3章 理想と現実の間の空間設計		
	法令調査・土地測量等	3章 理想と現実の間の空間設計		
	設計監理委託契約	3章 理想と現実の間の空間設計		
	基本設計	3章 理想と現実の間の空間設計		
	実施設計	3章 理想と現実の間の空間設計		
	建築確認申請の実施	3章 理想と現実の間の空間設計		
	施工業者決定	3章 理想と現実の間の空間設計		
	工事最終見積り	3章 理想と現実の間の空間設計		
	工事契約の締結	3章 理想と現実の間の空間設計		
	施工	4章 パートナー選び		
	竣工検査（施主＆行政）	*		
	建物引渡	*		
医療機器の購入	業者の選定	4章 パートナー選び		
	医療機器の吟味と納入価格見積り	4章 パートナー選び		
	契約形態の設定（購入 or リース＆保守）	4章 パートナー選び		
	業者の決定	4章 パートナー選び		
	契約の締結	4章 パートナー選び		
電子カルテの購入	業者の選定	4章 パートナー選び		
	カルテの吟味と納入価格見積り	4章 パートナー選び		
	契約形態の設定（購入 or リース＆保守）	4章 パートナー選び		
	業者の決定	4章 パートナー選び		
	契約の締結	4章 パートナー選び		
その他業者の選定	業者の選定（薬品、材料、検査、廃棄物処理、清掃、派遣など）	4章 パートナー選び		
	サービス内容の吟味と見積り	4章 パートナー選び		
	業者の決定	4章 パートナー選び		
	契約の締結	4章 パートナー選び		
スタッフ採用	採用計画（人数、賃金、勤務条件、福利厚生、スケジュール他）	4章 初めての面接		
	募集方法の設定	4章 初めての面接		
	募集＆面接選考	4章 初めての面接		
	内定通知＆採用承諾	4章 初めての面接		
搬入作業	医療機器の納入＆稼働試験	*		
	電カル、レセコンの納入＆稼働試験	*		
	什器類の納入＆設置	*		
	備品類の納入＆整理	*		
診療所開設申請	工事着工前の保健所への事前確認	*		
	申請書類の準備（保健所、保険課、厚生局、福祉事務所他）	*		
	開設許可	*		
その他申請	税務署申請書類の準備と提出	*		
	労働基準監督署申請書類の準備と提出	*		
	職安申請書類の準備と提出	*		
	社会保険事務所申請書類の準備と提出	*		
開院準備	スケジューリング	*		
	スタッフ出勤開始	*		
	スタッフトレーニング（電カル・レセコン・医療機器・運営・接遇他）	*		
内覧会	内覧会開催企画立案	4章 ダッシュ戦術		
	内覧会の広告・広報	4章 ダッシュ戦術		
	内覧会の準備と実施	4章 ダッシュ戦術		
	内覧会のフォローアップ	4章 ダッシュ戦術		
集患対策	コンセプトの策定（ロゴ・イメージカラー・MKT 戦略）	4章 ダッシュ戦術		
	集患対策企画の策定	4章 ダッシュ戦術		
	直媒体の選定と導入	4章 ダッシュ戦術		
	紙・鉄媒体の選定と設置	4章 ダッシュ戦術		
	ホームページ業者選定と制作	4章 パートナー選び		
開院	開院	5章 終わりの始まり		
	開院時チェック	5章 終わりの始まり		

目次

プロローグ

「失敗させないための開業本を書こう！」

開業後のクリニックにおけるマーケティングを科学した自著『集患プロフェッショナル（医学通信社刊）』は、おかげ様で各方面から高評価をちょうだいし、ロングセラーとなっている。この本を書いた動機は、クライアント先の院長にお薦めできる書籍がなかったからだ。発刊から何年も経つが、いまだに同じ題材の本が書店に並ぶことは少ない。いくつかは出版されているものの、特定のクリニックの事例やノウハウを列挙したものなので、何十のノウハウが並べられていたとしても、そのなかで自院に応用できるのは1つか2つといった具合となる。

筆者も、専門に関わらず本から何かを学ぼうとする。しかし、付箋を貼ることができた書籍に出会えることは、意外なほど少ない。付箋を貼るということは、自分にとって有益で、後で使えそうなノウハウや情報があるということ。『集患プロフェッショナル』は、まさにその付箋だらけになることを目指して書いた本だった。講演終わりや経営相談の際に、この本の購読者でもあった医師からサインを求められることがしばしばある。とても嬉しい。付箋だらけの『集患プロフェッショナル』を目にできるからだ。それを見るたびに著者としては、この本がひとつの役割（書籍への投資費用対効果）を果たせたと思うのである。

そして『集患プロフェッショナル』と同じコンセプトで、出版社から次の企画をいただいた。**今回のテーマは「開業」**だ。『集患プロフェッショナル』では、体系化したマーケティングノウハウやセオリーといった情報を、院長先生が実際に使えるものとするために、ケーススタディ（事例研究）手法を用いて、さらにそれを小説仕立てにすることで、**ドゥハウを多く提供**できるような構成にした。この手法によって読者は、本のなかでクリニック経営者として疑似行動することができるため、文字情報からでも体得することが可能となった。つまり、クリニック経営が未経験の勤務医にも平易に理解することができるとの評価も得た。開業するかどうかを考えている段階で、購読された医師も多い。実際に、筆者が開業コンサルテーションを実施しているほぼすべての先生が『集患プロフェッショナル』の読者であった。

ノウハウとは、知識に基づいた方法論である一方で、ドゥハウは行動に基づく方法論になる。

テーマが「開業」と決まり、すぐに医学書が多く置かれた大型書店に向かった。書店に向かった目的は、開業本に関するマーケットリサーチ（市場調査）だ。同じような書籍を発刊しても意味もなく、差別化を図らなければ本は売れないからだ。医療経営のコーナーには、今もってなお医療経営マーケティングに関する書籍は少ない。一方で、税務や財務、法人設立や事業承継などに関する書籍は多い。同じくらいかそれ以上に多いのが開業本である。定期的に新刊も出ているようだ。リサーチの結果、『集患プロフェッショナル』の時とは、違った考察が出た。

「良書も発刊されている」

不確実性が高いため再現性も保障しにくいマーケティング分野は、情報量と情報の質（役に立つかどうか）は比例しないこともあって、前述のとおり、お薦めできる本は皆無であった。一方、開業においては、プロセスも数えるほどしかパターンはなく、各所への申請手続きに至っては、同じ作業となる。表向きは確実で再現性も保障できる。つまり、患者を多く集めたいと思ってもそれができなかった開業医は多いが、自らが意図すれば開業までなら誰でもできてしまう。特別な事情を除き、ノウハウがないことを理由にして開業できなかった医師に会ったことはない。このような理由によって開業本はとても書きやすいテーマと言える。また、毎年５０００件前後も開設・再開届が出ており（一方で廃業・休止も４０００件程度ある）、書籍としての市場もこの分野にしては一定数の需要も期待できる。そのため、新刊も定期的に発行されて平積みや面陳列（新刊などの販売促進のために書店で表紙が見えるようにする陳列方法）されているのである。そのなかで生き残ってロングセラーになっている開業本は、良書と言えるだろう。しかも、開業に関して、すぐに陳腐化する情報も少なく、古く発刊された書籍でも十分使える。

良書がないからというのが前著の出版動機だった。しかし今回は違う。ではなぜ、あえて筆者が開業本を出すに至ったのか。書店に並んだ開業本のタイトルを眺めていると、ふとしたことに気づいた。タイトルは開業ガイドや開業マニュアル、開業ハンドブック、ほとんどの本に当然が如く「開業」という単語が入っている。しかし注意点はここではない。サブタイトルに目を向けると、「成功」という単語を使っている書籍が非常に多いことに気づく。それが別に悪いことではない。ただ成功させる開業本といっても、何をもって成功なのかという疑問が起きる。開業させるための情報をもつ書籍においての成功は、滞りなく開業日を迎えることであるとも考えられる。いや読者は、開業後に成功させるための本であると思って買っているはずだ。しかし、開業後の成功とは、1日100人以上もの患者が来院するクリニックなのか。経験上、開業するすべての医師がそこを目指しているわけではない。少ない診療日数で、そこそこの利益が出れば良いと思う開業医も実のところ結構多い。つまり、開業した後の成功の定義も人それぞれで曖昧だ。また仮に、「成功」を莫大な利益を得ることと設定すれば、成功に導くような開業本は筆者リサーチにおいては今のところ出版されてはいない。筆者には、それを語ることは可能である。ただし、それこそ医業で莫大な利益（例えば、億以上の純利益とする）となると、病院などの規模にする、もしくは個人開業であれば、何らかの手術ができるような施設（高単価診療のため）や自費診療が中心の施設しかない。すべてハイリスク・ハイリターンとなる。つまり莫大な利益を得るためには莫大な投資が必要となる。しっかりとプランニングすることで、成功の可能性を高めることはできる。しかし、そもそも専門でなければいくら資金があっても個人での開業は不可能だ。また、実際に開業する大半の医師は、ローリスク・ローリターン経営になってくる。よってこのような開業では、成功することを目指すよりも、まず失敗をさせないことを優先的に考えることが大事になる。

そこで「**失敗させないための開業本を書こう！**」ということになった。

成功の定義とは違い、開業における失敗の定義は明確である。前述のとおり、開業までなら誰でもできる。つまり開業においての失敗とは、患者が集まらず経済的に事業が存続できなくなること（倒産）や、ギリギリ継続できたとしても、経営者としてやることばかりが増えて勤務医時代よりも収入が極端に下がってしまうことだ。本書を含めて開業本を手にしている医師は、開業に対して多かれ少なかれ不安を覚えているのではないか。リスクをできるだけ避けようと備えるためもあって、本書のみならずいろいろなところから、情報を仕入れているはずだ。

そこで、本書では開業における失敗を回避する4つのポイントについて、小説を通じたドゥハウとしての情報を提供する。

①信頼できるパートナーを選ぶ

②クリニック開業で失敗しないための基本を知る

③ダマされないために相手の利益構造を理解する

④倒産を回避する損益収支シミュレーションを構築する

まず、失敗しないためには、信頼できるパートナー（相談者）がいるかどうかが重要だ。開業とは、初めての経験の連続である。開業コンサルタントに必ず依頼しろと述べているわけではない。独学で勉強しながら開業する医師も少なくない。それはまったくもって否定しない。とはいえ開業は1人だけでは、決してできない。いくら勉強したところでそれにも限界がある。自分の無知を否定せずに良きパートナーをもつことのメリットを知る機会を本書のなかで作っている。

次に、失敗には必ず原因があり、開業においても同様である。成功よりも失敗を重視するならば、セオリーを理解することが必要だ。本書では、1つのケースを通じてそれを学ぶことができる。

また、開業には多くの利害関係者が関わることになる。利害関係者だからと言って、あなたのために身をささげてくれるわけではない。表向きはニコニコしながらも相手は相手の理由で自分のビジネスを仕掛けてくる。残念ながらダマそうとする輩もいないとは言い切れない。ビジネスには交渉は欠かせない。相手の土俵に乗っかることなく、少しでも有利に交渉を進めるための方法の1つは、相手の利益構造を知ることである。相手の言われるがままの怖さも小説のなかで感じていただけるかと思う。

そして4つ目は、倒産を回避するための開業計画の策定のためのドゥハウをお伝えする。開業は、他人資本（つまり金融機関からの借入）に頼る場合が大半である。同じ借入額でも資本計画の立て方によって、結果的にそれが失敗の原因となる。それを回避するためのドゥハウを本書を通じて体得することができる。

本書では、これらの4つのポイントについて、章立ての小説部分ではドゥハウ情報を中心に体得できる構成となるよう努めた。また、各章にはそれぞれ**〈開業実践マニュアル〉**を用意した。ここでは、開業に最低限必要となる重要なノウハウ情報を掲載しており、小説と合わせて読んでいただくと良いだろう。また巻頭の開業工程表には、小説部分の時間軸を組み入れた。比較しながら読み込んでいくことで開業全体の流れを理解することができるだろう。

なお、本書では全体的に少々難解な表現もあえて使っている。その一字一句余すところなく必ず筆者の意図を含ませている。まずは、一通り最後まで読み進めていただきたい。そして次には、内容の理解に努め、筆者のその意図を深読みしながら読み込んでいくと、より情報としての価値が高まり、使える情報となるであろう。あとは、付箋を片手に本書を楽しんでいただけたら幸いである。

それでは本編スタート。

第1章

医師に群がる利害関係

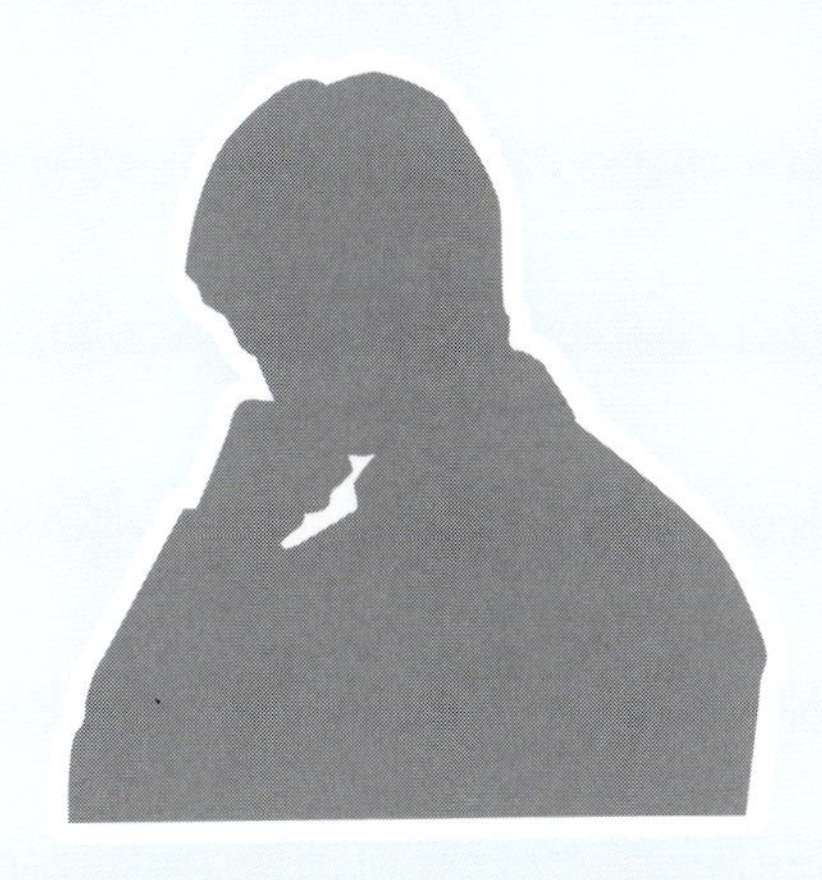

経営における最も重大な過ちは、間違った答えを出すことではなく、
間違った問いに答えることだ

P・ドラッカー

「開業するのは、やめることにします」

消化器外科医の佐藤誠は、大学時代の部活の先輩で何年も前に開業している鈴木健一の前で切り出した。

「どうした？　ＯＢ会の時は、開業して内視鏡のオペたくさんやろうって張り切ってたじゃないか」

「お酒の場でしたし、ノリで言っただけです」

「そうは思わなかったけどな」

「実は、開業することに特別な想いや強い動機があったわけではないんです。先輩だけでなく同期や後輩も周りがどんどん開業してくので、なんとなく自分もそうかなと思っただけです」

誠は、うつむきながら話を続けた。

「そろそろ当直もつかれてきたし、何となく開業しようと思って…」

語尾が聞き取れないくらい声が小さくなってきた。

「不勉強のまま、よくわからず開業の話を周囲にし始めたら…」

鈴木は顔を近づけて誠の話に耳を傾けた。

「それで色々あって…」

「何かあったのか？」

鈴木はさすがに心配になって、誠に問いかけた。

「自分、〝うつ〟だそうです」

誠は、うつむいたままそう言った。そして少しの沈黙の時間が流れたあと、噛み締めるように誠がまた話しだした。

「完全に人間不信になりました」

「誰かにダマされでもしたか？」

「ダマされたのか、自分が無知だっただけなのか。ただ、**開業するって商売を始めることだって**改めて気付かされました」

さらに落ち込んでいく様子に見かねた鈴木は、サイフから何かを取りだして机の上に置いた。

「僕のお守りなんだ」

誠の目線の先にはしわくちゃになった一枚の名刺があった。

「正直言うと、僕も開業当初は順当ではなかったんだ」

流行っているクリニックだと聞いていた誠には意外な言葉だった。

「それこそ倒産寸前で、相当悩んだ時期があってさ。その時、このしわくちゃの名刺に助けられたんだよね」

鈴木は、懐かしそうに名刺を見た。

「佐藤先生にそれあげるから。相談してみたら」

誠は、両手でそっと手に取り、顔の前に引き寄せた。

中途半端な開業宣言

梅雨雲からしとしととまっすぐに降り注ぐ雨の中、当直明けの誠は眠い目をこすりながら、ある喫茶店に向って歩いていた。店内に入り傘を閉じるやいなや60歳前後の派手な色使いをした服装の女性が話しかけてきた。

「佐藤先生ですね。近々ご開業されると伺っております」

何も返事をしなかったが、一方的にその女性が誠の近くに寄ってきて名刺を差し出した。

誠は、その喫茶店で知人のＭＲから紹介された、開業コンサルタントと待ち合わせをしていたが、その受け取った名刺には『スミダ土地開発　代表取締役社長　隅田光子』と書かれていた。

「開業コンサルタントの方と、ご一緒では？」

「私が先生の御開業のお手伝いをさせていただいております」

「それは失礼しました」

誠は頭を少し下げて、隅田がいた席に座った。

「私は、親の代から引き継いで長年不動産会社を経営しております」

隅田は話ながら、机の上にパンフレットを開いた。

「弊社で、施工した医療機関です。洗練されているでしょ」

設計施工例というページには、豪華な外観の建物の写真が並べられていた。

「**土地や物件探し**から、**融資交渉**、**設計**、**施工**、そして**医療機器や備品の購入**まで、すべて弊社で行えますので、私たちに丸投げしてくださっても結構です」

「御社がすべてやってくださるということですか」

「もちろんです。また不動産仲介手数料や設計料だってお安くなりますわ。**開業コンサルティング料もサービス**します」

誠が、その言葉にすぐ反応した。

「サービスって、無料ということですか?」

「そうです。そのかわりに**施工は必ず弊社と契約**していただくことになるのでご承知くださいませ」

誠は、無料ということで得したような気持ちになっていたため、そのあとの隅田の言葉の意味をあまり深く捉えずに聞き流していた。

「早速、先生の御専門と開業にあたってのご希望を伺ってもよろしいでしょうか」

隅田は、メモの用意をして改めて誠のほうに目を向けた。

「私は、消化器外科医として、胃がん・大腸がんの診断手術や、肝臓・胆のう・肛門疾患などを中心に診てきました。内視鏡専門医としてのキャリアも積んできました」

「ということは、標榜は消化器外科ですか」

「それで開業できますか?」

「もちろんです。ご希望にかなう建物をおつくりしますから」

「外科標榜だと開業は難しいと言われたのですが」

「標榜科は保健所に申請するだけですからね」

医局の仲間などから消化器外科の単科標榜で開業した医師はいなかったため、隅田の回答に少し疑問を感じたものの話を進めた。

「いずれにしても、内科も診ることになるかとは思います。しかし、せっかく身につけた内視鏡は続けていきたいです。それ以外はこれといった希望は特にありません」

誠は、地方国立大医学部卒業後、首都圏の大学に入局し、医局からの派遣で病院を転々としてきた。現在も医局に属しており、都内の民間病院の消化器科部長兼内視鏡室長として勤務していた。

「先生は、なぜ開業されようと思ったのでしょうか?」

隅田が誠に問いかけた。

「最近は医局員も減って、病院に派遣してもらえなくて。まだ研修終わりの若い先生ばかりが数人いるだけですから、部長や室長といっても、ほぼ自分一人で診なければならない状況がしばらく続いているんです」

「お勤め先の病院は、いつも混雑していますから、それは大変ですね」

「その状況に疲れてしまって。その上に当直もありますから」

「それで開業しようとお考えに。開業時期は具体的に決めているのですか?」

「まだ具体的には決まっていません。それと医局人事の兼ね合いもあるので」

「以前、開業希望の先生が、医局から引き留められて開業を中止されたことがありますが、先生は、問題なさそうですか？」

誠は小さく頷いた。昨年の医局忘年会の席で自分より一学年後輩になる医局長に派遣のことでグチっている流れで、開業をほのめかしていた。相手も、そろそろだろうくらいな反応で、特に引き留められるようなことはなかった。

「隅田さん。お恥ずかしい話ですが、まだ開業する強い動機や想いが明確にあるわけではありません。開業についてもまったく勉強できていませんし、まだぼんやりと考えている程度なんです」

「恥ずかしなんて。このようなことをおっしゃられるのは佐藤先生だけではありませんわ。私にまかせてもらえれば、必ず開業はできますから」

隅田は自信たっぷりに断言した。そして、さっと誠の前に一枚の紙を置いた。

「今日たまたま持ち合わせていた物件ですが、ご参考までにご覧ください」

売地の不動産情報だった。

「都心ではないですが、高速出口からすぐのアクセスですし、大通りにも面しているので開業には適しているかと思います」

「そう遠くはないですし、良さそうですね」

誠は、儀礼的に返すと、隅田は間髪入れずに言った。

「先生、だったらこの土地を見に行きましょう。他からの引き合いもあるようです。先を越されては後悔しますよ」

誠は、普段から断ることが苦手な性格で、隅田のプッシュに流されて見学することになった。喫茶店を出て隅田の車に乗り込んだ。首都高の渋滞を抜けてから20分ほどするとインターが見えてきて隅田はインター出口方面にハンドルを切った。

「あの物件です」

一般道に入るとすぐ先には、数台分の駐車スペースともぬけの殻となっていた平屋が建っていた。

「以前は、コンビニでした。広さもちょうど良さそうですね」

車を止めて建物の周りを歩いてみた。隅田の説明では、敷地面積が210坪※、坪単価は45万円で売値が9450万円ということだった。※1坪≒3・3㎡　たたみ約2畳分

「結構な値段しますね。そんなに払えないですよ」

それを聞いた中野は、事業用定期借地権※という契約制度を利用して売主の土地と建物の所有者と交渉は可能だということだった。建物の躯体を残しながらリフォームすれば使えるとは言っていたが、隅田はあまりそれを薦めてはこなかった。

※事業用定期借地権／契約期間終了後に原則借地権が消滅する契約の一種。事業用（居住用以外の用途）に限定しており、コンビニやガソリンスタンドなどロードサイド型ビジネスの多くがこの借地契約形態を採用しており、終了後には更地にして返還しなければならない。

「売主に建物を解体し更地にしてもらっても売値から200万円くらいは引くことが可能ですよ」

少し早口になった隅田が付け加えた。

「絶対に買われたほうがいいですよ。買えば自分の資産になるわけですから」

「でも土地だけで、建物も必要でしょ。無理ですって」

「先生、ご心配には及びません。クリニックの開業でしたら銀行もいくらでも貸してくれますから」

「どれくらいですか？」

「1年前に開業された先生の時は、2億円の融資はすぐに引き出せましたよ」

隅田が思いついたように言葉を発した。

「その先生のクリニックへこれからおじゃましてみましょうよ。早速、連絡してみますわ」

隅田は、誠の返答も聞かずに、電話をかけ始めた。

「先方の了解をいただけました。この先生は最新の医療機器も導入されておりますのよ。その時の医療機器卸の担当の方にも、急遽来てもらえるよう連絡しておきます」

誠は、そこでも断れずに言われるがままとなった。周辺を車でも視察し、そのまま高速に乗り次の見学地へ向かった。高速を出てしばらく走り、信号のない細い路地に入っていった。

「先生、そろそろです」

時計の針は11時半を過ぎようとしていた。進行方向の先に目を向けると真新しい建物と広々とした駐車場が見えてきた。そこに1人のスーツ姿の男性が立っているのが見えた。奥の方に院長やスタッフの所有と思われる高級外車と数台の自動車が停まっているだけで閑散としていた。一見するとクリニックとはわからない、豪邸のような重厚な外観デザインだ。車を停めるとその男性が近寄ってきた。

「佐藤先生、先ほどお話しした卸の方です」

「荒川医療機器株式会社の中野と申します。この度は先生もご開業とのことで」

中野という男性は佐藤に満面の笑顔を向けて名刺を差し出した。隅田の紹介によりＣＴシステムを導入したという。誠も簡単に挨拶を済ませると隅田が切り出した。

「そろそろ参りましょうか」

「えっ、まだ12時前ですが。診療中では？」

「たぶん大丈夫ですよ」

何が大丈夫なのか誠は良くわからなかったが、２人の後に付いていった。

「この建物外観、とても洗練されていますでしょ。院長の奥様のご意見を取り入れて、あえてクリニックっぽさを消したんです」

「素敵な建物ですね。だから看板も見当たらないんですね。先生のご専門は？」

「前職は、大学病院の副院長で循環器内科の診療科部長を兼務されていまして、そこで導入した同じ最新のCTを入れたいとご要望もあって中野さんをご紹介さしあげたんです」

「実は、全国でもまだ数台しか導入されていないんですよ」

CT等の医療機器や検査装置、運動試験装置などあわせて1億円近くは納入したと中野は話した。

「土地は院長婦人のお父様の所有で、安価で借りています」

隅田が付け加えた。

「土地代はなくて初期費用で2億円もかかったんですよね。それが一般的なんでしょうか？」

誠は、２人にたずねた。

「それくらいは必要になります。私の場合には、先生の御要望にすべて応じております。またそれに見合った、高級なものを使っていますから」

隅田が話した。

「こちらの先生のようなＣＴを入れなければ、土地代を除いてこの建物と医療機器でこの３／４以内には収まります」

中野が続けた。

〈結構な金額だけど、２人が言っているしそれが相場なのかもな〉

誠は、そう自身を納得させながら、クリニックの入口まで向かった。そこで初めて小さな看板を見つけることができた。『石田ハートクニック』と書かれている。隅田と中野は慣れた感じで建物内に入っていき、受付にいたスタッフに一声かけた。誰もいないガランとした待合室に置かれていた絢爛とした椅子に腰を下ろした。

「内装もかなり凝っていますね」

誠は小声で隅田に言った。

「外観同様、すべて奥様の趣味です」

「でも、当然費用も上がるのでしょう?」

「いいものを使っていますから通常より１・５倍くらいはかかりましたが、ただ奥様は大満足でした」

「どうぞお入りください」

診察室の中から声が聞こえて、３人は中に入っていった。

「石田先生、本日はお忙しいところありがとうございます」

「隅田さん、中野さん、ご無沙汰。ここ半年くらい顔を見なかったね。まぁ見ての通りで忙しくはないから」

「院長、まだまだこれからですって。ご紹介します。佐藤先生です」

50歳代後半くらいの少し疲れた感じの男性が、椅子からすっと立ち上がって誠に向かって軽く会釈をした。

「院長の石田です。先生も開業をお考えで？　私も開業してまだ日が浅いですし、何が参考になるかわかりませんが」

誠も頭を下げてお礼を伝え、名前を名乗った。

「素敵なクリニックですね」

誠は石田へ伝えた。

「後先考えずに言われるがまま贅沢につくってしまったので。早速、院内を案内しましょう」

診療時間中だが気にする様子もなかった。CT検査室と書かれた部屋に入ると技師らしきスタッフが暇そうにしていた。奥に入ると広い部屋があった。そこには、フィットネスマシンが何台か置かれており、急性心筋梗塞、心不全、狭心症、閉塞性動脈硬化症、心臓手術後の患者を対象とした心臓リハビリテーション施設を併設したと石田は説明した。

見学を終えて、帰りの車中で誠が隅田に話しかけた。

「石田先生、ずいぶんと疲れていたように思ったのですが」

「気のせいですよ」

「確か、隅田さんがコンサルティングされたんでしたっけ」

「ええ、企画から設計、施工まですべて弊社でやりました」

「患者がいなかったのですが、診療圏調査とかされたんですか?」

隅田が頷いた。

「あの近くには他にもクリニックや病院はあったんですか?」

「どうだったでしょう。忘れましたが、ただ石田先生は大学病院の部長さんだったわけですし、腕もいいですから。そのうち黙っていても患者さんは集まりますよ」

建物の仕様などは熱く語る一方で、車中の質問に対してはまるで他人事のような返答で、誠は一抹の不安を感じた。

「先生も今日ご紹介した土地の広さでしたら立派な建物がつくれますわ」

「立派でなくてもいいんですが」

「クリニックを建てることなんて何回もあるわけではないチャンスですよ」

「そうですけれど」

「ところで、中野さんから先生に訊いておいてと言われたのですが、内視鏡は上部と下部両方導入される予定ですか?」

「両方できるので、採算が合えばやりたいと思いますが」

「内視鏡はどちらのメーカーを使われますか?」

「A社製がよいですね」

「それでは中野さんに見積書を出していただくよう伝えておきますわ」

「そうですか。ただＢ社のほうが安いってきいたのですが、比較する必要はないんでしょうか?」

「Ａ社がお好きなのですから、そちらにお決めになってよいと思いますわ」

◇　◇　◇

翌日から、急に頻繁に誠の携帯電話が鳴るようになった。隅田が、物件契約条件を詰めたから会いたいといって電話が鳴る。銀行担当者とアポを取ったから予定しておいてほしいと鳴る。かなり一方的な隅田の行動だった。

ある日、携帯には知らない番号の着信履歴が残っていた。また『物件について』という件名の電子メールも一通届いていた。いつも携帯から連絡を入れる隅田から、めずらしくメールで連絡があったのかと無視して携帯電話を置いた。その瞬間、机がバイブ機能によって揺れ始めた。

中野からだった。

「先生、お送りしたメールをご覧いただけましたか?」

答える間もなく、中野は医療施設向けのテナント物件が出てきたので、今日にでも見に行こうと切り出してきた。

「今日は当直で」

「ならば明日は、当直明けでお休みですね」

「まぁ」

「でしたら、11時頃に現地集合ということで、管理会社に内見できるよう手配しておきます。とても良い物件ですので早くご覧になられたほうが良いですよ。他からも引き合いがきているようですから」

隅田も似たようなことを言っていた。しかし他からの引き合いという言葉を聞くと誠も少し焦る気持ちになり、結局中野に押し切られ約束することとなった。

翌朝、誠は連続勤務の疲労感に苛まれながら病院を出た。向かった場所は、都心部であった。最寄りの地下鉄駅を降りると今時の洒落た感じの小さなショップが点在し、有名な進学校もある。しかも都内でありながら緑も豊かで幹線道路を外れれば一戸建の住宅もある高級住宅街としても有名な地域だ。

〈この辺りに住むのは、子供のためにもいいかもな〉

坂道を登っていくと、5階建てのガラスカーテンウォールが映えるビルが建っていた。

〈へぇー、きれいなビルだな〉

ビル前に立って少し気分が盛り上がっていた。中野との待ち合わせ時間ちょうどに着いたが、中野はまだいなかった。しばらく待っていると、渋滞に巻き込まれて到着までまだ時間がかかりそうだという中野からのメールが届いた。

〈自分で時間を設定しておいて、なんだこの人は〉

几帳面で真面目な性格の誠は、この対応に少し苛つくも、先に見学することにした。

自動ドアが開きエントランスホールに入ると、モダンな内装となっていた。すぐ横には薬局とコンタクトレンズ販売店が並んで営業している。コンタクトレンズ販売店の横には、間口一間ほどのこぢんまりとした入り口の眼科クリニックも併設されていた。しかし、スタッフ以外に人の気配はうかがえない。エレベーターの横には各階の案内板が掲げられており、2階に歯科と美容皮膚科が年内に、4階に小児科が来春に入居予定と表記されていた。

「先日、竣工したばかりなんですよ」

誠の後方から大きな声がした。中野だった。

「不動産会社から鍵は預かっています。3階のテナントが目的の物件です」

遅れたことに対して謝ることもなく、さっさとエレベーターに入っていった。

〈この人、マイペースだな〉

誠は、3階までの少しの時間苛立ちを感じながら中野の背中を見ていた。扉が開くとまだ内装工事が施されていないガランとした空間が広がっていた。中野が手に持っていた図面を開いて、誠に見せた。

「70坪ほどになります。二分割することも可能です。この物件を選ばれましたら、開業まで私が段取りしますから安心してください」

「隅田さんがやるのではないのですか？」

「私どもで担当させていただきます。でも内装工事は、隅田さんの会社でお願いすることになります」

「そうなんですか」

「あぁ、コンサルタント料はもちろん必要ありませんからご心配なく」

2人は、広い空間をしばらく歩いていた。

「先生、分割せずワンフロア使って開業しませんか？」

「私は内科ですよ。さすがに広すぎるでしょ」

「でも、先生は内視鏡をメインでお考えでしょう。スコープの自動洗浄機を置いたりする消毒準備室や検査後のリカバリールームも必要かと。大腸内視鏡をされるならロッカールームやトイレなども広く取らないとならないし」

「そんなものなんですかね」

「それ以外で力を入れたいものはあるのですか」

「先輩からの助言もあって、糖尿病について勉強しています」

「さすが先生。糖尿病は、診療報酬も高いですしね。糖尿病の患者が増えれば運動療法の導入なんかもお考えですか」

「〝いずれは〟ね」

「広いほうがやりたいことが自由にできますって。さすがに内視鏡と運動療法の両方スペースを取ろうとすると少し手狭な気もしますが、図面の引き方を工夫すればできますよ」

誠も少し興味を示した。すかさず中野は室内を歩き出して、レイアウトについてイメージを伝えた。

「この辺りを受付と待合室とすれば、患者さんの動線を考えてこちらが診察室で、隣に処置室、リカバリールーム。診察の流れとしてもそちらに内視鏡室と消毒準備室というのが良さそうですね」

誠も中野にのせられるかのごとく、自分のイメージをぶつけた。

「先ほど中野さんが言っていた運動施設は？」

「この辺りではどうですかね。保険点数が取れるからエクササイズマシンを導入してみても面白いかもしれませんよ。ここは富裕層エリアで健康志向の高い方が多いはずなので、『メディカル・フィットネス』をやって自費を取りましょうよ」

中野も話をどんどん広げていった。しばらくして中野が思い出したように言った。

「都内でもう１カ所見学に行きませんか？　他の場所も鍵を預かっているので」

誠も勢いにまかせてその言葉に頷いた。すっかり気分が盛り上がっていた。

「では先生、車で移動しながらこの場所の賃料など話しましょう」

そう言って２人はこの場を離れた。

「それで賃料はいくらくらいなんでしょうか？」

誠は、車を運転する中野へたずねた。

「あそこは共益費別で坪単価３万５０００円ですが、オーナーも空室を埋めたいので３万円くらいで交渉できますよ」

全フロア借りれば２１０万円になる。誠はその数字によって現実に引き戻された。

「そんなの払えませんよ」

「いやいや、先生、大丈夫ですよ。銀行もまだ医者には甘いので、まかなえるだけの融資は受けられますよ」

「いや借りられたとしても、返していけないでしょ」

「いけますって」

その時ちょうど赤信号で車が止まり、中野は自分のカバンから1冊の書類を誠へ渡した。

「先生、ある運動器具のメーカーが作成した報告書です」

タイトルには、『メディカル・フィットネス市場調査報告書』と記されている。誠はその報告書をパラパラとめくって見た。そこには一般のフィットネスと比べての優位性を示すデータやメディカル・フィットネスを行うメリット、導入事例などが書かれていた。

「経営的にも問題ないはずです。糖尿病ならば生活習慣病管理料が適用できるので、患者さんの自己負担額は普通のジムに通うよりも安く設定できるんですよ。結構利用者は多いと思いませんか」

その後も中野は〝いかに稼げるか〟を話し続けていた。ほどなくして、車窓には先ほどの閑静な住宅街とは打って変わって賑やかな下町の風情が広がってきた。さらにしばらく走り、車は道路沿いに立つ古めかしい雑居ビルの前に到着した。

「駐車場に停めてくるので、先生ここで待っていてください」

そう促され誠は車を降りた。

目の前のビルには、1階にコンビニが入っていた。また上の階には居酒屋チェーン店や不動産屋、そして何かの会社の事務所が入居しているようだった。

〈4階が入居者募集となっているけど。ここかな?〉

誠は、先ほどのビルとはまったく違う物件に少し戸惑っていた。すぐに中野がきて、狭くタバコのヤニで変色したエレベーターに乗り込んだ。

「ここは築40年くらいのビルなんですが、それにしては古くないでしょ」

誠は愛想笑いをするしかなかった。中野が重そうな鉄の扉の鍵を開けて中に入った。

「以前は歯科が入っていたようです」

「それで、ここの賃料はいくらですか？」

「広さは約40坪です。共益費込みの30万円で抑えられます。このエリアの相場は坪1万2000円くらいですが、ここは7500円なので破格ですよ。保証金も3カ月でいいそうです」

誠は、値段を聞いたところでまったく興味はもてなかった。あまりの高さに興味が失せていた高級住宅街の物件でもいいかもしれないと思うようになっていった。中野もそれを予知していたかのように図面も開かず隣で静かに黙っていた。

「中野さん、そろそろ行きましょう」

ものの数分でその部屋を出た。

「先生どうしましょうか？」

中野が狭いエレベーターの中で聞いてきた。

「ここはないです。とはいえ、先ほどの物件も実際にはきびしいし」

「ならば半分の35坪にして借りてみたらいかがでしょう。賃料が月額105万円で済みます」

「それでは広さが足りないのではないですか？」

「メディカル・フィットネスのスペースはかなり狭くはなりますね」

「内視鏡室は作れますか？」

「それも工夫が必要ですが、知り合いの設計士にレイアウト図面を引かせますよ。それにあわせた損益のシミュレーションもやっておきますね。そうそう先日隅田さんから医療機器の見積書の作成を依頼されていたのであわせて提出しますので確認してみてください」

2人はエレベーターを降り、その場で別れた。

〈210万円に比べたら半分だし、現実的かもな。開業コンサルタントをしている中野さんも大丈夫だって言ってるわけだし〉

この時点で誠は、複数の物件を見学し具体的な数字が出てきたことで開業というものに対してより前向きに考えるようになっていた。

鬱になる時

隅田と中野からの電話が、曜日も時間も関係なくこれまで以上に頻繁にかかるようになった。また隅田からは、**税理士**、**設計士**、**調剤薬局運営会社役員**、**電子カルテ業者**、**保険外交員**、**ホームページ制作会社の営業マン**など何名もの人たちが、勤務時間の合間を縫って説明もないまま紹介された。中野も中野の人脈から誰かれなくと連れてきた。人と会えばそれに比例して携帯電話が鳴った。誠の自宅にも業者から会社案内やサービス案内用のパンフレット、医療機器などの製品リーフレットなど開業に関連する書類が山のように送られてきた。

『先日見学に行きました高速インター出口近くの土地の件、購入するかご回答をお願いします』

隅田から留守番電話に入ったメッセージだった。隅田は強引に進めたがるところはあるにせよ、売主との土地交渉から診療圏調査報告書や開業計画書の作成と、こまめに動いてはくれていた。

『先日お打ち合わせした内容で**クリニックの平面図**ができあがりました。先生のご都合を…』

隅田からのメッセージがそこで切れた。容量オーバーになっていたのだ。

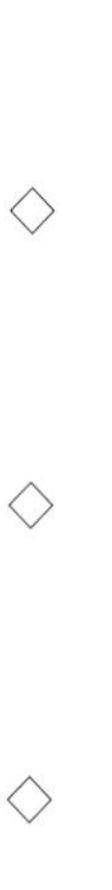

隅田が連れてきた設計士と会った。まだ土地が決まっていないが、設計についてはインター近くの土地購入を前提に隅田が進行させていた。設計料も特に請求されることもないということだったため、誠も隅田に付き合った。設計士とは何度も打合せを繰り返した。自分の考えが図面に反映されるということでこのやり取りは楽しかった。

資金調達についても、隅田はどんどん進めていた。銀行から、1億8000万円まではほぼ確実で、図面や総工費、医療機器類などの詳しい見積りができてくれば2億円は可能だろうという報告が誠にあった。中野のほうでも、医療機器や什器類の選定のみならず、**メディカル・フィットネスの事業計画書**を作成してくれていた。

いつからか、誠は契約を決めてほしいという無言のプレッシャーを感じ始めていた。また、誠の性格からして、いまさら開業しないとは言えない状況となっていた。隅田からも中野からも決断を迫られているようにも感じていた。

しかしながら誠は、躊躇していた。彼らに丸投げして、自分では動いていない分、あまり深く考えることもなくここまで進んできたがゆえだった。意思決定できるだけの材料が乏しい状態であった。そのため、後戻りはできない土地の契約については、できるだけ先延ばしをしていた。

〈契約しよう。隅田さんたちも問題ないって言っているし〉

〈本当に2億円なんてお金を返済できるのか?〉

〈契約しよう。彼らのシミュレーションでは半年で黒字だし〉

〈シミュレーションは信頼していいのか?〉

誠のなかで、前に進む理由と、それに対する疑問が交差していた。妻にも相談した。話は聞いてくれたが、最終的には誠が決めることだからと言う。何日も同じような自問自答を繰り返していくうちに、誠は考えることがだんだんと面倒になっていった。

「よし、一か八かやってみるか」

誠は一人自分に言い聞かせて、隅田に電話をかけた。

「土地の契約書の原本を私宛に送ってください」

「買われるのですね」

隅田の声が明らかに高まった。

「売主さんから契約書にサインをいただいてから、直接先生のところへお持ちいたしますわ」

1週間後に病院で待ち合わせをすることにした。誠は悩んだ末の決断に、ちょっとした興奮と、なんとなくの開放感に浸りながらその晩は床についた。

翌日、すぐに1年後輩の医局長へ連絡を入れ、開業の意思を伝えたうえで教授との面会のアポを取った。数日後教授のいる大学へ足を運び、退局の意思を伝えて正式に許可ももらえた。無事に面会を終えた帰り、いつも医学書を買い付ける書店に寄り道した。店内に入り、いつものように消化器学のコーナーに向かっていた。ところがその前にその足が止まった。棚プレートの『開業・経営』という文字が誠の目に留まっていた。

〈そうそう、自分も開業医になるんだから勉強してみるか〉

普段は何も気に留めていなかったのでまったく気付くことはなかったが、よく見れば数多くの本が陳列されている。

〈まぁ、どの本も似たような内容だろう〉

その棚から中も見ず適当に一冊だけ手に取り、いつものコーナーに向かった。

誠は、帰りの電車で、適当に取り出したその本を開いてみた。ストーリー仕立てとなっており、開業に関する知識が乏しい誠にとっても入りやすい本となっていた。だからこそ、まったく自分が知らない言葉と未経験の世界のなかで物事が進んでいたことにふと気づいた。開業なんて誰がやっても同じ結果だと思っていたが、開業するにもやり方やノウハウがあることにも気づかされた。少しずつ誠の心がざわついてきた。

〈無知すぎていないか？　自分〉

〈適切な情報を得て判断しているのか？　自分〉

〈無知を棚に上げて、彼らに丸投げしすぎていないか？　自分〉

本をめくるスピードが自然とあがっていった。初期費用の相場について語られている場面になると誠の心は大きな不安に包まれた。

〈適正なのか？　自分の開業〉

〈本当に自分にとって良い条件提示をしてくれているのか？　彼ら〉

〈自分にとって最善の選択肢を示してくれているのか？　彼ら〉

いつのまにか自宅最寄り駅につき、誠は電車を降りた。

〈いいように食い物にされていないか？　自分〉

〈開業を軽く考えすぎていたかも…自分〉

誠は、ふと何かを思いつき、携帯電話を取り出した。

『おう、佐藤か。そうそう開業祝いありがとう。で、どうした。電話をくれるなんてめずらしい』

電話口は、最近開業したばかりの大学時代の同級生で部活も一緒だった精神科医の田中だ。

「どうだいクリニックのほうは？」

『不慣れなことだらけで大変だよ』

「患者さんは集まってる？」

『3カ月経って1日平均20人ってところかな』

「それって計画どおり？」

『いや』

「少ないってこと？」

『逆だよ。ただ計画時点では、少なく想定してシミュレーションしておけば安全だといわれていたから、これも計画のうちといってもいいかもな』

「それは、良かったな」

『ところで、そんなこと聞いてくるってことはお前も開業を考えているのか？』

「いずれはな」

医局長には正式には話していないため、誠は曖昧な返事をした。

『いずれか。そうそう、思い出した。俺らの同学年で渡辺っていただろ』

「眼科にすすんだやつか？」

『そう。あいつが最近、開業に失敗して数億の借金背負ったんだってさ』

田中は続けた。

『白内障や緑内障とかの日帰り手術専門にして都心で開業していたようなんだ』

「何年かは続いたの？」

『3年ももたずに閉めたらしいよ』

「それは大変だな。何だろう失敗の原因って？」

田中がまた聞きだから本当のところはわからないと前置きして答えた。

『計画自体に無理があったと思う。開業前に俺なりに経営の勉強した知識しかないけどさ、手術専門というコンセプトは間違っていないと思う。収入も俺のような精神科の何倍もの収入を得られるって聞いた』

「それじゃあなぜ？」

『初期費用も何倍もかかるそうなんだ』

「確かに医療機器も高そうだよな」

『あとは立地』

「都心だって言っていたから人も多いんじゃないの」

『都心でも大学病院が乱立する激戦区だよ』

「あそこか。有名な眼科専門の病院もあったよな」

『そう。結果論だけど、無謀だよな』

「でも彼にも勝算があったから開業したんだろう？」

『いくら無謀だと言っても、誰だって勝算もなくやらないよ。だとしても所詮素人が考える計画だよ。眼科のことだから詳しく知らないけど、似たようなコンセプトでやっているところたくさん知っているよ。差別化なんてそうそうできるわけないと俺は思うけどね。それと…』

田中は、言いかけたが一瞬間を置いた。

「それと、何？」

『これも想像だけど。誰かにそそのかされたんじゃないかな』

「何それ？　まぁ大学時代の俺の知っている渡辺は、そんなにリスクを負って大きなことをするタイプには見えなかったけど」

『そう思うだろ。俺も開業を通じて、一番に気付かされたことの一つは、俺ら医者って世間のことを知らない人種なんだなって』

「自分も、妻からその言葉よく言われてるよ。何が世間かはわからないけど、この世界しか知らないからなのかもな」

『そうだと思うよ。結局さ。開業って言ったってビジネスを始めることだろ。そんな人間が開業するなんて宣言したらどうなるかだよ』

「カモがネギ背負ってやって来た」

『いつのまにか俺の周りにはたくさんの人が集まってきたよ』

「つまり、騙そうとする輩ばかりだったってこと？」

『希望も含めてそんな輩ばかりじゃなかったと思う。これも含めてビジネスなんじゃないかな。そそのかされようが決めたのは本人であって、すべて自己責任なんだよ』

「自分の知らない経験をしたんだろうな。開業3カ月でもう立派な経営者だな」

『そうかもな。俺は、精神科医で他科よりも競合は少ないし、開業のコストもかからない。だけど開業前には何冊も本を読んで勉強したし、多くの人に相談にものってもらった。大変だったけど丸投げせずに自分ができることは自分の手でやった。開業コンサルタントが作った計画書とかも、自分が納得いくまで読み込んだし、議論したよ』

「田中は、前から開業指向が強かったからな」

『それもあるよ。俺も開業したばかりだけど、ここならすぐに軌道に乗るよ』

「自信たっぷりだな」

『そりゃ失敗しないための準備はしっかりしたつもりだよ。今の開業場所も、入念に調べた。ターゲットを定めて競合の少ないエリアを設定しているんだ』

「いろいろ考えているんだな」

『最悪のケースを常に想定して、計画よりも患者の集まりが悪かったとしても十分耐えられるだけの資金調達はできているから、失敗の可能性はさらに低くなっていると思っている』

田中の話を聞いて誠は、これまで丸投げだった自分が恥ずかしく思えてきた。

『佐藤さ、もし開業するなら内科か?』

「まぁ、内視鏡やるんだろうな」

『渡辺の二の舞にはなるなよ』

「そうだよな。その時が来たらお前に相談するよ」

『そうか。経験上、その時が来たらではなく、その時が来る前の時期がいいと思うよ』

「貴重なアドバイスありがとうな」

『ところで何か俺に用か?』

「いや、ちょっと電話してみただけだよ」

言葉を濁して電話を切った。誠は、帰宅し夕食もとらずに先ほどの本を最後のページまで熟読した。またインターネットで調べ始めると不安をさらに助長するようなネガティブな情報も目に留まった。特に、匿名の掲示板サイトには、きびしい現実であろうコメントが飛び交っていた。

成功した話は、本人からも話を聞く。しかしその逆の話は、近しい人から以外は、聞いたことはない。高を括っていたわけではないが、自分はそうならないと漠然と思っていたかもしれない。

誠は、今まで見たことなかった土地売買契約書を開いた。開業計画書もしっかり目を通した。情報を知れば知るほど、誠の動悸は激しくなっていった。

次の日も通勤時や休憩時間に読み込んだ。そんなときは余計に気になるのか、病院の地域医療連携課の職員同士の会話が耳に入ってきた。近隣の連携クリニックがとうとう廃業したという。立地が良くなく、競合も乱立していることもあって、開業当初から待合室はいつもガランとしていて、連携職員が行っては話し相手となっていたらしい。それが、誠の不安をさらに募らせる。そうして不安に苛まれながら、仕事をしていた。

その夜、8時過ぎから非常勤希望の医師との面接が入っていた。

〈土曜の夕方から日曜日にかけての日当直帯が希望か。ありがたいね〉

応接室に入ると、服装もヨレヨレで髪の毛もボサボサの覇気のない感じの男性が座っていた。誠の目をちらっと見てゆっくりと立って頭を下げた。場の雰囲気を和まそうと、雑談をしようと話を振ってみた。しかし話が咬み合わず、話しても目も合わせず声も小さく聞き取りにくい。

〈この先生、コミュニケーションに難アリだな〉

「忙しいんでしょうか?」

会話の脈略に関係なく突然その医師が口を開いた。

「緊急内視鏡が続けて入ることはよくあります。ところで、ほかの病院でもご勤務を?」

それを聞いて医師は、履歴書を誠に差し出した。

「3年ほど前に開業しました」

「それでは今日は診療を終わってからで?」

「そうです」

「それはお疲れ様です」

「まぁ、昼間は暇ですから身体のほうは疲れていませんから大丈夫です」

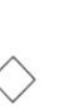

◇　◇　◇

面接を終えると誠は医局へと戻った。

「バイト決まりそうですか?」

部下の医師から聞かれた。

「来ていただけるって」

「昼間はどこで勤務している先生なんですか?」

「開業医だって」

「雇われている院長ですか?」

「いや、自分のクリニックらしい」

「患者が集まっていないんですかね」

「そうだろうな。無愛想だし相手の目を見て話さないんだよ」

「僕らも、ある意味サービス業ですしね。特に開業となればなおのことですよ」

「あれだと患者さんも離れちゃうかな」

「別の病院にバイトに入った時も、同じような先生に何人か会いました。開業に魅力を感じないんです。なんでそこまで大変な思いをして開業するんでしょうね。勤務医のほうが気楽ですけどね」

「佐藤先生はいつかは開業されるつもりなんですか？」

「まぁな…」

開業のことはまだ誰にも話していなかった。

〈今回の隅田さんの話は断ろうか〉

〈でも売主さんからもう印鑑もらったって言ってたし〉

〈これで断ったら迷惑かな〉

〈そんな人の迷惑考えて失敗しても誰も責任取ってくれないんだぞ〉

〈やっぱりはっきりと断ろう〉

◇

隅田と約束した1週間後となった。待ち合わせ場所に行き、誠の顔をみると隅田は満面の笑みを浮かべていた。
「すみません。今日印鑑実印を忘れてしまって、契約書を持ち帰ってもいいですか」
誠は、わざとそうした。隅田の表情が少しこわばったのがわかった。

「えぇ、えぇ。これからご自宅にご一緒しますわ」

「今日は、当直なんで」

ウソをついた。

「では明後日にでも受け取りにまいりますわ」

「いえ。何度も足を運んでもらうのも悪いので郵送で送ります」

「売主さんもお待ちなので」

誠もここでは引かず、隅田は帰っていった。誠も問題の先送りでしかないことは重々わかってはいたが、その場を逃れることができてホッとした。

契約書を持ったまま数日が過ぎた。当然ながら隅田からの催促の電話が頻繁にかかってきた。理由をつけて引き延ばした。そのうち携帯電話が鳴るだけで動悸が激しくなった。夜中には何度も目を覚ました。開業後にまったく患者が来ない夢をみた。仕方なく、自分自身が今の病院へバイトの面接に行くと、面接官が部下だった。そんな夢でうなされた。

2週間くらい経つと隅田からの連絡も無視するようになっていた。中野や設計士からの連絡も同様で目を背けた。休み明けで疲れが取れず残っていて、食欲もうせて体重も減ってきた。気分転換でゴルフに行ったが集中できない。

ある日、誠は勤務が終わり病院職員専用出口から出ると、隅田と中野が立ち話をしていた。誠は、顔を隠すようにしてその場から離れようとすると、隅田が気付いて近づいてきた。

「佐藤先生、お待ちしてましたわ」

隅田が誠に話しかけた。

「先生、連絡がとれなくて心配しましたよ」

中野が言った。

「このあとお時間ありますか」

隅田はいつものようなやわらかい口調ではない。誠も諦めて２人に挟まれて近くの喫茶店に向かった。

「やっぱり契約は考え直したいと思っています」

席につくと、もう逃げられないと誠は正直に言った。

「これまでいろいろ先生も時間をかけて頑張ってこられたじゃないですか」

中野が誠に言葉をかけた。

「いまさら、売主さんになんて申し上げたらいいんですか。契約書や必要な書類もご準備していただいているんですよ」

隅田は、顔色一つ変えずに言った。

「設計するのもタダではないんですよ。私も先生のために時間をたくさん割いてきたのに。何かご不満でも？」

隅田はきびしい口調で迫った。さらに誠に突き刺さるような言葉を浴びせた。

「先生、この対応は非常識ですよ」

誠は、自分にも非があることはわかっていた。言い返さずに黙って聞いていた。そんな誠に怒りが増したのか、隅田はますます強い語勢となった。

「もう一度だけ冷静になって考えたいので1週間の猶予をもらえますか?」

この状況から逃れたいという思いから、また問題の先送りをしてしまった。

中野が明らかにイライラしている隅田に対して、一言二言耳打ちした。隅田が冷静な口調に戻り、必ず連絡することを約束して散会となった。

『また佐藤か。どうした?』

帰り道、誠は精神科医の田中に電話をかけた。

「今どこにいる?」

『クリニックだけど』

「もう、そろそろ帰る時間だよな」

『いやレセプトの請求がたまっているからまだしばらくはいるけど』

「そっちに行っていいか?」

『いいけど。何かあったか?』

「まぁな」

そのまま田中のクリニックに向かった。

「おぅ佐藤。しばらくぶりだな。少し、痩せたか?」

田中がクリニックの自動ドアを手で開けながら言った。

「悪いな、急に」

「入れよ」

診察室に招き入れ2人ゆっくり腰掛けた。

「実は俺さ、開業しようとしたんだ」

「この前は〝いずれ〟って言ってたぞ。〝しようとした〟って、過去形になってるけど？」

「いやまだ進行形かな」

「何かあったのか？」

今までの経緯を田中に話した。

「佐藤、お前大丈夫か。典型的にうつ病の症状が出てるぞ」

「そうかもな」

「お前が良ければ薬でも処方しようか？」

「そうしてくれるか」

「だけど、結局は悩みの原因を取り除かないと意味ないぞ」

田中は電子カルテを見ながら続けた。

「だけど、今のお前の状態だと、きっぱり断れないんじゃないか」

「確かに、2人の前に立つと精神的に不安定になってしまうんだ」

「俺がお前に代わって断ろうか？」

「ありがたいけど、自分のことだから」

「他にも誰かに相談したのか？」

誠は首を横に振った。

「そうだ、鈴木先生に相談してみたら？」

「誰だっけ？」

「部活の先輩だった」

「ああ鈴木先輩ね。いろいろお世話になった人だし、この前のＯＢ会で話したよ」

「俺さ、この前のＯＢ会、開業の準備で忙しくて、だいぶ遅れて参加したんだよ」

「そうだったか」

「お前が帰ったあとだったよ。あの時に話して自分が開業するって言ったら、鈴木先生が俺に開業の苦労話を話してくれたんだ」

「そういえば俺も、酔った勢いで鈴木先輩に開業したいって言った記憶がうっすら残ってるな」

「何か訊いたのか？」

「成功のコツは何ですかって質問したような」

「それでなんて？」

「確か、相談する相手を間違えるなって言っていたような気がする」

「鈴木先生は、開業した当初、患者が集まらずに、借金も抱えて、相当きつかったらしいぞ。精神的にも追い込まれたって言っていた。親身に相談してくれるから、一度相談してみたらいいよ」

「そうしてみるか…」

誠は、処方せんを受け取り、田中のクリニックをあとにした。

良き相談者

誠は、都内から1時間ほど電車を乗り継いで、ある駅で降りた。ちょうど仕事帰りの時間帯だったので、誠と一緒に多くの乗客が降りた。また駅前から商店街が広がり買い物客でにぎわっている。誠はそこから一つの看板を頼りに、交通量が多い道路沿いを歩き出した。しばらくして電柱看板をたどり路地に入った。そこからさらに、奥に進み入ると電飾された明るく大きな看板が、日が落ちた薄暗の中に映えていた。橙色をベースに、神経内科と大きく目立つほどに描かれている。道路面の窓ガラスにも、標榜科や診療時間が記されていた。そこにはレンガ造りの平屋の建物が立っていることはわかった。

〈神経内科か。ここだな〉

診察は終了しており、中は暗かったが、誠は入り口の横にあるインターホンを押した。

「鈴の木クリニックへようこそ」

誠は、鈴木に連絡を入れていた。

「わかりにくい場所だっただろう」

誠は首を振った。しかし、本音はそのとおりだった。鈴木は誠を建物の中へ招き入れた。

「ＯＢ会の時に僕だけにこっそりと話してくれたとおり、佐藤先生も開業を決めたそうだね。この前、教授と話す機会があって、その時に聞いたよ」

「実はそのことで相談があって」

誠はボソっとつぶやくように話した。

「そうなんだ。それで、どこでやるかは決まったの？」

しばらく答えずうつむいている誠に、少し様子がおかしいと思った鈴木は、それに付き合って黙っていた。

「開業するのは、やめることにします」

「どうした？　ＯＢ会の時は、開業して内視鏡のオペたくさんやろうって張り切ってたじゃないか」

「お酒の場でしたし、ノリで言っただけです」

「そうは思わなかったけどな」

「実は、開業することに特別な想いや強い動機があったわけではないんです。先輩だけでなく同期や後輩も周りがどんどん開業していくので、なんとなく自分もそうかなと思っただけです。そろそろ当直も疲れてきたし、何となく開業しようと思って…。不勉強のまま、よくわからず開業の話を周囲にし始めたら…」

鈴木は心配そうに顔を近づけてきた。

「それで色々あって…」

「何かあったのか？」

鈴木は心配になって誠に問いかけた。

「自分、〝うつ〟だそうです」

沈黙を挟んで、噛み締めるように誠がまた話しだした。

「完全に人間不信になりました」

「誰かにダマされでもしたか？」

「ダマされたのか、自分が無知だっただけなのか。ただ、開業するって商売を始めることだって改めて気付かされました」

鈴木は、サイフに挟まっていた名刺を取りだした。

「僕のお守りなんだ」

それは、しわくちゃだった。

「正直言うと、僕も開業当初は順当ではなかったんだ」

流行っているクリニックだと聞いていた誠には意外な言葉だった。

「それこそ倒産寸前で、相当悩んだ時期があってさ。その時、このしわくちゃの名刺に助けられたんだよね」

鈴木は、懐かしそうな眼でその名刺を見た。

「佐藤先生にそれあげるから。相談してみたら」

誠は、両手でそっと手に取り、顔の前に引き寄せた。

「何も知らないフリしてたけど、実は田中から少し聞いてたんだ」

田中が鈴木に事情を先に話していた。

「経営コンサルタントの、清宮影虎さんの名刺。まぁ、この人に相談していなければ確実にこのクリニックはもうなくなっていたと思う。それこそ今頃は借金返済のためどこかで当直しまくっていたかもね」

「恩人ですか」

「まあね」

「ただ自分は…」

誠は言いにくそうに、間を空けた。

「コンサルタントっていう人、なんか信じられないんです」

「佐藤先生の言っていることすごくわかるよ。僕もそのコンサルタントで苦労もしたクチだからさ」

「コンサルタントも結局はビジネスでやっているわけで、自分から少しでも多くの利益を搾取しようと虎視眈々と狙っている輩としか思えないんです」

誠が堰を切ったように、鈴木へこれまでの経緯を話し出した。

しばらく黙って聞いていた鈴木だったが、誠の話が3巡目に入ると、誠の話を止めた。

「まぁまぁ佐藤先生。ちょっと聞いて」

「俺の経験談を話していいか?」

そして鈴木は語った。ある開業コンサルタントの支援のもとで、開業を決意。しかし好立地が見つからないまま、コンサルタントが立てた計画を信頼し、勧められるがままに、集患において不利だとしか思えないこの地を選び、総額1億5000万円の融資を受けて開業したという。

開業してみると、やはり患者は集まらず、固定費も手つかずのまま垂れ流しで、結局開業時から毎月200万円の赤字を計上し続けだったということだった。

「開業して1年も経たないうちに、追加で1千万円借りたんだ」

結局は、状況は変わらず、残り3カ月で資金がなくなり倒産というところまで追い詰められたという。

「コンサルタントもついていたんですよね」

「そうだよ。開業したら来なくなったけどな」

「やっぱり、コンサルタントって輩はそんなもんですか。でも開業前の計画では大丈夫だって思ったんですよね」

「素人なりに思っただけだけどな」

「そんなになったのは、計画自体の見通しが甘かったってことになるわけですか?」

「そう。あとから思えば、だけどね。売上の予測なんか、大外れ」

「コンサルタントの予測なんてテキトウなんですかね」

「まぁね。その時は恨んだよ。ただ未来のことは誰にもわからないって、あとから学んだよ。大事なのは、**外れることも想定して予防線を張っておく**ことがプロの仕事なんじゃないかな」

誠の表情はぽかんとしていた。鈴木も今の誠の経験では自分の言っていることの真意を理解はできないだろうと思いながら話をしていた。

「開業前の佐藤先生に役に立つ経験を一つ話すね。開業費用はもう見積られているんだろ」

「はい。一応は値引きもしてくれたはずです」

「僕も当時は、そう思っていた。医療機器なんか50％値引きとかね」

「そんなのもあったと思います」

「でも実際には、相場よりも相当高かったんだよ」

鈴木は笑って話した。

「つまり鈴木先輩はいいように搾取されたってことですか」

「そこ。最初は佐藤先生と同じようにダマされたと感じた。でもこれがビジネスなんだ」

「やっぱり、ビジネスマンに搾取される医者って構図なんですよ」

鈴木は誠の言葉に首を小さく横に振った。

「ちょっとそこは経営者になってから見方が変わった。僕は、〝タダ〟のコンサルタントにお願いしたんだ。〝唯〟ではなく〝無料〟って意味のね」

「自分も不動産屋や医療機器の業者から、タダで引き受けてもらいました」

「タダだから気軽に利用できる。それでうまくいった医者もいくらでもいる。決してそれ自体が悪だとは今でも思わない」

「でも結局、高くついたってことですよね」

「こう考えたんだ。ビジネスにおいて、タダなんてことはあり得ない。**タダの分は必ずどこかで回収**される。それを肝に銘じて利用することが大事だと気付いた」

誠は真剣な眼差しで鈴木を凝視していた。

「タダのコンサルタントのその所属する会社には必ず本業がある。その**本業のそもそもの〝目的〟を理解**しておくといいんだ。例えば本業が建築関係の業者だと〝目的〟は工事を請負って希望の形にして施工主に引き渡すことだろ」

「そうですが…」

「彼らは施主が要望する建物を作れば、目的は達成する。乱暴な言い方になるけど、開業後どうなろうと彼らにとって関係のないことなんだよ」

「確かにそのとおりなのかもしれません」

「そこまで割り切っている人ばかりではないかもしれないけど、実際にピンチの時にお金を貸してくれるってわけでもないでしょ」

「そんなものですか」

「つまり、開業時点で目的が果たされるのが本業のコンサルタントというのは、開業後の展望を自分の身において考える必然性も動機もないと思っておいたほうがいい付き合いができるんじゃないかな」

「はあ…」

「タダのコンサルティング料は、土地の仲介手数料と工事代金で利益を出せるだろ。仲介手数料は売値に比例してくる。建物も高くするだけ利益が増える」

「そう考えれば、高い土地と豪華な建物を提案してくること自体、自然な流れかなって思えます」

「そう。それが彼らの本業だから。しかも佐藤先生の場合、工事も同一業者だから、価格だって彼らがコントロールできる」

「高く売りつけている悪徳業者なんでしょうね」

「そこは違うと思う。コンサルタントの方は二代目社長だって言ってただろう?」

「はい。昔からやっているそうです」

「法外な値段で売っているようなところは、ビジネスとしては長く続かないはず。そのコンサルタントは自分の仕事をしているだけだと思う」

「それだと、売り込むための開業計画書が作られることはあり得ますね」

「すべてがそうだとは言わないけれど、〝タダ〟の場合はそう考えることが自分を守ることなんじゃないかな」

誠はなんとなく理解できた。

「〝タダ〟ならば、完全に僕ら医者の側についたコンサルティングって結構むずかしいんじゃないのかな」

「〝タダ〟じゃなければ良いいってことですか?」

「そうじゃない。今の話を十分理解したうえで、うまく〝タダ〟を活用してもいいと思うよ」

鈴木は一呼吸置いて、再び話を続けた。

「ただね佐藤先生。僕ら医者だから開業や経営に関しては、ちょっと勉強したところで、所詮は素人。彼らから出てきた資料やコンサルテーションの内容について、何が正しいことなのか判断をつけるのがむずかしいんだ」

「そうなると、やっぱり誰かに相談することになるんでしょうか」

「そうだけど、その〝誰か〟を見つけるのが実際むずかしいんだけどね」

「鈴木先生の経験上ではどうでした?」

「そうだな、**まずは実際開業した先生の話を聞く**ことだよ。経験が詰まっているからね。例えば僕一人だけじゃなく、できるだけ多くの先生に聞いたらいい」

「今この時も、すごく勉強になります」

「成功話でなく苦労や失敗したことを聞くことが大事になる。開業から日が浅い先生のほうが生々しい話題も引き出せるかもね。その時に必ず聞いておくと良いことがあるよ」

「その人にとって信頼できる相談相手だけでなく、一緒に**開業を手伝ってくれたパートナーが誰だったか**ってことさ」

そのとおりだとばかりに、誠が大きく頷いて言った。

「経営も開業もやることが膨大になるでしょう。自分だけでは心もとないから、やっぱり手伝ってくれる人は絶対に必要だと思うんです」

「自分一人でほぼすべて仕切って開業した先生もいるけどね」

「でもそういった先生は、常勤の仕事は辞められていたりしますよね」

「そうだろうね。開業するには、平日昼間に時間を取られることも多いんだ」

「業者との打合せも増えるだろうし、役所への申請手続きもありますからね」

「そう。だから勤務医を続けながらは現実的に無理。辞めてその間バイトで食いつないでもいいだろうけどね」

「でも、収入は落ちますね」

「それでも自分が動けばよいという先生もいる。個人の考えだからそれもアリだと思う。ただ、家族がいたりすれば、収入が減るのはきびしくなる。だからこそ信頼を寄せることができるパートナーを選ぶことが大事になると思うんだ」

力を込めて鈴木は誠に向かって言った。

「それこそ〝タダ〟のパートナーを選んでも良いと思う。他にも〝タダ〟でないパートナーもいるからそこからきちんと対価を払ってお願いすればいい」

「でも結局はパートナーを選ぶということが自分にとってむずかしいんですよね」

「だから、開業した先生に聞くんだ。良い人しか紹介しないでしょ」

「そうですね」

「あと選ぶ時には、**パートナーのできることをきちんと見極める**ことも大事なんだ。例え話をするね。整形外科医が内科の患者も診られるか？」

「基本無理です。時々内科の患者さんも診られる先生もいますけど」

「でも、それって内科医からみれば危なっかしいでしょ。内科医以上のスキルをもったスードクターもいるかもしれない。だけど僕は会ったことはない」

「自分もそうです」

「とはいえ患者から見れば、整形外科医だろうが内科医だろうが皆、医者として接するでしょ」

「自分も外来の診察中に高齢者の方によく、目が見えなくなったんだけどとか、耳が聞こえなくなってきたんだって相談されることは多いです。消化器の医者なのに」

「だからって、冷たくあしらったりは、佐藤先生ならしないでしょ」

「そうですね、一応患者さんの話は聞くことにしています」

「あと、専門外のことを患者から訊かれて、急いでネットや本で調べた情報を知っていたかのように話した経験って、ない？」

「ありますね」

「僕は、医者と患者という関係性においては、こういった対応も状況によっては決して悪いことではないと思っている。ただし、それをやっていいのは患者にリスクが及ばない時だけだよな」

「ええ。危ないと思えば、やはり専門の先生に相談しましょうとなりますよ」

「これって、一番のパートナーになりうる存在のコンサルタントの人たちだって状況は同じのはず」

「開業コンサルタントなんだから、開業のことなら何でも知っているものだとなんとなく勝手に思い込んでいたところは確かにありました」

「彼らにも**得意とする専門分野**がある。僕らが専門家としての意見や経験をもらうためにそれを見極める必要があるんだ。その考えに至ったのも、すべて僕自身の経験から来ているんだよ」

　開業コンサルタントに過度な期待をしすぎた結果が、倒産寸前まで追い込まれたのだと鈴木は付け加えた。

「僕も、〝タダ〟の開業コンサルタントだった。開業するまでは、開業後も経営について相談に乗ってくれるって言っていたんだ。でも、ピンチになって相談してみたら、何の役にも立ちゃしない」

「経営のコンサルタントではなかったということですか?」

「そう。彼らの言っていることは、ネットや本からの読みかじり程度の薄い知識ばかり。結局顔すら出さなくなったよ」

「税理士には相談されたんですか?」

「税理士は税理士としての仕事はきっちりしてくれていた。親身になって相談にも乗ってくれたよ」

「良いパートナーがいたんですね」

「それはそうだけど、でも僕の税理士は経営の専門家ではなかったんだ」

「自分はそうだと思っていたんですが、違うんですか」

「冷静に考えてみて。税理士は、税金、税務が専門なんだ。経営って言ってもいろいろ広くて、売上を増やすための経営戦略とかマーケティングの専門かどうかはわからないでしょ」

「言われてみればそうですね」

「もちろん、そこまでの税理士もいるんだろうけど、それこそ〝スーパードクター〟に出会えるかどうかの確率じゃないかな。そもそも聞く人を間違えているわけで、外科医に『耳が聞こえない』と相談した患者と同じことを僕自身がやっていたんだ」

「それで運良く、この人がパートナーとして現れたんだ」

鈴木から手渡されたくしゃくしゃになった名刺を、誠が見た。

「結局そのピンチを救ってくれた人なんですね」

「そう。今でもこの鈴の木クリニックのパートナーとしてアドバイスをもらっているコンサルタントなんだ」

「開業コンサルタントではなく、経営コンサルタントなんだ」

「妻の大学時代の友人という縁で、開業前に何度か相談したことがあったんだ。でも彼に正式に依頼すれば、〝タダ〟ではない。当時は、その価値を判断することなんてできないから〝タダ〟へ気持ちが流れてしまって依頼はしなかったんだ」

「それが普通ですよ。ただこの方を自分に紹介してくれたってことは、〝タダ〟ではないコンサルタントのほうが良いってことですか？」

「有料だから、それがイコールで良いということもないよ。実はこの人じゃない別の経営コンサルタントに先にお金を出して依頼したんだ。でも、結局失敗した…」

「何ができるかを見極められなかったんですか？」

「そう。それが失敗の原因。その人は一般の大手企業のコンサルティングをやっていた人で、分析レポートなんかすごかったよ。でも、大手企業の手法をそのまま個人クリニックに取り入れても、机上の空論になってしまうんだ。今となっては高い勉強代だったと思うようにしているけどね」

鈴木は小さく笑った。

「有料のコンサルティングを依頼する前に3つのことを確認したほうがいい。まずは**僕らの目的とコンサルタントのサポート範囲がしっかりと重なっていること**。次に、実際にそのコンサルタントと会って**その人を品定め**すること」

「何か良い判断方法ってあるんですか？」

「いろいろ自分の考えをぶつけてみることが大事かな。限られた情報量のなかでの対応だからそれでなんとなく力量を感じられるはず。能力の高い医者であればあるほど問診だけで完璧に見立てちゃうでしょ」

「深く広い知識と臨床経験の賜物ですね」

「コンサルタントにも同じことが言える。それ以外にも外見や話し方といったその人のもつ雰囲気を感じたり、趣味やその他専門以外のことも会話してみれば、対応力の広さも垣間見ることはできるはずだよ。特に開業医の相談の範囲って意外と広い、それが重要になってきたりするもんだよ」

「総合診療科の医者みたいなものですか」

「それそれ。今の医療はあまりにも専門特化しすぎて細分化しているから、そういった医者も必要になってきたんじゃないのかな。自分でも診断できて、時には適材適所に紹介して専門家の判断を仰ぐことができるというのは患者にとって助かるよね」

「経営者も同じなんですね。最後の３つ目はなんですか」

「最終的にはそれに**見合った対価であるか**、そしてそれにと自分が納得できるかということかな。結果論だけど、最初からその名刺の先生に開業サポートを依頼していれば、僕はそんな苦労をすることはなかったと思う」

「先生にとっての救世主ですもんね」

「そうだね。ピンチの時だからコンサルティング料なんて払えるわけがない。ただただ、友人の夫っていうだけで、その時はお金のことをいっさい言わないでくれたんだよ」

「そのお金はどうされたんですか？」

「もちろん後から払ったよ。それだけのことをしてもらったんだし。特に請求されたわけじゃない。それこそ納得した当然の対価だと思っている」

「恩義に厚いですね。だって経営も軌道に乗った今も経営コンサルタントとしてお金を支払っているんですから」

鈴木の表情が笑ったように見えた。

「恩義に感じていることは確かだけど、そこはビジネスだよ」

誠が不思議そうな顔をした。

「過去の恩義も人として大事だけど、最終的には対価に見合うだけのことがあるから契約しているんだよ。さすがに恩義だけで払い続けられないよ」

「その対価に見合うことってなんですか？」

「定量的に支払っている**コンサルティング料以上に、利益を生み出せればＯＫ**でしょ」

「費用対効果が出ているってことですか」

「そう。それと**定性的には精神的サポート**というものもある」

「いつでも相談に乗ってもらえて、適切なアドバイスやサポートもできるっていうのは安心だし対処も早いから安心だよね」

「実感できていないので、今の自分にはなんとなくでしかわかりませんが、でもこの名刺の方が鈴木先生にとって大事な信頼できるパートナーだということは理解できました」

誠は手元の名刺にまた目線を移した。

「佐藤先生の相談相手には最適だと思うよ」

「なぜですか？」

「今、意思決定を迫られて悩んでいるんでしょ」

誠が小さく頷いた。

「**客観的にかつ数字と経験に基づいた判断**ができる人が今の状況には必要なんじゃないの？」

今度は2度頷いた。

「その不動産会社から出された開業計画について、清宮氏の意見を聞いてから判断したらいいいんじゃないかな」

「そうかもしれませんね」

「断れないんでしょ。だったら代理人になってもらって、清宮氏からその社長に先生の意思を伝えてもらってもいいんじゃないの」

「そんなこともお願いしていいんですか」

「自分でできないことをフォローしてもらうのも彼らの仕事だからね」

「もし相談することになれば、相談料はいくら必要なんですか？」

誠は少しもじもじしながら言った。

「簡易相談ならお金は必要ないはずだよ。もし先生が相談する気になったら僕からお願いしておくから」

鈴木はそう言って、立ち上がった。

「僕の1億5000万もする自慢のクリニックでも見学する？」

「いいですね」

それまで暗かった誠の表情にも少しだけ笑みがこぼれた。胸ポケットにその名刺を大事そうに入れて誠も立ち上がった。2人が院内を歩き始めると、鈴木が誠に問いかけた。

「もし清宮さんがNGを出したら、もう開業はしないつもり？」

「どちらにしても、そのつもりです」

「そっか。だけど僕からすれば、なんかもったいないよね。開業ってさ、苦労もあるけど楽しさもあるよ」

「楽しさってなんですか？」

「すべて自分の最終判断で物事を決められるっていうのは、やっぱりいい。その判断が正しかったかどうか、ダイレクトに自分に返ってくるからやり甲斐もあるし」

「誰にも指図を受けることなくやりたい医療もやれますしね」

「収入さえ確保できれば何でもできるよ。それと経営のやり方を間違わない限り、働いた分がそのまま自分の収入になるしね」

鈴木が大きな扉の前に立ち止まった。

「ここが過剰投資の原因になったリハビリテーションルームです！」

いたずらっぽく鈴木は話し、運動機器が並んだ広い部屋に誠を導いた。

「開業コンサルタントの強い薦めに乗っかってしまい、結構お金をかけてつくっちゃいました！」

「でもその時は、先生も必要だったと思ったんですか？」

「そうなんだよ。運動療法を取り入れたいっていうのは、理想のなかにあった」

「乗せられて導入するほど自分たちもそこまで馬鹿じゃないですよね」

「だけど、その時欠落していたのは採算という視点だよ」

「なるほど」

「僕のように採算を考えずにやると、ここに並んでいる立派な運動機器が危機の種になるってわけ」

「先輩、そのダジャレくだらなすぎます」

誠の顔に笑みがこぼれた。鈴木も落ち込んでいる誠に対して明るく振る舞うよう努めていた。その時、誠は運動機器に張り付けられたステッカーが見えた。よく見れば、『販売元　荒川医療機器』と書かれている。

〈どこかで聞いたことある名前だな。これって！〉

誠は思い出した。

「中野さんって御存知ですか？」

鈴木は突然の質問に戸惑っていたが、誠が運動機器のそのステッカーを指さすとピンときた。

「これを買った会社の社員だよ。何で佐藤先生がその人知ってるの？」

「今回の開業話は、その中野さんも絡んでいるんです」

「運動施設とか医療機器とか勧められなかった?」

「はい」

「やっぱりね。さっき話した〝タダの〟開業コンサルタントって中野さんなんだ」

誠はその偶然の一致にびっくりした。

「最近ある先生と飲んでいた時に聞いた話なんだけど、開業している先生が当直のバイトで来られたんだって」

「私も先日同じような境遇の先生と面接しましたよ」

「そうか。今時は、特にめずらしい話でもないんだな。ただ、話はそこでは終わらないんだ。その面接に来た先生ってのが、一緒に飲んだやつと出身大学が同じだったから知ってたんだけど、大学病院の副院長までされた先生だったそうなんだ」

「そんな偉い先生でも…。きびしい世の中ですね」

「その先生の話、よくよく聞いてみたら、建物にお金をかけすぎたうえに１億円以上もかけてＣＴを導入したせいで苦労しているんだと愚痴っていたらしい」

誠はあれっと思った。

「その先生の開業コンサルタントが、絶対大丈夫だからって言ったらしいんだけど」

「まさか、それが『荒川医療機器』の中野さんだった?」

「狭い世界だよね」

「その先生って、1年くらい前に開業された循環器の先生じゃないですか?」

「確か専門はそうだったはず。知ってるの?」

「石田先生という方で、以前そのクリニックへ見学に行ったことがあるんです。中野さんもそこに立ち会っているから、間違いないです」

「どうだった?」

「診療時間なのに誰も患者さんはいませんでした。相当疲れたご様子だったのが印象に残っています。当直明けだったのかもしれませんね」

「まったく他人事には思えないよ。中野さん絡みならばなおさら、清宮さんに相談したほうがいいよ」

鈴木がくしゃくしゃの名刺を入れた誠の胸のポケットを軽くつついた。

「だけどこれだけは覚えておいたほうがいい」

鈴木が一呼吸置き、話を続けた。

「清宮先生の能力は僕が保証する。だけどパートナーとして自分が対価を払って依頼する時には、最終的に対価に見合うかどうかを見極めるのは佐藤先生自身だからね」

見学を終えて、見送りにきた鈴木に誠は深く一礼した。

「少し楽になりました」

「またいつでも相談に来いよ。それと、開業医ってやってみると結構良いもんだよ」

「はい。自分なりの開業というものを見つめ直したいと思います」

鈴木はニコッと笑みを浮かべ、手を振って誠を見送った。誠は再び深く頭を下げて鈴木の元を後にした。

無知という敵

〈『自分なりの開業を見つめなおす』ってか〉

帰り道、鈴木に言った言葉を何度も繰り返していた。世界の悩みを一人で背負ったような精神状態まで追い詰められていた誠の気持ちも、少し和らいでいた。ただ、もらった名刺の清宮景虎へ連絡しようとは思わなかった。

「明日きっぱり断ろう」

誠は小声で自分に言い聞かせて、布団に潜った。真っ暗な天井を見上げて隅田の前にいる自分を思い浮かべた。途端に心臓が急にドキドキしてきた。心が完全に隅田を拒否していた。他の事を必死に考えるようにして、ようやく眠りについたが、隅田の前で契約書に判を押そうとした時、飛び起きた。

〈夢か…〉

枕が汗でびっしょりだ。そのまま眠れず朝を迎えた。通常の精神状態ならば、断ればいいだけのことだが、今の誠にとっては簡単ではなかった。薬で落ち着かせる、そんな日が数日続いた。隅田からの着信を何度も無視した。

ある日は、朝から緊急対応で忙しく、それが隅田のことを思い出す時間を消し去った。しかし、勤務が終わり病院の職員通用口へ向かうと、前回隅田が待ち構えていた時のことが急に頭をよぎった。するると、意志とは関係なく足が勝手に違うほうに二、三歩進んだ。

〈待て待て。なぜ、俺が彼女から逃げる必要があるんだ〉

誠はその場に立ち止まり、通用口に戻ろうとした。しかし足が地面に吸い付いたかのように動かない。そして急に動悸が激しくなり、おもわず左胸に手を当てた。するとそこに何か小さな膨らみを感じた。胸ポケットに何か入っていた。取り出してみると、鈴木から手渡されたくしゃくしゃのあの名刺だった。

〈連絡してみるか…〉

助け舟がほしかった。人気のないロビーへ移動すると、藁をもすがる思いでその番号に電話をかけた。

『はい、清宮です』

誠は、相手に動揺を悟られないようそっと深呼吸して言葉を発した。

「佐藤と申します。鈴の木クリニックの鈴木先生からご紹介を受けまして」

『あ、はい、こんにちは。鈴木先生から、後輩の悩みを聞いてくれないかとだけ伺っております。どうかされましたか?』

「何から話せばいいか…」

『佐藤先生は今どこからお電話されていますか?』

誠は、勤務先の病院名を伝えた。

『その病院であれば1時間くらいで伺えます』

「今から、会っていただけるのですか?」

『緊急事態のようですからね』

誠は影虎に待ち合わせの場所を伝えて電話を切った。そして、再び医局に戻り自分の机を開けて、病院に置いてあった開業計画書や土地の契約書などをカバンに放り込んで医局を出た。待ち合わせ場所のファミリーレストランに入り、奥の席に腰掛けて持参した書類を取り出しテーブルに並べて見返していた。

「佐藤先生ですか?」

突然、誠の背後から声が聞こえて誠が振り向いた。

「清宮影虎です」

ジャケットにジーンズといったいくぶんラフな出で立ちの男性が立っていた。誠もすっと立ち上がり一礼した。

「よく、わかりましたね」

「その書類が見えたので」

影虎はテーブルに置いてあった開業計画書に視線を送った。

「そうでしたか。相談っていうのは、このことで。いろいろあって、自分でもどうすればいいかわからなくなってしまって」

「それでは、そのいろいろを聞かせていただきましょうか？」

影虎が席に着くやいなや、誠は堰を切ったように話し始めた。できるだけ適切なアドバイスをもらえるように自分の思うすべての必要な出来事を伝えた。誠の話が一段落すると、影虎が切り出した。

「それで先生は、私に何をして欲しいのでしょうか？」

誠は、その答えに詰まってしまった。

「私が先生の代理として、不動産会社の社長にお断りすればよいのでしょうか？」

黙っていると別の問い掛けをしてきた。

「それとも机の上にある開業計画書について、意見を求めておられるのですか？」

また直接的な質問に驚いていた。

「それとも社長へ断ったうえで、改めて新たなプランでの開業コンサルティングをご希望ですか？」

開業することへの興味は失われており、その問いかけには首を横に振って反応した。

「私も開業すること自体に反対です。先生の今の精神状態では適切な判断ができないと思います」

自分の仕事を売り込んでくると思っていたら、その逆のアドバイスをしてきた。それが誠にとっては意外だった。

「清宮先生は、コンサルティングがお仕事ですよね」

「ええ」

「率直に伺います。開業しなければ、自分と会ってもコンサルティングの仕事につながりませんよね」

「そうです。佐藤先生にお会いしても一銭にもなりません」

「であれば、開業しましょうとならないのですか」

「今までそういった方とお付き合いされてきたのでしょうね。でも私は〝開業させ屋〟とは違いますから」

「何ですか？」

「クリニックを開業させること自体を最終的な目的としている人たちのことです」

先日会った鈴木が同じようなことを言っていたなと思い出しながら、影虎の話に耳を傾けた。

「先生は、物件を選び工事を行い、内覧会をして開院日を迎えることが目的ではありませんよね」

「その先が大事です」

「しかし開業をした時点で利益が得られる人たちにとっては、そこで目的は果たせます。極端な話ですが、それ以降のことは関係のないことなのです」

「開業させれば終わりってことですね」

「もちろんその先の繁栄も心のどこかでは願っているでしょうが、開業を最優先事項として考えているので、〝開業させ屋〟から開業の中止を助言することはありえないのです」

影虎は、机の上に置かれた隅田が作成した開業計画書を手にとり、あるページを開いて誠の前に置いた。

「これは、不動産会社が作成したものですよね」

「はい。その会社も開業コンサルタントだって言っていましたけど」

「コンサルタントならば、先生側の立場にいる人ですよね。しかしこれを拝見する限りは、そうではありません」

「具体的にどのあたりを見てそう思うのですか?」

「土地や建物のコストがかかりすぎではないでしょうか」

「この社長は、皆さんこれくらいは出していると言っています」

「そういったケースも確かにあります。その時には、月々の借入返済額を抑えなければなりません。しかし、そのような工夫をしている計画にはなっていません。現金の収入と支出のバランスも取れていません。そのうえ、来院患者の見通しも甘くなっています」

「やっぱりそうでしたか」

「よく銀行もこれで貸すと言いましたね」

「そういえば、融資を引き出したことをその社長が自慢げに話していました」

「土地が担保になるからでしょうね。それと銀行が提示したそのままの融資条件が適用されていますから。初期にかかる費用が大きくて、借入金も増えてしまっています」

「借りすぎってことですね」

「いや、開業の規模や形態によって変わってくるので、そうとも言えません。ただ言えることは、**リスクへの対応がまったくできていない**ということです。借入額の評価は後ほどお話しするとして、こちらの数字を見てください」

影虎は、資金計画というページを開いた。そこには初期にかかると思われる土地代や建物代、医療機器代などが金額とともにリストアップされていた。

「先生、これは、不動産会社が土地の仲介だけでなく、建物の設計から工事まで一括で請け負う予定のものですよね」

「はい、すべてこの会社にお願いすることになっていました」

「つまり、この会社には開業までに土地の仲介手数料、建物の設計・工事費が入ってきます」

「そのようですね」

「この仲介手数料という欄を見てください」

「高いんですか？　値引きしてくれると言われていましたが」

「確かに値引きされています。ちなみに、不動産仲介手数料は物件価格の３％＋６万円に消費税だと説明されませんでしたか」

「そうでしたね。宅建取引なんとかっていう法律で決められた額だって」

「今は、総額表示方式なので消費税も含めなければならないので、多少数字は変わっています。ただ未だにこの説明で済ませてしまう業者も多いですが、実際には計算される額はそれほど変わりません。多少引かれていますよね」

「ええ、思い出しました。３％から2％に値引きしてくれるって話でした」

「３％とは法律上の上限額ですから、値引きも可能です」

「今回の土地代が約1億円なので、１％値引いてもらえば１００万円は得する計算ですね」

「次の話を聞いて、得かどうかを判断してください。先生、この契約書を見てもらえますか」

影虎はそう言うと、隅田から誠に手渡されていた土地の売買契約書を開いた。

「媒介業者って項目がありますよね。この欄には開業計画書を作成した不動産会社だけしか記名されていません」

「違っているのですか？」

「いえ。そうではありません。ただ複数記名されることも普通です。不動産業界はそれぞれの情報がネットワーク化されているので複数の業者が関わることはよくあります。この売買については、この不動産会社のみ関与している取引で、売り手と買い手の間にダイレクトに入っていることになります」

「何が違うんでしょうか？」

「仲介手数料は買い手側だけでなく、売り手側にも請求できます。つまり他の仲介業者が入らない取引であれば、単純計算で2倍の利益を得られることになります」

「不動産会社からすれば、おいしい仕事ってことですか」

「もちろんこれは違法行為を犯しているわけではありません」

「隅田さんでなくても、この契約は取りたいと思います」

「ここには明記されていないので確証はありませんが、売り手側から3％の仲介手数料が入ります。買い手の先生から値引きしても５００万円の利益が入ってくるんです」

「意思決定できない自分に対して値引くことで気持ちを向ける作戦ですか」

「それが不動産の商売ですから。１円でも高い土地を売りたいと考えるのは、当然だと思いませんか」

「そういうシクミを知ると、いろいろわかってきますね」

「土地を売ることで利益を得るわけで、その土地で開業していくら先生が儲けたとしても彼らには一銭にもならないですよね」

「確かにそうですね」

「つまり、この土地と建物で、患者が集まるのかどうかなんて、彼らの利益構造を基準に考えればいっさい関係のないことなんです」

さらに、影虎は誠が持参した**［診療圏分析報告書］**と書かれた別の書類を手に取った。

「ご覧になられました？」

「はい。でも見方がよくわかりません。ただ、隅田さんが言うには人口は多いし、この土地は道路に面して交通量も多いということでした」

「このデータを鵜呑みにすればそうなります。ただ…」

影虎は手に持っていた報告書のページをめくった。

「この分析のもととなる数字がだいぶゆるく設定されていると思います」

「ゆるい？」

「〝広い〟んです。これをご覧ください」

影虎は開いたそのページには地図が描かれていた。

「先生、開業予定地を中心に二重の円が描かれていますよね。内側の円が一次診療圏といって、患者の6割程度は通常この圏内の住民が通院されると予測できます」

「半径3キロって書かれていますね」

「標榜科や地域などで設定も変わるのですが、この地域ならせいぜい1キロってところです。ちなみに患者の通院時間の分布を調べると片道15分未満で6割くらいとなります」

「それと一次診療圏が重なるってことですか」

「はい。ここは高速のインター出口なんですが、私鉄の駅にも近いところです。都内で土地も下がっていませんから、車の維持費も高くなってしまいます。しかも、交通の便も悪くないので、おそらくは車の保有台数の割合も高くはないはずです。となれば、徒歩で来院する患者が一番多く、自転車と合わせたら半数以上を占めると想定できます」

「それで1キロなんですか」

「はい。**徒歩15分圏内を一次診療圏と考える**べきでしょうね」

「歩く距離はどう計算しているのですか？　不動産の広告で徒歩何分っていう表示がありましたが」

「あれは1分は80メートルの計算です。実際には信号などもあるし、患者も高齢者が多くなるので8掛けでいいんじゃないでしょうか」

〈80メートルかける15分の0・8だから…〉

「960メートルですか」

「だいたい1キロくらいになりましたね。私が推計する場合には、道路や川などの地勢などもふまえてもっと細かく設定していきます。これはあくまで概算ですが、それでも3キロを一次診療圏に設定しているのはムリがありますよ」

「この円はさらに広くなっていますね」

誠は二重に描かれた円の外側を指さした。

「患者全体の2、3割程度を想定した二次診療圏です。もちろん車を利用して通院する患者も3割くらいにはなるでしょうから二次診療圏の設定も大事です。とはいえこれは広く取り過ぎですよ」

「内側の一次診療圏の円がこの二次ってやつになるんですかね」

「そんなところです」

「わざと患者さんがたくさんいるように見せようとしたのでしょうか」

「それはわかりません。ただ**恣意的に作成できてしまう**ことは確かです」

影虎が、先ほど開いたパソコン画面を誠のほうへ向けた。

「インターネット上のマップからこの地域をざっと調べてみました」

影虎は、この話はまだ仮説にすぎないと断ったうえで話を続けた。

「設定された半径3キロ圏の人口は確かに多そうですが、近くなればなるほど住宅が少なくなっていると思います。またインターのそばなので物流関連の施設も多いように思います」

「でも働いている人はいますよね」

「ただ、この場所には私も行ったことがあるのですが、物流センターというよりも倉庫やトラックなどの保管場所が多い地域だと思います」

「その場所で実際に働く従業員は少ないってことですか？」

「おそらくは。**昼夜の人口比率**は調べればわかります。いずれにしても、私が診療圏分析をしたら、たぶんこの結果よりも予測患者数は相当少なくなるでしょう。交通量が多かったとしても、地域住民ではなくトラックや通過する車ばかりであれば、意味がありません」

「この診療圏調査の結果が利害に関係する人であれば、不利なことは言わないですよね」

「確実に客観性は薄れます。あと、もう一つこの分析では触れていないことがあります」

影虎がパソコンを操作し、別の画面に切り替えた。

「この地域の内科標榜の医療機関です。つまり**競合**ですね」

「結構ありますね」

「ええ。ただ、先ほどお話しした一般的な一次診療圏内には、すでに一施設開業されています」

「それはいいことですよね？」

「今回の土地の周りには確かに住宅があるのですが、私鉄駅を中心に放射状に住宅街が形成されていると思われます」

インターネットでマップを衛星写真に切り替えると、誠が見てもおおよそ認識できた。駅から離れるほど密度は低くなっている様子もわかった。誠の予定地は放射状の端のほうにあり、その競合医療機関は駅とその予定地を挟んだ中間に位置していた。二次診療圏に広げると競合する医療機関が地図上に示されたが、それも予定地の前を通る同じ幹線道路沿いにあった。

「競合医療機関を通り過ぎてまで、わざわざ患者さんがこっちまで来てくれるものですか」

「内科の患者はなかなか来てはくれないでしょうね。つまりは、開業後の立ち上がりは相当悪いだろうと、私ならば考えます」

影虎がまた手元にあった**開業計画書**を開いた。

「土地だけでなく、工事費も高い印象を受けます」

「工事も隅田さんのところですからね」

影虎が別の書類を手にとった。

「結構仕上がっていますね」

「設計仕様書と平面図ですね。隅田さんの会社の設計士さんとは何度か打合せしていますからね。断れなかった一番の理由が、そんなにまでしてもらったのに悪いなと思うからなんですけどね。ここにも何か問題が？」

「いえ、設計や構造自体に問題があるかどうかは、専門外ですからまったくわかりません。しかし工事単価がムダに高すぎます」

「そこで、ぼったくられているんでしょうか」

「この図面からだけではわかりません。工事単価も常に変動しますからね。実際、東日本大震災後、工事単価は常に上昇しています」

「テレビで見ました。職人さんが不足しているからですよね」

「そうです。為替相場も輸入資材の仕入れ値に影響されますしね。この工事単価も、そこまで大幅に相場を上回っているわけではありません」

「でも先ほどは、ムダに高いと」

「クリニック建築は、住居と違って嗜好品ではないと私は思うのです。もちろん個人の開業ですから、自由設計で自分の嗜好で建てることは良いと思います。ただそれは、採算が取れる範囲でのことです」

「なるほど」

「ムダというのは、建築構造と意味のないスペースです。これは**工事単価が高くなる建築構造**になっています。堅牢なのは良いことですが、クリニック建築にそこまでお金をかける必要はないと私は判断するでしょう。他にも、外壁や内装など単価が高い資材を使おうとしているので、単価も上がっているのかもしれません」

「そのとおりだと思います。壁材の選定をする時、いくつか比較させてもらったのですが、高いほうがやっぱりいいんですよね」

「そうなんです。業者も高いほうが、利幅も大きくなって儲けは増えますから」

「薦めてくるわけですね」

「決して良い物を使ってはダメだと言っているわけではないんです。開業後の採算を考えながら予算を決めてその範囲内に収める努力も必要なのです」

影虎は院内のレイアウトが描かれた平面図を開いた。

「これもかなり広くゆったりと設計されていますよね」

「患者さんのためにもいいかなと思いまして」

「スタッフルームや院長室もここまでの広さは必要ですか？」

「広いほうが便利かなと…」

「予算のことを考えなければ当然ですよね。工事代金は、『**延べ床面積×工事単価**』です。つまり建物が広がればその分工事費が上って実入りが増えます。自らの売上を下げるためにこの部分は削りましょうなんていう提案なんてしませんね」

「結局、相手側に良いように乗せられているんですか」

「設計士は先生の希望を描いているんだと思います。この場合予算ありきでないから特に希望に沿っているんでしょう。ただこれは趣味の場ではなく、あくまで仕事場です。やはり採算のことを念頭に考えるべきかなと思いますよ。それと…」

影虎はそう言いかけ、再び開業計画書を手に取り誠の前に示した。

「ここに購入予定になっている医療機器のリストがあります」

「私が欲しいモノを伝えたうえで、卸の人が作成してくれました」

「絶対に必要な医療機器ばかりですか？」

「そうだと思ってます」

「では毎週使う機会はありそうですか？」

「そうでもないものはありますね」

「あれば便利かなっていうレベルですよね」

「まぁそんなところでしょうか」

「私ならば、そういったものは開業後に利益を得ながら買い足していきましょうと提案します。あと、傘立てに10万円も払うことになりますが」

「そんなに！」

「業務用となれば高くなりますから。近くのホームセンターで買えば10分の1以下で買えるのではないでしょうか」

「確かに丸投げだったので」

「ちなみにリストやレイアウトなどを拝見すると、下部の内視鏡も導入する計画ですね」

「検査も手術もやりたいと思っています」

「先生のご専門ですものね。でも採算面は検討されましたか?」

「提案してくれた卸の方も開業コンサルタントをやられているということでしたので、そこも考慮してもらったと思っていました。いずれにしろ私の専門ですから、開業してもそれは活かしたいと思っています」

誠は影虎に、自分のやりたいことを否定されたように感じ、少しだけ語気を強めた。

「そうですか。最初はお一人ですべての患者を診られる予定ですよね」

「そのつもりですが」

「下部の内視鏡は検査も手術も、上部に比べれば診療単価は高いです。ただし、一人の患者に費やす時間は上部よりもすごく増えますよね」

誠は頷いて聞いていた。

「それ専用のスペースも必要になり初期コストもかかります」

また、頷いた。

「下部をやっている時には、他の一般患者の診察を止めることになりますよね」

「専用の日を設けようと思っています」

「そこを埋めるだけの患者は集まりそうですか？」

「何か見込みがあるわけではないのでわかりませんが」

「それだと、採算面ではきびしいかと思いますよ」

「でも、今の勤務先の病院ではとても患者さんは多いから大丈夫じゃないですか？」

「あくまで病院の〝看板〟の下でのことなので」

「でも、私を頼ってくる患者さんも多いですよ」

「もちろんそうだと思います。この土地は縁もゆかりもないところでのいわゆる落下傘開業です。先生の腕が地域に伝わるにはとても時間がかかるものなんです。それと病院と診療所では患者のニーズが違うので」

「では下部の内視鏡導入は見送るべきでしょうか」

「この立地においての計画では、お薦めしません。私がその不動産屋や医療機器を卸す側の立場でしたら別ですがね」

影虎がいたずらっぽく言った。

「知らないからだけではなく、丸投げしたからだけでもありません。自分が今回のことで交渉事が苦手だと実は痛感しているところなんです」

「医療の世界で、交渉するという場面は普通はないですから、それが普通です」

「場数を踏んでいないんでしょうか」

「それもあります。また交渉を始める前には、**自分の妥協点を設定したうえで相手の利益構造や思惑を計りながら落とし所をみつける作業**だと、きっちりと理解しておくべきです。苦手だと認識しているならば、余計に信頼できる人や客観的に冷静に判断できる人をそばにつけておくべきだと思います」

「その人を見つけることがむずかしいんですけどね」

「それは、そうですね」

影虎が、また開業計画書のページをめくった。

「この計画もかなり甘いと言わざるをえないでしょう」

影虎が**損益計画**と書かれていたページに目線を合わせながら話した。そこには、1年目の月ごとに1日平均患者数、診療単価、医業収入、そして医薬材料費、人件費、リース料、減価償却費などの医業費用とその計画数字が示されている。隅田からは、初年度から2000万円近くの利益が出ると誠は説明を受けていた。その後も自分でも何度か目を通したが、実際には見方もよくわからずにただ眺めていただけであった。

「元々この計画書自体とても高コスト設計なんです。そのうえ、あの立地で1年目のこの利益を生み出せる可能性は限りなくゼロに近いでしょう」

影虎は開いた開業計画書から目線を自分のパソコンに移し、操作を始めた。

「先生、これをご覧いただけますか?」

その画面を誠へ向けた。

「すこし体裁が違いますが、あるクリニックの**月別損益計画表**です。偶然ですが、開業初年度から2000万を超える利益となっています」

影虎はその部分の数字を指で示し、さらに別の画面を開いた。

「同じクリニックの初年度の損益と現預金の収支実績です」

表の下のほうには赤い数字が並んでいる。誠もその意味が理解できた。

「清宮さん、これって1年間毎月ずっと200万円くらいの赤字が続いたってことですか?」

影虎が頷いた。

「その頃で1日平均患者数は14人程度でした」

「開業から1年経つんですよね」

「それが現実ですよ。さらに生々しい現実を見てみますか」

影虎は、画面を下へスクロールした。

「これは毎月の現預金残高です」

「どんどん減ってきますよ。あれ?　ある月で急に現金残高が増えていますね」

「運転資金が底を付きそうだったので、1000万円の追加融資を受けているんです」

「もう先ほどの損益計画とかけ離れていますね」

「でもその融資もなくなるのは時間の問題でした。実際、融資直後くらいから私がここに携わったのですが、院長にはクリニックの余命を3カ月と宣告したくらいですから。何も手を打たなければそこで倒産ということです」

この月200万円の赤字、1000万の追加融資、3カ月で倒産というキーワードで誠はピンときた。

「これって鈴木先生の…ですよね」

「鈴木先生に聞いたんですね。まさに間一髪でした。なぜこれをご覧いただいたかというと、佐藤先生が持ってこられたこの開業計画書、鈴木先生の場合と似た点が多くあるからなんです」

「たしか鈴木先生は1億5000万円くらいかけて開業されたと聞いています。自分の計画はさらに3000万円多いですからね。素人でもお金をかけ過ぎかと思ってましたが、途中から金額が麻痺してしまって」

「10万円が100円くらいに感じてしまいますからね」

「そうだったかもしれません」

「お金をかけた分だけ患者が集まれば良いですが、立地条件からみたら患者数も鈴木先生と似たような感じになってしまうでしょうね」

「開業を考える前には、もっと患者さんは集まるのかと思っていましたから」

「厚労省が行った調査では、**調査対象の過半数以上が1日平均の患者数が40人に満たなかった**という結果が出ているんですよ」

影虎は開いてあった誠の開業計画書のある部分に指を置き、誠がそこを覗きこんで見ると、1年目の1日平均患者数が40人と記されている。

「へぇー、隅田さんはそう見込んでいたんですかね」

「いえ、これは誰もが勘違いしてしまうことなんですが、ここに示している患者数は見込んだ患者数ではなく**経営を軌道に乗せるための必要患者数**なんですよ」

「なるほど。てっきり診療圏調査から予測して弾きだした数字だと思っていました」

「しかもこれは1年目の全体の平均値で40人です。1カ月目から40名になるわけでなく、徐々に増えていきますよね」

「確かに、開業から半年は平均20人程度だった場合、後半の半年間は平均60人になっていなければ年間平均40人には届きません」

「私の試算では、どう見積もっても1年目でその数字は出てきません。さきほどお話した厚労省の調査結果によれば、**1日平均60人以上を抱えているところは4件に1件未満**です。開業すれば誰でも出せる数字ではないんですよ」

「そこまで見込みの低い数字だったんですね。ただ、この開業計画書は融資を依頼する際に銀行に提出しているものです」

「融資は受けられると言っていたのでしょう?」

「隅田さんからそう聞いています。銀行が信用したんですから、信頼できるものと思ってしまうのですが」

「銀行によっては、開業医への融資実績にバラつきがあります」

「実績が多い銀行であれば、ここに描かれている満額では審査は通らないかもしれません」

「銀行によってそんなに違うんですね」

「逆に、実績が少なければ、クリニック開業の融資に関しては基準が下がることがあります。しかも融資の半分は土地購入費です。それを担保にすれば、いざというときには半分は回収できるのですから」

「私の知らないことばかりですね」

「無知という敵もいることを知ることが大事なのかもしれませんね」

誠は注文したコーヒーのカップを手に取り口をつけた。影虎もそれを見て店員を呼び、自分のコーヒーを注文した。店員が離れると影虎が誠の注意を引くように誠のほうに顔を向けた。

「お会いした際に、先生に『私に何をしてほしいのでしょうか』と質問させていただきましたね?」

誠が小さく頷いた。

「さきほど明確な回答はなかったと思いますが、今はいかがですか?」

影虎の説明を聞いた今でも、まだ理解できないことは多かった。とはいえ、理路整然としており、しかも誠がこれまで考えも及ばなかった視点に立ったアドバイスは一つひとつが腑に落ちた。

影虎は間を取り、誠が話し始めるのを待っていた。

「正直なところ、精神的に追い詰められていました。失礼な言い方ですが、誰でもいいから助けがほしかったのだと思います」

また少し間をおき、誠は言った。

「もう開業を辞めるよう最後に背中を強く押してほしかったのだと思います」

影虎も誠に合わせるかのように、その言葉から一瞬間を置いて話しだした。

「佐藤先生の状況は鈴木先生から事前に聞いていたので、今私がするべき最善のことが何なのかを想定するのは容易でした。それでも不躾だと思いましたが、敢えて最初に質問したんです」

「どういうことです？」

「私はコンサルテーションの際、まずはクライアントの依頼を正確に捉えることから始めます」

「だけど普通は何かに困って相談するものではないでしょうか」

「確かにそのとおりなんです。困った事だけでなく、実現したい何かをもって相談に来られます。ただしクライアントも論点がズレていることに、意外に気付かないでいたりすることも多いんです」

影虎は深く座り直して話を続けた。

「例えば、患者が増えないのでもっと増やしてほしいと依頼があったとします。先生がその依頼主ならば何をしてほしいと思うでしょうか？」

「広告宣伝のやり方を指導してほしいですかね」

「普通に考えればそうですよね。あるクリニックでも実際にそのように考えて、私のところに依頼がありました。ところが調べてみると、新患は他のクリニックに比べても多いほうだったのです」

「それでなぜ増えないのでしょうね」

「離反する患者がとても多いことがわかりました。つまり論点は広告宣伝を強化することではなく、離反を減少させることだった」

「依頼の内容では論点がズレていますね」

「そのまま鵜呑みにしてお金をかけて広告宣伝をしても、いっときは増えますが結局定着せずに元の患者数に戻ってしまうでしょうね」

そう話しながら影虎は机の上の開業計画書に手を置いた。

「開業したいという依頼も、実は論点がズレないようにしなくてはいけないのです」

「先ほど話してくださった〝開業させ屋〟のようにですね」

「ええ。ズレた論点でコンサルテーションされては依頼主のリスクが増えてしまうだけなんです。そうならないためにも**何のための開業なのかを知る**必要があるのです」

「でも自分もそうでしたが、そこが曖昧なんで聞かれても答えに窮してしまうこともあるのではないですか」

「それを引き出していくことも、コンサルタントとしては重要な仕事です」

「隅田さんは大丈夫だって言っていた気がします。そこからズレが始まって今こうなっているんですかね」

「開業の目的や、その先までもクリアしていく必要があるんです。私も若いころは患者がより多く集められれば良いという論点で開業コンサルテーションをしていた時期がありました」

「そうではないんですか」

「すべての開業医が忙しさを求めているわけではなく、経営的には採算が合うくらいの患者を抱えて、あとは自分のペースでやりたいという先生も実際にいらっしゃいますから」

「確かに」

「だから佐藤先生が先ほど言った私へ求めていた論点を疑ってみましょう」

「開業を辞める後押しをしてほしいということですか」

「そうです。この計画を白紙にしたいだけなのでしょうか。もしくは開業すること自体を辞めたいのでしょうか。今までのヒアリングだけでは、私としては判断できていません。だけど、今は前者を優先しましょう」

「というと」

「私から隅田さんって方に、お断りの連絡を入れておきます」

「また直接自分のところへ来ないでしょうか」

「私が新たに先生の開業コンサルタントとして依頼されたってことにしておきましょう」

「よろしいのですか？」

「もちろんです。理由は適当に言っておきます。まっとうな商売としてやられている人であれば、もう来ることもないでしょう」

「清宮先生へのお支払いはどうすればいいでしょうか」

「断るだけですから、必要ありません」

誠は重ねてお礼を伝えて、2人は店を出た。

「精神的に落ち着かれたら、いったんご自身のキャリアについて考えてみてはいかがでしょう。5年後、10年後の自分、さらには20年後の自分と」

別れ際、影虎は誠にそう言った。

◇  

影虎と会った日以降、隅田や中野から連絡が入ることはいっさいなくなった。うつ症状と同級生の田中から告げられたその原因が取り除かれた誠ではあったが、なぜかしばらく気分はすぐれなかった。田中から処方してもらった薬も飲み続けている。

ある晩に、その薬が切れた。誠はその空となったＰＴＰ包装※を見ていた。その時ふと影虎の別れ際の言葉が頭をよぎった。

※アルミとプラスチックで錠剤やカプセルを包装した薬のパッケージ

〈5年後の自分か…〉

誠は、退局の意思を撤回し医局に残ろうと考えた。

〈医局長に今度会って相談してみるか〉

〈でも待てよ。それだと、5年後もどこかの病院で当直やっているんだろうな〉

当直は嫌ではなかったが、歳を重ねるごとに疲れが残るようになってきていた。

〈このままで、いいかな。でもな…〉

大学医局の先輩を見てきたので、医局に残った先のキャリアは読める。もう医師としては一人前で、自分の領域に関してはよほど特殊なケースでなければ一人でこなせる自信もある。現在もすでに診療科部長として肩書ももらっている。5年後の自分が今の自分と大きく変わっているのかといえば、その可能性は低い。その先10年後、20年後も考えた。特に今の自分と何か違った自分の姿は想像できなかった。

「開業か…」

なぜかその言葉が口をついて出た。

〈あれだけつらい思いをして、また何を考えてんだろう〉

頭の中からその言葉をかき消して床についた。翌晩布団に入るとまた開業という言葉を発している。頭からかき消そうとすればするほど、考えてしまう。鈴木の別れ際の言葉が思い出された。影虎の別れ際の言葉も思い浮かんだ。

〈将来の自分にとっては何がいいんだろうか。勤務医で終わる人生だって別に悪いわけではない…。でも本当に自分はそれでいいのかな〉

頭のなかで堂々巡りに陥っていたところに、ふと別の問が湧きだしてきた。

〈ちょっと待て。なぜ一度の失敗で、自分のキャリアから開業という選択肢を放棄しなければならないのだろうか?〉

このままこのトラウマを抱えながら勤務医としてキャリアを終えることができるのか、またなぜ自分は開業という一度は捨てた選択肢を取り戻そうと考えるのかなど、自問自答は続いた。

〈そもそも自分は何のために開業しようとしたんだろう…〉

いつしか、その問いが頭の中心から離れなくなった。

◇　◇　◇

影虎と会ってから3カ月が過ぎていた。精神的にはだいぶ落ち着いてきて、ほぼ以前の生活に戻った。ただ、まだその自問に答えられずにいる自分がいて、心のなかがモヤモヤしていた。元々はそんなに深く考えての開業ではなかったから、答えなどはあるはずもない。誠もそれはわかっていた。

しかし自分で納得できる答えを見出してみたかった。鈴木や田中のところにも再び足を運んでその問をぶつけてみた。また飲食店経営をしている旧友にも会った。皆一様に答えに詰まることもなく熱い想いが語られた。それぞれが目を輝かせて活き活きと語っているように誠の目に映った。

そこには共通する何かがあるようだった。

「もう一度彼に会ってそのあたりを聞いてみるか」

机の上に置いてあるくしゃくしゃの名刺を眺めながら、誠はメールを打ち始めた。

決心のとき

「まだ11月だというのに秋が終わったかのような寒い日が続きますね」

「ええ。こうなると夜間の当直が忙しくなるんですよね」

「先生もご自愛くださいね」

「ありがとうございます。ところで急にお時間をいただきありがとうございます」

誠は、清宮の事務所を訪れていた。

「先生、前回お会いしてから数カ月経ちましたけど、その頃から比べると、ずっと顔色が良くなったように思います」

「おかげ様で。あの時は清宮さんに助けられました」

誠は、お礼を伝えて頭を深々と下げた。

「佐藤先生は、人が良すぎたのではないですか」

「いえ、人が良いというよりは、脇が甘いんでしょうね」

「まぁ、あまり自分を責めないでください。脇の甘さも、それに気付いたことに感謝しましょう」

影虎は笑いながら言った。

「さて、今日先生は私に何をしてほしいのでしょう？」

おどけるように前回と同じセリフを口にした。

「清宮さんから別れ際に宿題をもらっていましたよね」

「5年後の自分、想像できました？」

「しばらく時間をかけながら、やってみました。結局は変わらなければ現在のキャリアの延長でした」

「そうでありたいと思う自分でした？」

「そうは思いませんでした。今のまま続けることが本意と言われれば違います。だからといって医局を離れて転職することでもない気がします」

「では転科ですか？」

「いえ。私は元々消化器外科医ですが、人員不足に悩む消化器科部長として内視鏡や造影、ＣＴや超音波検査などもやって診断を取っています。内科も自分でいろいろ見ようと見識を広げたいと思っています。それと消化器外科ではあまり扱わない肝癌以外の肝疾患や感染性腸疾患も積極的に勉強したいとも考えています」

「それって、つまり…」

「開業も視野に入れようかと思いました」

「どのような心境の変化があったのですか？」

「清宮さんに断っていただいて、問題は解決しました。開業すること自体も選択肢から外したはずでした。ただそれなのに、なぜか頭に浮かんでくるんです。それは未来の自分を考えるほどそうなるんです」

「その答え探しが、今回の目的と捉えていいですね」

「ええ。自分のことなのに、なぜ開業するのかを人に相談するってなんか変なことを言っているようですが…」

「そんなことはありませんよ」

「前の自分から比べて何事にも慎重になっているのでしょうか。なかなか前に進めずにいるんですよね」

「〝計画は慎重に、行動は大胆に〟です。先生のキャリアの選択肢に開業も入っているということであれば、一緒にその答えを探してみましょう」

影虎は手元にあったメモ用紙を一枚切り取り、誠の前に置いた。

「開業という意思決定をする前に、これから申し上げる**『四つの思考の軸』**について、自分の考えをまとめておく必要があります」

誠はペンを手に持ち影虎の言葉に集中した。

「**目的、意義、動機、時機**です。医師にとっての開業とは、診療に関することを除けば、ほぼすべてが初めて遭遇することばかりです。開業すること、そしてその先にある経営についての知識、経験量は、研修医の頃の自分だと思ってください」

「そう考えると、怖いですね」

「開業医になるということは同時に経営者になるってことです。つまり意思決定はすべて自分にのっかってきます。その時に一番大事になるのが〝自分をもっていること〟です」

「信念みたいなものですか」

「そんなところです。それがないと問題に遭遇する度に意思決定にブレが生じてしまいます。そこで思考に軸をつくることが、開業医になる最初の一歩なのだと思うのです」

「それが3カ月前の自分だったたってことでしょうね」

「そうだったかもしれません。とはいえ、この四つそれぞれの思考の軸について自分と向き合いながらクリアにする作業は意外と面倒なので、多くの先生はやりたがりません。今回のように考えるキッカケは他人でも作れます。でも軸は誰かから与えられるものではないので、最終的には自分でやるしかないんです」

「まずは一つ目の〝**目的**〟から考えていきましょう」

「お願いします。だけど目的って言えば〝**何のための開業なのか**〟という問の本質ですよね。それこそむずかしくはないですか」

「これからお話しする他の三つを組み合わせながら考えていければ、目的もクリアになってくるはずです」

「やってみます」

「ところで、目的という言葉の本来の意味って考えたことありますか？」

「目標とは違いますか？」

「目標よりも抽象的で時間軸でいえば目標の先に目的があるという感じでしょうか。例えば、目的地という言い方をしますよね」

「ということは、到達しようと目指す最終の事柄や地点ってことですか」

「目的地があいまいであれば、一歩目の時点でどの方向へ向かえばよいかわからなくなってしまうでしょう。その後も方向が定まらずにさまよってばかりになってしまうはずです」

「確かに開業すれば20年から30年という長い旅路ですからね」

「それだけではないんです。東京ディズニーランドのチケット売り場では『いらっしゃいませ』とは言いません」

「確かに、『おはようございます』って挨拶された気がします」

「なぜならば、彼らのマニュアルの冒頭部分の数行に明記された目的があるからなんです」

「何と書かれているんですか」

「あなたはチケットを売ることが仕事ではなく、来場者と最初にコミュニケーションを取ることが目的であると」

「なるほどね」

「ディズニーランドでは、従業員のことを、スタッフではなくキャストと呼んでいます」

「キャラクターと同じような配役があるという意味なんですかね」

「園内清掃を担当するスタッフはカストーディアルキャストと言うそうです。カストーディアルとは保護といった意味ですよね」

「皆さん本心はどうあれ、ニコニコ楽しそうに仕事されていますよね」

「一人のキャラクターとして掃除というショーを演じることだと、最初に目的を与えられるそうですよ」

「だから我々も非日常に浸れるわけなんでしょうね」

「そういった一つひとつの作業に目的をもつことで行動が変わってくるという好例の一つです。ディズニーランドの理念は『ゲストに感動を与えること』です。そんな最上位の目的が軸となっているから、各作業の目的も明確になってくるのではないでしょうか」

「目的そのものはとてもシンプルなので驚きです。もっとむずかしい言葉を並べなければならないと考えていたように思います」

影虎の指が次の言葉に動いた。

「先生、目的があるとそこに〝**意義**〟も乗っかってくると思いませんか？　開業にもその〝意義〟は伴っているはずです」

「でも〝意義〟という言葉のもつ意味ってよくよく考えたことはないですね」

「事象や物のもつ価値とか重要性とでも言いましょうか」

「そうですよね。でもまだ目的と意義の違いって理解できません」

「開業の**目的とは、開業することによって最終的に実現できること**です。開業の**意義とは、開業することで得られたりもたらされたりする価値や大切さ**となります」

「なるほどね。でもこれって、それぞれ一つだけに収まるものなんでしょうか？」

「ここで具体的な例を言ってしまうと、先生の思考に刷り込まれてしまうこともあるので敢えて申し上げません。ただ複数あっても良いと思います。こういったことは、一発でスカッと出てくることはあまりなく、思考を一つひとつ紐解いてそれを組み上げていく作業となる場合が多いです」

「だから余計に面倒に思えてしまうんでしょうね」

「思考固めというのは思考回路を組むことになります。このプロセスを飛ばして固まった思考なんてもろいですから、しっかりと考えてもらうことが必要となるんです」

「なにか考えるコツってあるんですか？」

「コツというよりも考える切り口として一ついい方法がありますよ。〝ハッピーリスト法〟です」

「何ですか?」

「勝手に私が名付けたものなんですが、結構これは自分の考えが浮き出てくるんですよ」

「そのハッピーなんとかってどうするんです?」

「開業によってハッピー、つまり幸せにしたい人をリストアップするんです」

「家族とかですか?」

「もちろんです。患者や職員、取引業者だって対象です。それぞれ幸せと感じることができて初めてＷｉｎ-Ｗｉｎの関係が作られるわけですからね」

「でも家族以外の幸せっていってもそこまで背負えるとは思えないんですが」

「ちょっとした事でも人は幸せを感じることができるんですよ。人に幸せを提供できれば自分も幸せになります。それが結局は開業するうえでの価値になるとは思いませんか」

「確かに」

「身近な人ならば名前を挙げてください。またまだ知らぬ人たちならば、例えば患者というような括りにしても結構です。〝〇〇に悩む患者〟と括ると、よりイメージが湧いてきて良いと思います。それからそれぞれの人が開業によってどんな幸せが得られるのかを具体的に書き記すのです」

「自分の治療によって治った患者さんからの笑顔とかでもいいですか?」

「そんな感じです。私のハッピーリストにも、佐藤先生が入りましたよ」

冗談を交じえながら、景虎がまた誠の前にある用紙の文字の上に指を置いた。

「次に〝**動機**〟です」

「それならわかります。行動を起す要因というところですか」

「ええ、つまり直接的なキッカケです。目的や意義を設定しても、それを行動に移すにはキッカケが必要です。車も動き出す時が最もエネルギーを消費します。新しいことをするには、大きな力をしっかりと捉えることが大事です」

「その新しいことが開業というわけですか」

「そうです」

「自分の周りの先生の動機を考えると、医局人事で遠くに飛ばされるからというキッカケも昔はよく聞いた話ですね」

「親を継ぐことになったとか、家族が増えたなんていうのもあります」

「気に入った物件が見つかったとかでもいいですか」

「そう、すべて動機です。動機というのは、自分ではコントロールできない外的な要因もとても多いんです。だからこそ自分にとって一番良い開業の〝時機〟を俯瞰的に捉えておくことが重要になります」

「考えてみます。『四つの思考の軸』の最後はなんでしたか？」

「**〝時機〟**です。何か行動を起こすのに良い機会という意味です」

「でも、開業する時機かどうかって、なかなか客観的にしかも冷静に判断することってできないですよね。だいたい動機だけ、つまりキッカケや勢いに任せてしまうものではないように思いますけど……」

「動機が先行することは別に良いことでも悪いことでもないんですよ。ただし、勤務医時代であれば後戻りやキャリアの軌道修正はかけやすいのですが、いったん開業医としての道を選択したら、おいそれと修正できません」

「相応の借金も抱えますしね」

「医療機関の経営環境も昔とは違ってきびしくなっていることもありますから、やはり自分にとっても、また経営環境においても、時機を間違わないことが大切になってくるんです」

「まぁ、何でもタイミングは大事ですからね」

「そのためには自分と経営環境の２つの視点で判断材料を揃えていくと良いと思います。それぞれ別の言い方をすれば〝**キャリア**〟と〝**商機**〟です」

誠はメモを取った。影虎はキャリアという言葉の定義について、生涯を通じて携わる仕事においての職種、職務、役割、役職、地位、身分の遍歴であると説明したあと、誠へ１つの図（図表１）を見せた。

「これはエドガー・シャインという心理学者が示したキャリア発達の過程段階です。第一段階で医学部を目指し、大学の医学部教育を受けます。先生のような臨床医であれば初期と後期それぞれの臨床研修を経ながら医師としての経験を積み、いわゆる一人前として第５段階の仕事要求へ適応できるようなキャリアを積んでいくことになります」

「自分の専門領域であれば、ほぼ誰かに頼らずに対応できます。もし開業という選択を考えなければ

図表1　キャリアの段階

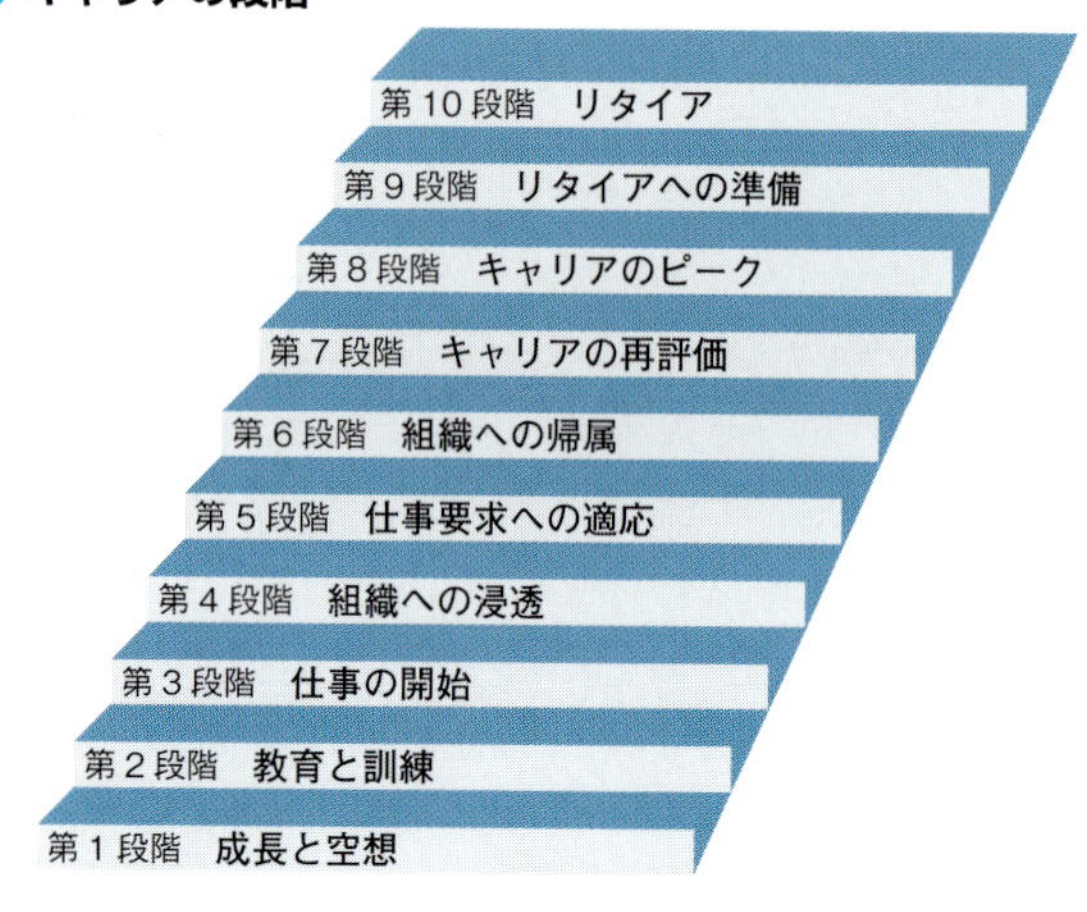

ば医局を離れることはないと思いますから、自分は第6段階には達しているということになりますかね」

「そして今、その次の第7段階の『キャリアの再評価』をする時なのでしょう。それは第8段階のピークをどこにもっていくとか、リタイアをどう迎えるのか見据えながらになります」

「清宮さんはどのように考えられているのですか?」

「私の場合は40歳最強説というものを常に念頭に置きながらこれまでキャリア形成してきました」

「何ですかその説は?」

誠は不思議そうに訊ねた。

「40歳を迎える以前から私が勝手に思っていることなんですが、40代ですとリタイアまでにまだ20年くらいの時間があります。また30代で子どもをもっていれば、子供もまだ小さい。つまり働くための意欲や理由があるわけです。20代の頃のように夢は語れませんが、それでもまだ未来を感じて生きているはずです」

影虎はそう言いながら心臓あたりを指差した。

「つまり心です。また40歳ともなれば仕事においてはもうすでに一人前です。相手から年齢で判断されることもありません。またもっと上の世代には劣りますが、知識や経験も充実してきています」

今度は自分の腕とこめかみの部分を指した。

「つまり技です。身体も若い頃のようにはなりませんが、まだまだ多少の無理がきく体力が残っているると思うんです」

今度は力こぶをつくるしぐさをした。

「心技体ってことですか」

影虎が誠のその言葉に頷いた。

「キャリアにおいて心技体のバランスがとれているのは、自分にとっては40歳代だと若い頃から考えていたんです。そこに仕事のピークをもってくるというものです。つまりそれ以降の人生の貯金を蓄えたいと思っているんです」

「その頃に個人の収入や会社の売上を一番高くしたいということですか？」

「そうではありません。例えば、自分にとって40代で始める新規事業ですと、構想から企画までが以前よりももっと洗練されているはずですし、行動力も資金調達力も上です。しっかりした基盤があれば、気力、体力が落ちたとしても蓄えが自分を助けてくれるはずですし、充実したキャリアも過ごせるかなと思っているんです」

「そこまで考えて」

「ただピークは人それぞれです。またその時々でいろいろ考えも変わるでしょう。だから50歳を過

図表2 キャリア・デザイン

価値の提供

- 自分は何をしてきたのか?
- 自分は何ができるのか?
- 自分は何をしたいのか?
- 自分はなぜそれをしたいのか?

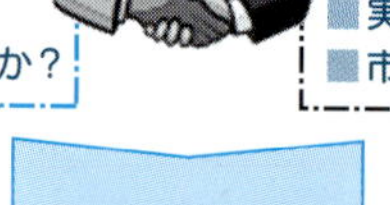

マーケットのニーズ

- 解決したいこと
- 改善したいこと
- 実現したいこと
- 市場環境で変化すること

キャリア・デザイン

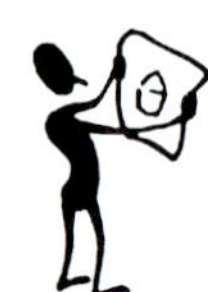

ぎているからもう遅いってわけでもないんです。それを標準としているだけのことで、実際にそれに合わせて**キャリア・デザイン**をしてきました」

「キャリア・デザイン?」

影虎が別の図（図表2）を誠へ示した。

「自分のキャリアを描いてみる作業のことです。キャリアってマーケットのニーズがなければ築けません。極端な話ですが、病気を退治するのが医者だとしても、世の中からその病気がなくなってしまったとしたらどうなりますか?」

「医者いらずです」

「そこでこの図の間にあるように『自分が提供できる価値』と『マーケットのニーズ』を照らし合わせながらデザインしてくといいんです。最近だとキャリア・デザインをしてから専門科を選択しようと考える医学生や研修医も増えていますしね」

「時代ですかね」

「インターネットや携帯電話の普及などで情報も増えていますし、コミュニケーション方法が変化していることもあるんでしょう。いずれにしても、『自分は何をしてきたのか』とか『自分は何ができるのか』といった問については、**キャリアの棚卸**をすると良いと思います」

「棚卸ですか?」

「例えば、職場などが変わるごとに、何に注力してきたのか、そこで得た今でも役立っている知識やスキル、そして影響を受けた人や本、さらには人脈なども思い出しながらやってみるのがコツです」

「面白そうですね。後で書き出してみようと思います」

「是非やってみて下さい。キャリアって、過去の延長に必ず未来があるので、棚卸すればその先の〝キャリア〟が見えてくるはずです。同時に〝時機〟を捉えるためのもう一つの視点である〝商機〟も見極めるわけですが、この図の『マーケットのニーズ』のそれぞれがその糸口にもなるんですよ」

「それが大切ってことは私でも何となくわかる気がします。医療機関とはいえ患者のニーズがあって成立するものですものね。そのニーズを捉える努力や、医療経営の環境の変化も鑑みたりして行動することは、あたり前なのかもしれませんね」

誠は今まで書き留めたメモを見直した（図表3）。

「清宮さんがおっしゃられたこの『四つの思考の軸』ってすべてがリンクしているようですね。これらが整理できずにただ漠然と前に進むよりも、これら全体が自分の軸になっていれば、絶対ブレないと思います」

「これから一緒に考えていきますか?」

図表3 四つの思考の軸

- □ **目的**：開業することによって最終的に実現できること
- □ **意義**：開業することで得られたりもたらされたりする価値や大切さ
- □ **動機**：開業するキッカケとなる要因
- □ **時機**：開業するのに適切な機会
  - ・キャリア
  - ・商機

「いや、いったん持ち帰ってじっくりやってみます。40歳最強説からすると私もそろそろの年代です。今が〝時機〟ではあるのかもしれません」

誠がメモを見つめながら口元をぎゅっと閉めて小さく2回頷いた。それを見ていた影虎が、誠の気持ちを察したかのように言った。

「開業に気持ちが向いてきたようですね。ただ開業を〝目的化〟しないようにだけ気を付けてください」

「目的化ですか？」

「開業することにのみ考えが集中してしまい、それが気持ちのうえで目的となってくる現象です」

「でも〝目的〟がしっかり見えていれば問題ないのでは？」

「だと思います。とはいえ、開業ってそれだけでも大変な作業量ですから、そこに主眼が置かれてしまうことは仕方がないのです」

「思考の軸がブレないように必ず立ち戻って見ていきます」

「そもそもこの軸を作る時でさえも、佐藤先生にとって選択肢が開業だけではないと思うことも必要なくらいです」

「だからこそ客観的にかつ自分のことを真っ先に考えてくださるパートナーが必要なんだと思います。もし開業することになったらお手伝いいただけますか？」

影虎はニコッとして頷いた。

「ただ先生、先にお断りしますが、丸請け合いはいたしません。先生と一緒に考えてそして場合によっては先生にも動いていただきます。それと、このような思考の軸を固めてまいりましょうなどと言うわけですから、普通のコンサルタントと違って面倒くさいですよ」

「それが必要なことであるならば、問題ありませんよ」

「それと先生の要望に対しても却下を提案することもあります」

「それが私にとってベストな選択だからでしょう？」

「何をもってベストかということにもよります」

「開業を成功させることでは？」

「いや、私の判断基準はとにもかくにも**失敗させない開業**です。開業っていわば新しい商売を始めるのと同じわけで、いわばギャンブルでもあるんです。だからこそ、まず負けないことが一番優先すべきことだと考えています」

「理想の開業を追い求めてはいけないってことですね」

「そうではありません。お金と時間、そして患者のニーズがあればいくらでも理想を追求していいのです」

「現実は甘くないですよね」

図表4 開業時点からの現金残高イメージ

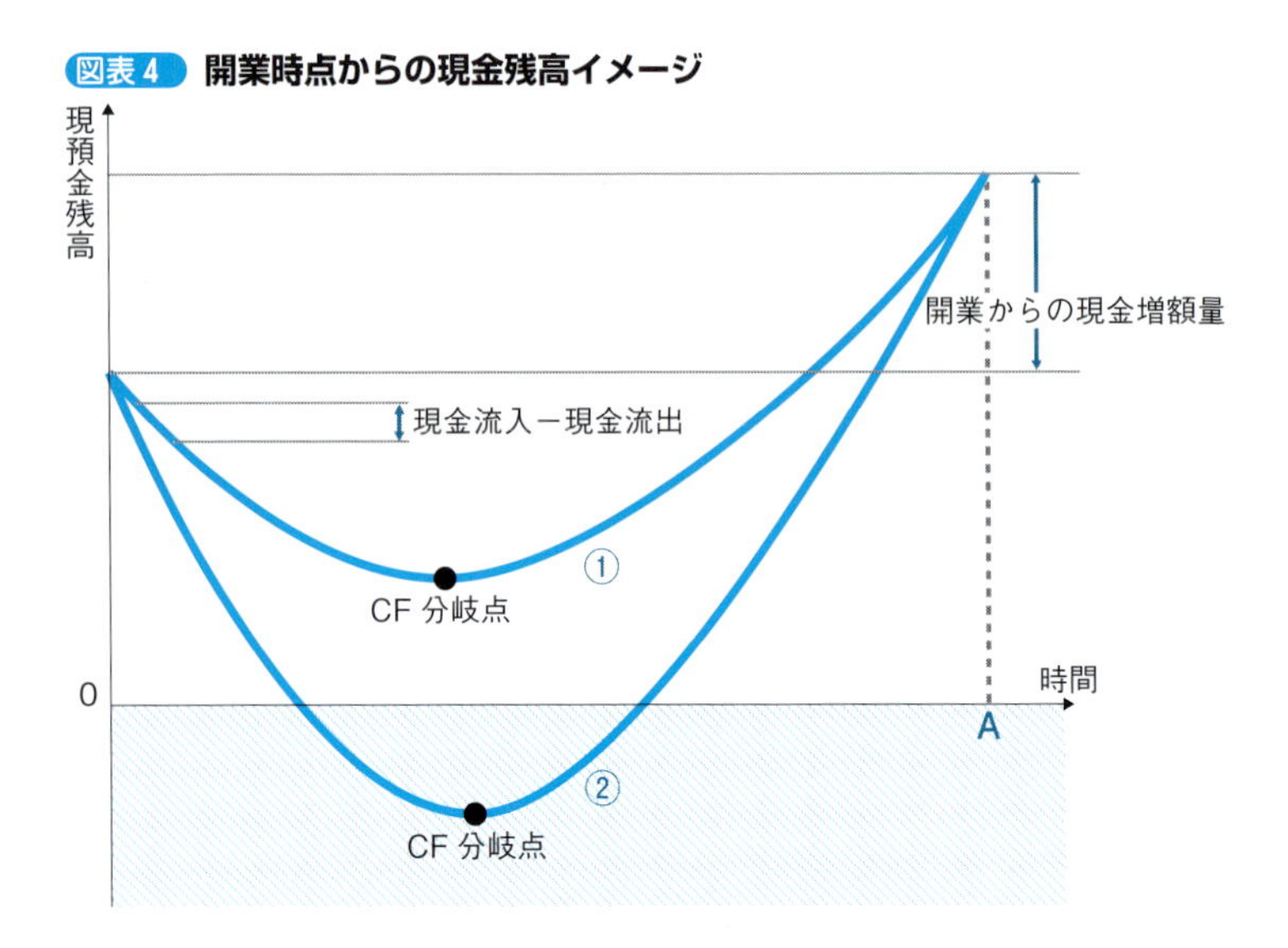

「ええ、結局はバランスです。理想とこの3つの現実の落とし所の見極めが大事です。負けないことを優先したうえで、勝てる可能性の高いところをみつけて、そこで勝負をするといったところでしょうか」

「具体的に負けないためにはどうするんでしょう?」

「開業後の立ち上がりを最重視したプランニングが必要です。失敗するリスクが最も高い時期は開業初期です。それを乗り切るためには、**キャッシュ・フロー重視の経営**をしていただくように指導させていただきます」

「現金の(Cash)流れ(Flow)ですか?」

「そうです。これをご覧くださいますか」

そういうと、影虎はメモ用紙に図を描き始めた(図表4)。

「これは開業後から先生が保有する現金残高量の変化を示すグラフとなります。縦軸がその残高で、横軸が時間です。曲線の傾きは現金流入額から現金流出額の差となっています」

「それって売上から費用を引いた額のことですよね」

「会計ルール上、多少なりのズレが出てはきます。このズレの理由は専門的な内容になってくるのでまた別の機会にお話しさせてください。ただ長い目でみれば売上と費用として近い数字にはなってくるので、今の時点ではそのように考えてもらって結構です」

誠が頷くのを見て影虎は続けた。

「ここに①②の曲線があります。2本とも開業後は患者数が少ないこともあって現金の持ち出しが多くなります」

「曲線の右下がり部分ですね」

「はい。その後時間の経過とともに患者数が増えてきて、キャッシュ・フローの分岐点を超えると、現金流入額のほうが流出額よりも多くなる時期が来ます」

誠は、その言葉を聞いて右上に向いている曲線部分を指でなぞった。

「先生、Aという時期に2つの曲線が重なりあっています。これは、最初の手持ち現金から同じだけの現金が①と②ともに増えたことを表しています」

「それが純粋な利益となるわけですね」

「現金流入が、借入金とかではなく純粋に売上だけの額であればそうなります。ただし、実は、現実においては②のグラフはあり得ないものなんですよ」

「こちらは一時期ゼロ円のラインより下回っているからですか」

「そうなんです。現実では手持ち現金がなくなれば家賃や給料も払えなければ医薬材料も買えなくなります。銀行からの借り入れの返済もできません。つまり資金が回らないということですから、ゼロを下回った段階でクリニックは維持できなくなります」

「倒産ですね」

「そうならないためにも、開業直後から患者が集まる**立ち上がりの良い立地選定**が必要になりますし、**効果の少ない費用を極力抑えるプランニング**が大事になります」

「それがキャッシュ・フロー重視の経営というわけですね」

「そうなります。集まる立地選定は市場原理にもとづいたあるルールさえ守れば叶いますし、費用対効果を考えたプランニングも投資と浪費の違いを理解しておけば良いだけなのです」

「そのルールや違いが、なかなか理解できないところなんですよ…」

誠は以前に隅田から紹介され見学に行った、石田ハートクリニックのことを影虎に話した。

「医療機関とは思えないような趣味に走りすぎた豪華なつくりの建物でした。また、採算が取れるとは思えない高額のCTも導入していました。それで患者さんが集まらずに苦労されているようでした」

「あの地域は、人気の街ですからね。医師も多く住むところです。そうなれば必然的に競合する医療機関が多くなるので、飽和状態なのでしょう。また人の目につかない奥まった場所にでも建てたのではないんですか?」

「どうしてわかったんです?」

「よくある話です。しかもあの地域でＣＴ単体での採算は見込めないでしょう。それを前提に、開業計画をしていないんでしょう」

「そこまで、わかってしまうものなんですか」

影虎が少し笑った表情で返答した。

誠は影虎にお礼を伝えて景虎の事務所を出た。誠は帰宅したその足で書斎に入り、影虎の言葉をつないでいったメモ用紙を開き、紙と鉛筆を用意して机の前に座った。今までは頭のなかだけで考えていたが、今回は頭に描いた言葉を書き留めていくことにした。

影虎の言うとおり『四つの思考の軸』である目的、意義、動機、時機それぞれを考えの起点としていったところ、これまで及ばなかった考えや発想がだんだんと浮かぶようになってきた。それ以降も帰宅すると机に向かっては集中する時間を作って、浮かんできた言葉を徐々に広げた。するとある時、その『四つの思考の軸』から出た言葉それぞれが紡がれていくように一つの思考となっていった。そして開業に向けての決意として徐々に集約されていった。

◇　◇　◇

「よし決めた」

誠は開業する意志を固めた。そのまま居間にいた妻のところへ自分の意志を伝えた。これまであまり自分の仕事に関する話をしなかった誠だが、今回ばかりは違った。なぜ自分は開業することを決意したのか、その考えに至るまでの過程、そして自分の決意を簡潔にまとめては話をした。

妻もその話を遮ることなく、嬉しそうに聞いていた。なぜ嬉しそうなのか誠が訊いてみると、一人で悩んでいた姿をずっと見て知っていたからだと言う。迷いを乗り越えた誠の言葉に反対することなく、共感し、協力すると言ってくれた。

ただしそんな妻からも開業に際して3つの条件が出された。

1つ目は開業することでの家族への影響や家計へのリスクを改めて説明することであった。誠はその時点で、今の場所から転居を伴わないことや過大な借金はせずに身の丈にあう開業をすることを伝えて、具体的な数字を作ったうえで再び相談することを約束した。2つ目が、信頼できる人を相談相手にもつこと、そして最後に自身の健康にも気を使い一人で悩みを抱えすぎないことだった。

誠は書斎に戻りパソコンを開いた。

『清宮影虎様

これまでいろいろ相談に乗っていただきありがとうございました。

先日お会いしたあと、早速清宮さんの教えに従って自分の考えを整理していきました。

結果、プライマリケアが自分の今後選択するべきキャリアであるとの考えに行きつき、そのうえで開業することを決心いたしました。

また条件付きですが妻の理解も得られそうです。

その条件の一つに良きパートナーを選べとあります。それをクリアするには清宮さんが必要だと考えており、当方をご支援いただきたく存じます。

なにをすべきかは整理できました。次はどうすべきかをぜひ御教示ください。

佐藤拝』

メール送信ボタンを押したのち、しばらく開業への思いを馳せていた。すると早速返信が来た。

『佐藤先生御机下

お世話になります。

思考が固まったようですね。

開業支援の件、お引き受けさせていただきます。

打合せの日程を調整いたしますので、それまでに開業までの手順を記した『開業工程表』を

ご覧くださいませ（データを添付しておきます）。

この御縁が先生にとって良いものとなるべく

全力でサポートしてまいります。

よろしくお願い申し上げます。

清宮影虎』

目を通し終えて床についた。久しぶりにスッキリとした気持ちで眠りについた誠であった。

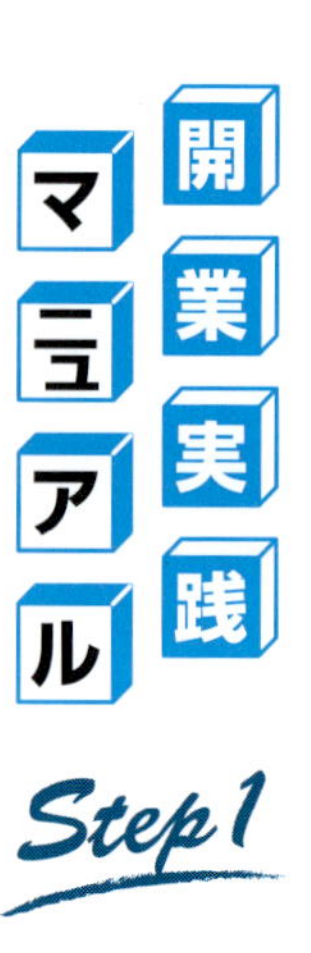

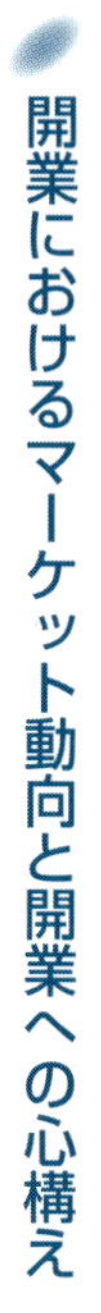

クリニック経営は年々きびしさを増していると言われて久しい。それは、マクロデータだけを見ても明らかだ。まずクリニック（ここでは無床診療所）の数を見ていくと、一時の停滞はあるにせよ、過去から今まで増加の一途をたどっている。この傾向はもうしばらく変わらないだろう。なぜならば、無床診療所の数とは逆に病院の数が減っているためだ。勤務医の働き口は減ることはあっても増えることはない。一方では医師数は増え続けており、その傾向が止まることは国策の視点から見てもほぼないと言える。なお、世代別にみると40歳代の医師数が最も多くなっている。開業するのは30歳代後半から急激に増える。よって開業指向のある医師は多いということになる。一方で日本は、少子高齢化社会となって年々人口は減少している。つまり、医師数が増えて人口が減るのだから、1人当たりの医師数は当然増える。医療を1つのマーケットとみると、需要（人口）は減り、供給（医師&

診療所）は増えることになり、**供給過剰の方向**に進んでいくことになる。

医師不足（偏在）が叫ばれているなかで、マーケットが飽和するとは想像できないかもしれない。しかし歯科医療のマーケットを見ると、コンビニエンスストアの数よりも多く飽和状態となっている。実際に飽和状態になるとどうなるだろうか。飽和前は、供給よりも需要が上回るため、ほぼ全員が勝ち組であり、そのなかで大勝ちしたか普通に勝ったかで、負けはなかった。しかし飽和状態となれば、負け組が出てくる。歯科医療においては、すでに勝ち組と負け組とではっきり差がついてしまっている。飽和状態というマーケット環境において、歯科医は、保険診療からインプラントや審美などの自費診療という医療需要の掘り起しにフォーカスして活路を見出してきた。結果として、それが益々勝ち組と負け組の差が開く一番の要因となっている。

ただし、医科ではまだ歯科ほどの差は開いていない。とはいえ、勝ち負けの基準を収入とすれば、負けているわけではないが勝っているともいえない引き分け組が多い。開業医になれば、収入は増えると考えがちだ。実際、個人で開業すればそこから医業収入を得ることになるので収入は増える。ただし、クリニック経営には当然コストがかかるため、最終的に手元に残るお金ではない。つまり引き分け組というのは、勤務医時代の年収と医業収入からコストをひいた税引前利益と比較してそれほど変わらない開業医となる。例えば40歳代の病院勤務医であれば、通常年収１２００万～１８００万円程度となる。非常勤の仕事を掛け持ちする医師も多いので、２０００万～３０００万円くらいにはなるだろう。

現在、**1日の平均患者数として40人に満たないクリニックは半数を超える**と言われている。平均診療単価を５０００円で月の診療日数が20日であれば、月額の医業収入は４００万円となり、年間の売上は４８００万円となる。そこから医薬材料費や賃料、人件費、借入金の返済などが引かれていくと手元に残るのはせいぜい月額で１００万～１５０万円程度となって、結局勤務医とは変わらなくなってくる。標榜科や地域によって患者数、単価、そしてコストなどが変わるので一概には言えないが、平たく言えばそれくらいになる。

また、開業医には**診療報酬年間５０００万円以下の壁**があるのをご存知だろうか。医師優遇税制と世間で言われているものだ。概算経費の特例という、個人事業の経費事務手続きの処理を簡素化するための制度だ。例えば年間５０００万円の診療報酬では３３４０万円までが〝みなし〟の経費として認められる。仮に年間の経費が２５００万円であれば、この制度を適用しなければ売上５０００万から経費２５００万を引いた２５００万円が利益となる。個人事業主の場合これが課税所得となるため、制度を適用することで課税所得は１６６０万円（５０００万－３３４０万）まで引き下がる（図表Ｍ１）ため、概算で４１０万円の節税となるのである。優遇されているかどうかの議論は別にして、この税制によって壁を作り売上（患者数）をそこまでに抑制している開業医も意外に多い。

この本では〝失敗しない経営〟が前提である。まずは、この特例の上限の売上にいかに短期間で達成するかKnow-How、Do-Howを示している。しかし〝短期間での達成〟と言ってもそれがゴールではない。また「壁」と表現したが「障壁」ではなく、いつの間にかスルーしていたと言えるようなKnow-HowとDo-Howになっている。勤務時代の収入とあまり変わらなければ良いと考えるかもしれないが、勤務医は投資というリスクは抱えていない。さらに開業医となれば医療以外の総務、人事、

図表M1 診療所のみなし経費

社会保険診療報酬	概算経費額	みなし経費計算例
2500万円以下	72%	2500万円×72%＝1800万円
2500万円超 3000万円以下	70%＋50万円	3000万円×70%＋50万円＝2150万円
3000万円超 4000万円以下	62%＋290万円	4000万円×62%＋290万円＝2770万円
4000万円超 5000万円以下	57%＋490万円	5000万円×57%＋490万円＝3340万円

経理、用度など様々な仕事が降りかかってくる。それで収入が同じでは割に合わないと考えるほうが自然だ。

とにかく、開業すれば贅沢できると思われるかもしれない。勤務医からすると開業医は羽振りが良さそうに見える。しかし実態は〝壁〟を作っている開業医も少なくない。患者が集まらないため、〝壁〟を作らざるをえない場合が多いのかもしれない。人は、自分の良い話は他人に話すが、自分の失敗話はしないものだ。だから良い話が先行するため、その話だけを鵜呑みにして開業すれば患者が集まり、勤務医時代よりも働く時間が減り、収入も増えてより良い暮らしができると考えてしまう。ところが、前述のとおり毎年クリニックは増え続けている。ここしばらくは毎年4000～6000軒の幅で増加し、少しそれを下回るくらいのクリニックが減少しながら、総数としては年々増えている。つまり毎年4000～6000軒が、廃業・休止になっているという実態が見えてくる。廃業・休止の理由は、院長の高齢化や病気療養などによるものが多い。しかし、経済的な理由による廃業休止も着実に増えている。

ネガティブな要素ばかりを並べたが、ポジティブな要素も少なくない。平均年齢も上がり、高齢化社会を迎え医療需要の高い世代人口が増えるという点だ。医療費を抑制しようという政府・行政側の意図はあるが、それを上まわる需要もあると予想できる。また、地域包括へ向けてプライマリケアの重要度も増している。また、地域による人口の偏在もあるため、日本全体でみれば人口減少とはいえ、増えている地域もある。少子化にしても同じことだ。勝ち組になるためには、その需要を取り込むことになる。**需要のある場所（どこで）で需要に合致した医療（何を）を供給**すればよい。それをマッチさせていく実学がマーケティングであり、勝ち組となる確率を上げる手段の1つである。

クリニックだから医療（何を）提供することを最優先することとなる。プロフェッショナルとしては、当然のことである。しかし実際には場所（どこで）ということも、それと同じくらい優先するべきことになる。いや、失敗しないためには最優先するべきことにもなる。自分の専門分野に固執しすぎるのではなく、地域需要にマッチさせるよう柔軟に自分の専門領域を広げることもクリニックの経営者としては必要だろう。

開業の動機、メリット・デメリット

開業の動機は、勤務医からの〝離脱〟というどちらかと言えばネガティブなものから、自分の腕1本で生きていきたいといった〝独立〟というポジティブなものまで様々だ。初期動機がネガティブでも、それも1つのキッカケにすぎず、開業後の経営に影響はない。ただし、**ネガティブ思考のままで**

開業をしてしまうと〝負け組〟にはならずとも、それに限りなく近い〝引き分け組〟となる確率は高い。例えば、住まいの近くで開業したいとか、勤務医時代の給与水準を維持して、週4日から5日の9時・5時の生活をしたい、勤務医時代のように多くの患者を診たくない——という動機による開業には危険が多い。筆者の経験からすると、還暦世代の医師に多い。

医師の住む地域（住宅地）には同業者（医師）も多く住んでいる。皆考えることは同じだから、その近くに開業したいと思う。市場原理からパイの奪い合いとなり、開業後の立ち上がりも遅いし、患者数も増えない。このようなエリアで開業した結果、3年経っても1日平均患者数が20名～30名というクリニックは意外と多い。テナントであっても地価が安くないからコストがかかる。それどころか、開業を機に家を建て替え（住み替え）て敷地内に開業するというケースも少なくない。1日20名～30名では到底勤務医時代の収入には届かない。それどころか生活費も賄えずに貯金を切り崩してなんとか凌いでいくという状況になる。ネガティブな思考のまま1日平均患者数の目標を低いままで進めれば結果はおのずと見えてくる。つまり40名として設定した開業計画よりも、1日80名の計画で選定した立地ならば確実に後者のほうが〝失敗しない〟確率は上がるからだ。

高級住宅街に住む魅力は自分も感じているから、決して悪いことだとは思わない。しかし、クリニックとは仕事場であるからビジネスとして思考を分けることも大切だ。患者が押し寄せすぎて大変だと口にする開業医はいる。しかし、それを悩み、心底困っている先生は、無医村のような地域以外では筆者はお目にかかったことはない。来ない患者を増やすことよりも来る患者を抑制するほうがコントロールしやすいのは明らかだ。経営を安定させたら、勤務医時代の年収レベルとプライベートの時間を確保してから自身のＱＯＬ（生活の質）を上げれば良く、それまではポジティブ思考に切り替えて開業に臨んでいただくことが〝失敗しない経営〟の重要な要素なのだと言える。

また、ポジティブな開業動機であれば、デメリットも受け入れられるかもしれないが、しかしネガティブな初期動機の場合、勤務医のデメリットと開業医のメリットのみをイメージしている場合が多い。そこで勤務医と開業医の一般的なメリット・デメリットを理解していただくため、図表Ｍ２をご覧いただきたい。

もちろん、医師のキャリアや専門分野、ポジション、年齢、生活環境、家族構成などにより当てはまらない場合もある。また論点をどこに置くのかによってもメリット・デメリットが逆転することもあるかもしれないが、まずは参考にしていただいて意思決定の資料としてほしい。

動機とは、無意識的に発生する動因でもある。とはいえその行動の先に開業があるならば、人生やキャリアの転機となりそれ相応の投資も必要となるため、無意識的、そして衝動的な行動はリスクが伴ってくる。メリットとデメリットは理解しておきたい。またポジティブな初期動機であっても、動機を意識的な動因にしていくためには、その動機をもう1歩踏み込んで捉えておくことが必要だ。ストーリーのなかですでに『四つの思考の軸』について触れている（『第一章　決心のとき』参照）。その目的、意義、動機、時機それぞれ四つの思考を軸にしておくことでより具体的に捉えられるであろう。その1つでもうまく表現できない時や、何か自分のなかで腑に落ちない、スッキリしないことがあれば、それは時機ではないのかもしれない。また煮詰まってきたら、1人で考えようとせずに信頼できる誰かに相談してみてほしい。

図表 M2 **勤務医と開業医の違い**

	メリット	デメリット
勤務医	・専門性を追求できる ・経営面における責任はない ・報酬が安定している ・診療に比較的専念できる ・勉強の機会が多い ・過去の延長で仕事ができる ・予算や人材は組織が確保してくれる	・高度な医療を求められる ・年齢とともに部下育成を求められる ・成果給の割合が少なければ頑張っても報酬は変わらない ・患者数も多く当直もある ・組織のルールに縛られる ・職場の人間関係が複雑である ・経費を自由に使えない
開業医	・自分のやりたい医療ができる（採算があえば） ・自分のすべての仕事が収入に反映される ・自分で時間をコントロールできる ・定年がない ・職場の人間関係が単純になる ・経費を自分の意思で自由に使える	・採算が合わなければ専門性を追求することがむずかしい ・開業当初は収入面では不安定となる ・投資リスクを負う ・人事労務・財務・総務・経理などすべて自分で行わなければならない ・組織をマネジメントしなければならない ・リスクもクレームも自分で対応する必要がある ・経営責任を負う ・使える予算が限られている ・勉強の機会が減る

パートナー選び

「交渉を始める前には、自分の妥協点を設定したうえで相手の利益構造や思惑を計りながら落としどころを見つける作業だと、きっちりと理解しておくべきです」

本章の1セリフである。医師として仕事では、交渉する場面に遭遇することはあまりない。それ故なのか、「交渉」に対し苦手意識をもつ医師も多い。ビジネス行為においては、交渉という仕事が大変重要な比重を占める。特に、開業のように何かを新規に始める時には、交渉する場面が多くなってくる。そこで本書は、**交渉のコツ**について多くのページを割いて記している。それが〝失敗しない経営〟の重要な要素だと筆者は考えているからに他ならない。そのコツとは相手の利益構造を知ることなのであるが、これはパートナーを選ぶ時も同じことである。

開業というのは、1人でできるものではない。パートナーが必要だ。パートナーとは、ざっとみても土地や建物を探す際には不動産会社、資金調達をする際には金融機関、施設を起こすには設計士や工事業者、そして診療を行ううえでは医療機器メーカーや卸等が考えられる。それ以外にも税理士、行政書士、社会保険労務士、医療廃棄物業者、ホームページ制作会社…と挙げればキリがない。これらのパートナー選びについては後章で記述するとして、ここでは開業するにあたって全体を相談できるパートナーについて触れていく。

まず開業について考え始めると、多くの医師はインターネットや書籍で情報を収集することになる。また、勤務医であれば身近にいるMRやMS、医療機器メーカーや卸など病院に出入りする業者に声を掛けることもある。友人・知人の開業医や個人で確定申告を依頼している税理士も少なくない。この段階では、相談への対価を要求されることはない。しかし、より具体的な話となれば、当然それなりの労働が発生し、何らかの利害関係が生じることになる。しかしながら、対価を要求されないことも多い。見かけ上〝タダ〟の開業コンサルテーションが存在する。例えば、税理士に依頼すれば開業までが〝タダ〟となる。そして開業後は顧問料が発生し対価を回収する。医薬材料・医療機器メーカーや卸業者もその後の取引で対価を価格に上乗せして実質回収している。

筆者は開業コンサルテーション・サービスそのもので対価を回収している立場である。**〝タダ〟の業者は、本来業務で回収するだけのことで、回収方法の違い**である。だから見かけ上の〝タダ〟のサービスは否定しない。それこそ相手の利益構造を理解したうえで、積極的に利用すれば良いというスタンスでいる。

サービス利用者であるあなたが、どれくらいの知識と経験を求めるのか、そして相手に何をどこまでやってもらいたいのかを考えてみることだ。対価の発生のタイミングは違えども、いずれは同じような対価を支払うことになる。ただし、気を付けておかなければならないのは、**〝タダ〟の場合には開業コンサルテーション・サービスそのものの対価がいくらであるのかわからない**点だ。だから高くつくことも低くつくこともある。ビジネスだから、少しでも高く回収しようと考える。だから「タダより高いものはない」と後悔の念としての言葉が出るケースもある。筆者も含めて開業コンサルテーション・サービス単体でも利益を出そうとしているところは、サービスそのもので価格を提示し、依頼を受け、サービスそのもので評価を得る。一方〝タダ〟では、コンサルテーション・サービスでは値を付けず、本来業務で評価を得られればよい。依頼する側も〝タダ〟であれば、求めるものも高くない。我々は本来業務だから求めるものもその評価もきびしくなる。だからこそ切磋琢磨する。これは〝タダ〟側のコンサルタントが切磋琢磨していないというのではない。ただ一般的な人の心理はそちらに流れがちになるということを言いたいのだ。

一方で、我々のような本来業務をしている業者も気を付けなければならない。開業させてしまえば利益を回収できるため、売りっぱなしも可能なのだ。〝タダ〟の業者は、業者によっては開業後の取引きが必要になるため、売りっぱなしはできないという意識も生まれる。とはいえ、狭い業界である。この医療業界で生きていくのであれば変なことはできないはずだから、客観的に見て、いずれのコンサルタントも切磋琢磨している。しかしながら個人の力量や利益構造などでサービスの質に大きな差が生まれてしまうのである。

コンサルタントを選ぶときには、まずコンサルタントの出身母体である業種の利益構造を把握しておく必要がある。図表M3に出身母体（業種）別の傾向を示しておくので参考にしてほしい。そして実際に面談の時間をつくり、自分の考えを伝え、いろいろ質問を投げかけてみてほしい。質問には、彼らのコンサルテーション・サービスの指針や方針は何かを含めるとよい。それらの回答が適切で、かつ自分に合致したものであるかを評価する。もちろん表情から、ふるまい、着ている服装、持ち物まで細部にこだわってみてみるとよいだろう。人を見る目を養うことにもなる。

図表 M3 業種別・コンサルタントの特徴

業界	業種	
医療業界	製薬会社 医薬品卸 医療機器卸	開業支援を専門にする部署の担当者であれば、ある程度の支援を期待できる。ただし、基本的に無償のため、“外れ”の担当者に当たれば手厚い支援は望めない。**他医療機関の情報**は入手しやすい。 耳鼻科や眼科などの特定科を専門にしている業者は、**科特有のノウハウ**を有している。
専門業種	会計(税理士)事務所 行政書士事務所 社会保険労務士事務所	顧問先に医療機関が多い（専門特化）しているところであれば、**一定以上の知識とレベル**は有している場合が多い。 開業後の顧問契約を前提として無償で行うことが一般的であり、それぞれに**得意分野**がある。マーケティング（集患）についてはあまり期待できない。
	経営（開業）コンサルティング会社	得意分野が様々であるため、医療機関に特化したところを選ぶ必要がある。**開業支援自体を有償**で行うため、報酬に見合うかどうかを事前に評価しておく必要がある。また、特に資格もなく、コンサルタントのレベルはマチマチだ。
その他	調剤薬局チェーン 医療モール企画運営会社	当該業種では、通常自社の運営物件（または隣接物件）に入居する開業医に対しての支援となるため無償で行う。**内装工事や金融機関などもセットで紹介**してもらえることもある。開業後の経営状況は、自社の利益にも直結するためやりっぱなしという状況にはなりにくい**利害関係性**をもっている。
	設計事務所	医療施設建築の実績に比例して開業支援のレベルもある程度事前に把握できる。開業に関するコンサルテーションは無償となる場合がある。**ハード面と連動**できるためスケジュールが把握しやすい、一方設計優先となり**採算度外視**となることが多い。
	不動産会社	売りっぱなしとなることも多く**開業後のケアは期待しない**ほうがよい。医療機関の開業やその後の経営についての知識や経験値は低いと考えてよい。
	ハウスメーカー	医療施設建築に力を入れているメーカーでは開業支援を行っている。専門部署も設けている場合は、一定のコンサルテーション実績もあるためレベルも低くはない。コンサルテーションそのものは無償であるが、**採算性については度外視する傾向**にあるので客観的な評価も必要となる。
	金融機関	医療機関への融資に力を入れている金融機関（銀行やリース会社）は多いが、開業全般を支援していることは少ない。地場に強い地銀などは**開業医の経営状況を把握**できていることも多い。

プロジェクト・マネジメントと開業プロセス

医師にとって開業は、通常何度も繰り返すことのない1回限りのプロジェクトとなる。例えば、自由設計の注文住宅を建てる場合も、土地を探しながら、設計士を選び、住宅ローン、火災保険など自身で算段していく。知識も経験もないから、本を読み漁り、いろいろな人に相談しながら進めていくことになる。当然要領を得ていないから効率も悪く、後悔することも多い。「家は3回建てないと満足いかない」と世間で言われているのも頷ける。開業となると家を建てること以上に、プロジェクトに係る人も増えて利害関係者も多く、工程もさらに複雑だ。A、B、Cという工程があっても、Aから順番にこなしていけばよいという単純な話ではない。Aを進めながらBも着手し、AとBがほぼ同時に完了しなければCの工程には進めないということも多い。例えば、不動産が決まっていなければ資金調達はできない。しかし資金調達が不確定なのに不動産契約はできない。ただし、優良不動産は他の誰かも狙いをつけているから、契約しないわけにもいかない。優良不動産が見つかったらすぐに開業計画書を作成して金融機関から融資の確約を得なければならない。当然事前にある程度の準備をしていなければ、スピーディに動けない。

このようなケースはまだある。開業場所や開業日が決まらないのに、採用はできない。とはいえ良い人材は早めに確保しておきたい。自身のコネクションからであれば、多少の融通は利くかもしれない（状況によっては開業前の雇用が必要で、相応の賃金負担が発生することもある）。しかし、一般募集となれば開業日がある程度わかる段階まで工程が進んでいる必要がある。そのタイミングは初めてのケースでは計りづらい。そのうえ、ハローワークや一般誌などへの募集申請、労働条件の確定、面接、雇用契約類の書類の作成や行政への申請など、煩雑な作業も多い。

そこで、開業するまでのプロジェクトを成功裏に終わらせるための**「プロジェクト・マネジメント」という管理手法を活用**することになる。そもそもプロジェクトとは、①ある目的を達成するため、②一時的に、③制約条件を抱えながら——行う活動のことである。目的のないプロジェクトはありえない。当たり前なのだが、その目的自体がブレたりズレたりしてしまっていることが多々ある。小説内にも〝開業の目的化〟として触れているが、開業すること自体に意識が集中してしまうため、そこが目的化してしまう。本来は、地域に受け入れられて患者が集まり、少しでも早い時間に経営を軌道に乗せることが最初の目的となるはずだ。しかし、それを外れて無駄なコストをかけてしまうことは多い。潤沢な資金があれば、それは個人の趣味なので悪いことではない。ただしそうでない場合、お金を生みださない豪華絢爛さは、早期に軌道に乗せるという目的からブレているのである。

そうならないためにプロジェクト・マネジメントにおいては、**目標**と**成果物**を分けて考える。例えば、開業コンサルティングは、通常開業するところまでが契約上の仕事となる。よって契約上は開業できればそれでよく、そこまでが明確な1つの目標となってくる。ただしそれはコンサルティングを依頼する医師にとって、プロジェクトにおける成果物とはならない。成果物は、経営を軌道に乗せることである。しかし、設計士には設計士の本来業務（契約上の仕事）があってそれが目標となる。とはいえ、成果物を分けて考えていない設計士に依頼してしまえば、それが目的化されてしまう。結果、医療機関とはかけ離れたカフェのようなおしゃれな外観に寄りすぎてしまい、地域住民になかなか認知されずに患者の集まりを悪くする結果になることもある。プロジェクト完了時には、医師もそのしゃれた外観をみて自己満足に浸れるだろう。設計士もその依頼主の姿に満足する。しかし開業後に、あわてて看板を新たに設置するなど修正をかけることとなる。設計士の意匠を存分に取り入れることは、彼らプロフェッショナルの知恵を活かすという意味でも大事なことではあるからこそ、成果物という考えを設計士と共有しながらプロジェクトを進行させることが求められる。これは設計士に限ったことではなく、工事会社や医療機器メーカー、税理士、そして開業コンサルタントを含む多くの業者についても同じことが言える。結果責任は、すべて依頼主である開業医が負うことになるのだから、お金を支払ったからオートマチックにやってもらえるという幻想は捨て、丸投げせずに関係者とコミュニケーションをとっていくことがプロジェクト・マネジメントの基本となる。

また、プロジェクトの定義にもあるように、これは永続的ではなく一時的なものとなるため、必ず開始と完了がある。**プロジェクト・マネジメントでは、その開始と完了を明確にしておくことも重要**だと考える。開始設定を曖昧にしてしまえば、ダラダラと無駄な時間が過ぎてしまい、結局始めずに終わることとなるケースが増えてしまう。とはいえ、プロジェクトの開始を明確にするというのは意外とむずかしい。最初から開業するという意思が揺らがないものであれば、やろうと決めたときが開始である。しかしながら、多くは意思決定のための様々な情報を得たり、環境づくりをして、外堀を埋めていくことになる。小説のなかでも、誠が影虎の助けを借りながら「開業の目的化」を行うシーンがある。このような基本構想を固めていくなかで、自然と意思も固まってくる。そして明確なプロジェクトの開始時期を設定することになるが、何らかの金銭もしくは契約が発生するタイミングがプロジェクトの開始だと考えればよい。

一方、完了の設定は、目標達成時である診療開始日となるため、開始よりもわかりやすい。とはいえ、完了時期のコントロールに失敗すれば、通常は完了時期が後ろに延びる。結果、開業日までの土地や建物の賃料、スタッフの人件費、借入金の利子などの負担が増えるため、完了設定の曖昧さはコストアップにつながり、開業後の手持ちの運転資金が減り経営を逼迫させることになりかねない。プロジェクト定義の3つ目にもあるように、プロジェクトには常に制約が存在する。制約とはこのような時間（期間）だけではなく、資金もこれに類する。他にも人脈、物的資源、そして情報すら制約されたなかでプロジェクトを進めなければならない。制約条件のなかで最大の成果を生むこと、それこそがプロジェクト・マネジメントの目的となる。

プロジェクトには、必ず計画がある。策定されたその計画に基づきながらプロジェクトを進めていくことになるが、開業に際しては**6つの管理領域**が対象になる。

① **予算管理**
② **進捗管理**
③ **品質管理**
④ **人的資源管理**
⑤ **計画管理**
⑥ **リスク管理**

診療開始日を完了とする〝開業プロジェクト〟では、当然ながら収入は発生せず、支出のみとなる。またプロジェクト事業計画策定によって、設定された予算を超えてしまえばプロジェクト自体が進まなくなる。ただし実際にはこれを理由にしてプロジェクトがとん挫することは少ない。なぜならば、資金計画策定にあたっては、ある程度の余裕をみて予算設定され、金融機関の融資審査を通しているからだ。

①**予算をマネジメント**していかなければ、確実に予算は超える。あれもこれもと欲しくなる。建物や設備の仕様もどんどん上がってくる。例えば、新車を購入する際、当初予算を超える人は多い。車種が決まれば、グレードを決めることになるが、車が好きな人ならば必ず高いグレードのものが欲しくなる。しかも、様々なオプションがあるため、どんどん価格は吊り上がっていく。結局見積もってみると、大幅に予算を超えてしまう。自動車に興味のある人ほどその傾向は強い。

そうやって、価格を引き上げていくことは、自動車メーカーのプライシング（価格）戦略であり消費者に対して仕掛けているから流れとしては必然でもある。

開業においても同じようなことが起きる。医療機器は良いものが欲しくなる。さらには、建物や内装にも細部にこだわる医師も多い。結果として、当初の予算に収まらなくなる。筆者がコンサルテーションを行っているケースでも、度々そうなる。とはいえ、開業後にはその分の返済が重く圧し掛かってくる。コンサルタント等によるチェック機能が働かなければそれこそ青天井だ。だからこそ、プロジェクト・マネジメントにおいてはシビアに予算管理する必要がある。

これとともにプロジェクト・マネジメントの核となる管理領域が、②**進捗管理**である。その際には、**開業工程表**（P.2）**を作成**していくことになる。基本構想を策定しながら、開業計画全体を策定して、パートナー選び、資金調達、立地選定、設計施工から引き渡し、さらには医療機器や電子カルテの選定、購入、搬入等が同時並行で行われる。その後も開設に関しての各種申請、スタッフ採用やトレーニング、内覧会準備・内覧会開催と、開院日までにやるべきことは多い。

③品質管理は、ハードとソフトの2つが対象となる。ハードとは建物や内装、医療機器類で、ソフトとは開業計画や設計の質となる。ハードであれば、形になっているものだから知識が乏しくてもある程度の評価と管理はできる。しかし、ソフトにおいてはむずかしい。開業医が管理できる範囲は少ないため、それぞれの専門家に任せることとなる。ただし丸投げとならないよう、疑問点や不明点があればすぐに訊くことが必要だ。専門家に訊くのは失礼かと思い、遠慮してしまう医師も少なくないが、きちんとそれをぶつけるだけでもチェック機能となり、それが品質管理になる。

　プロジェクトは、人によって行われる。開業もまた多くの人が関わる。そこで**④人的資源管理**が必要になる。こんな表現は失礼かもしれないが、世の中には〝できない人〟が多い。丸投げでは感じないが、開業プロジェクトのマネジメントへの関与の度合いが高くなる医師ほど、世の中にはその〝できない人〟がこんなにも多いものなのかと感じる。その人ができるかできないかはともかくとして、自分の意思が思いのほか伝わっていないと感じることは多いと考えておいたほうがよい。だからこそコミュニケーションが大事になってくる。言った言わないでトラブルになることもある。決定事項については、必要に応じて文章に残す。また、ビジネスだといっても人である以上、好き嫌いで対応が変わることもある。お金を出したのだからやってくれて当然といった態度で横柄に振る舞う医師を見かけるが、業者との人間関係を常に心に留めながら人心掌握することもプロジェクト成功の要因となる。

プロジェクト・マネジメントは計画通りに進めるための手法だともいえる。しかしながら、計画通りにならないのもプロジェクトである。だからこそ、**⑤計画管理**だ。計画管理とは進捗の確認でもあるのだが、ここでは計画通りにならなかった時の対処や計画の軌道修正をすることが主目的となる。よって計画を理解し、現状とのギャップ（差異）を抽出することが求められる。そのうえで適切な成果に結びつけられるようギャップを補正したり計画自体の修正をかけたりしていくことが必要だ。

最後に**⑥リスク管理**となるが、実は開業プロジェクトそのものでは医師が直接かかえるリスクはそれほど多くはない。とはいえ、プロジェクトの最中に何があるかわからない。自身が病気や事故で床に臥す可能性だってある。まずは何をリスクとするのかあらかじめ想定しておく。そして対応への備えを怠らないことから始めよう。

実際にはプロジェクト全体の管理は、開業コンサルタントがやってくれる。設計施工監理も設計士などが担当する。しかし肝となるところだけは管理してほしい。それこそ金銭に絡むことや開業後に一緒に働くスタッフの採用に関することとなる。肝に銘じてプロジェクト・マネジメントに取り組んでいただきたい。

第2章

失敗しないための基本

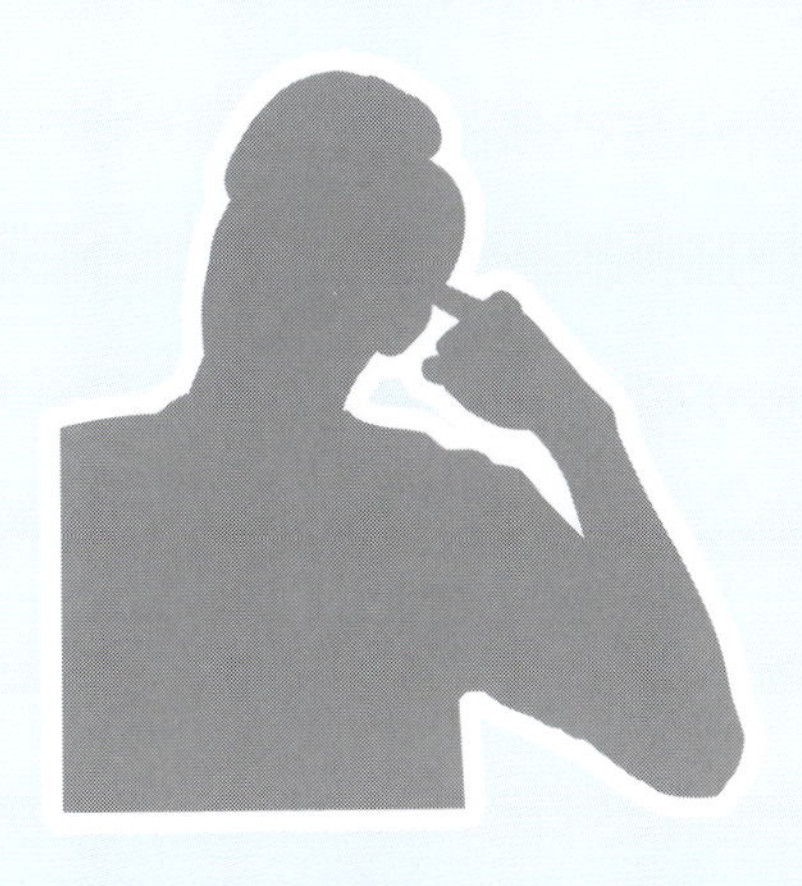

勇気を持って、誰よりも先に、人と違ったことをしなさい。

レイ・クロック（マクドナルド創業者）

大きな池と小さな池

「清宮さん、よろしくお願いします」

「先生とは、ご縁があったようですね」

誠からの連絡後、初めて２人で落ち合った。

「先生、さっそく始めましょうか。お送りした『開業工程表（P.2）』はご覧いただきましたか？」

影虎が、開業までの作業工程と時期についてひととおり説明した。

「それでは、マーケティングについて…」

「ちょっと、待ってください」

誠が影虎の話を遮った。

「あれ、宿題だった『四つの思考の軸』は聞いていただけないのですか？」

「追々でいいですよ」

「結構、頑張ったんですけど」

影虎に会うまでの間にも何回も見直して影虎にはイの一番で伝えようとしていたにもかかわらず、肩すかしを食らった。

「ご自身のなかで固まっていればよく、改めてチェックする必要はもはやありません」

「話したいのですが…」

「そこまでおっしゃるのでしたら、今度じっくり聞かせて下さい。今日は次のステップに移りましょう」

「わかりました」

「先生、Give and Take って意味はご存知ですか?」

「『一つ与えたから一つ見返りを受け取る』。つまり『お互い様』ということですか」

「Takeは元々は〝取る〟や〝手に入れる〟です。だから『与えたのだから、何かを手に入れる』です」

「何が違うのでしょう?」

「何か手に入ることを期待して与えるわけです。もし手に入らなかったら、奪うことも想定されます」

「お互い様よりも強いニュアンスも含まれるってことですね」

「私は、**Give and Be Given**が開業が失敗しない大きな要因だと思っています」

「TakeがGiveの受動態ですか」

「『与えていたら、与えられた』です。**返報性の法則**といって、与えられっぱなしの状態では居心地悪く感じる心理状態が生まれます」

「すごく、わかります」

「逆に、見返りを強く要求すれば、同じかそれ以上に求められます。先生に限ってはないかもしれませんが、患者に求めない姿勢を保てているか、開業目的がお金儲けになっていないかという注意喚起です」

「それは、あり得ません。ハッピーリストを作ってみました。みんなのハッピーを考えていたら自分もハッピーになる気がしてきたんです。清宮さんもハッピーになる1人です」

誠がいたずらっぽく言った。

「それと〝まじめでしっかりした医療〟を提供していれば、お金はついてくるものだと思っています」

「それはそれで危険な考え方ですけどね」

「そんな。腕には自分なりに自信があります。医療がしっかりしていれば、患者さんは自然と集まってくるはずです」

語気を強めて反論した。

「医療の質が大事なのは当然です。ただし、腕が良い、だから患者が集まるというのは思い違いです」

影虎が『開業工程表』を指さした。

「ポジショニング戦略策定？」

「軸づくりはできました。イニシャルパートナーとして私を選んでいただきました。**ポジショニング戦略**、これが次に行うことです」

「腕の良い医師は、口コミによって広がるので、いずれ患者は集まります」

「さっきと言っていることが違いますが」

「〝いずれ〟です。開業失敗のリスクは立ち上がりです。口コミが広まるには時間がかかります。その前に資金が枯渇して失敗ということにもなりかねません」

「確かに」

「特にクリニックのようなプライマリケアだと、腕の良さが患者には伝わりにくいから余計に時間がかかります」

「肝に銘じておきます」

「だからこそのポジショニング戦略です」

「位置を決める戦略？」

「はい。この店の窓越しにみえる電柱をよくご覧ください」

誠は立ち上がって、外を見た。

「ただの電柱としか」

「開業する私達にとっては貴重な情報源の一つですよ」

「看板ですか」

「ええ。ここから見えている電柱に巻かれている看板は、医療機関のものばかりではありませんか」

「本当だ」

「駅も思い出してみてください」

「同じような状況だったような気がします。そう考えるとすごい数になりますよね」

「患者からすれば医療機関の選択肢が増えることになります。つまり、救急医療や特殊な医療以外は、**選択権は完全に患者側にある**ということです」

「それが現実ですか」

「選んだあとも嫌ならば替えればいいだけのことです。だから、選ばれただけでなく、選ばれ続けなければならないという現実が待ち構えているのです」

「なるほど」

「今は誰でも簡単にネット検索できるので、よけい乗り換えがしやすい環境になっています」

「そう考えると、大変そうですね」

「だからこそ、独自のポジションを手に入れておかないと開業後が大変です。情報に埋もれてしまいます」

「それでポジショニング戦略か」

「マーケティングとは違うんですか？」

「それも**一種のマーケティング**です。そもそもマーケティング戦略って、何を決めることだと思います？」

「それこそあの電柱広告のような広告を何にするとか」

「それは、ほんのごく一部です」

影虎が１枚の用紙を持ち出した（図表５）。

「これが**マーケティング戦略策定のフレームワーク**、『７つのＰ』です」

※フレームワーク／経営における戦略策定や問題解決を体系化させた思考の枠組み

図表5 クリニックのマーケティング7P

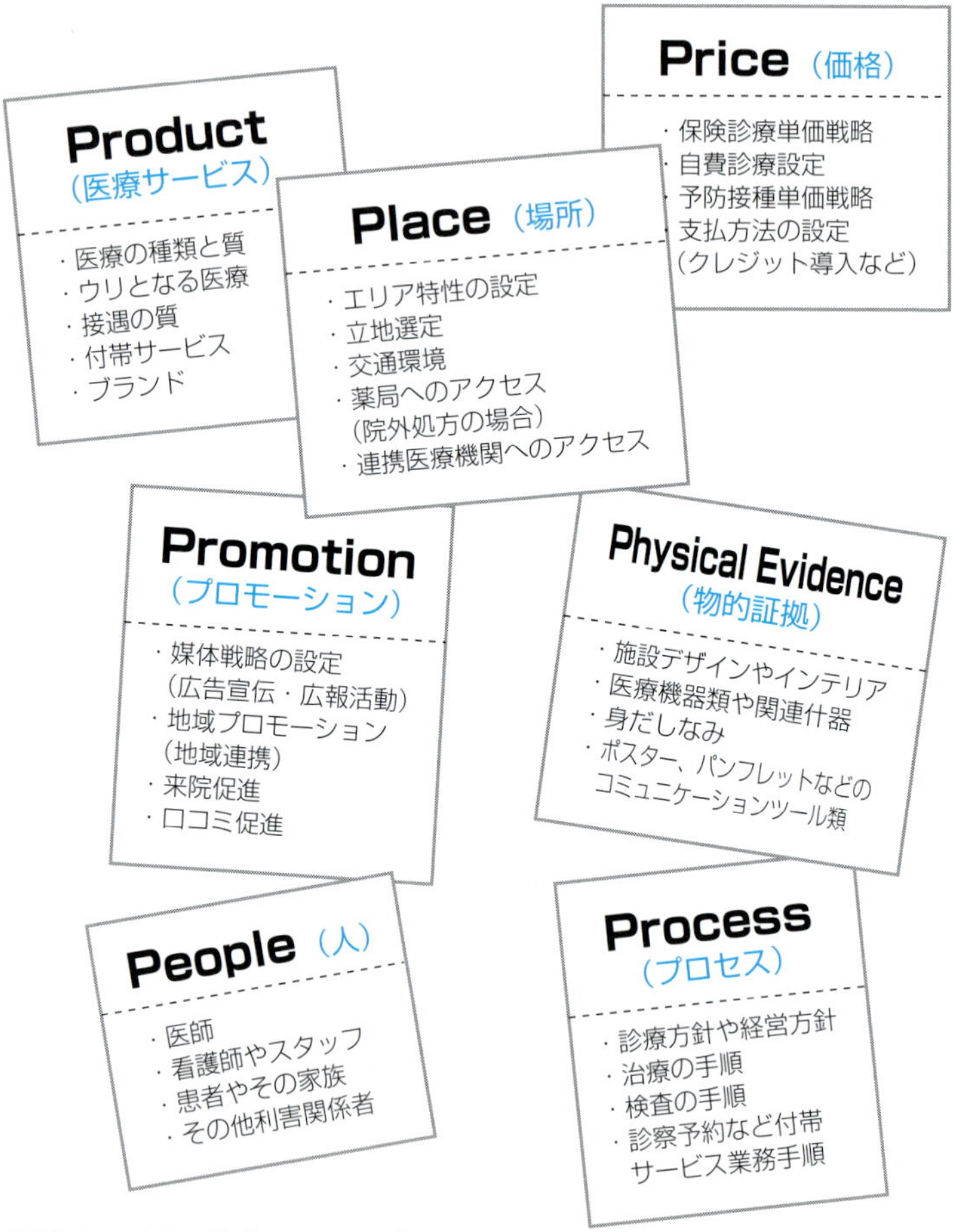

Product（医療サービス）
・医療の種類と質
・ウリとなる医療
・接遇の質
・付帯サービス
・ブランド

Price（価格）
・保険診療単価戦略
・自費診療設定
・予防接種単価戦略
・支払方法の設定
（クレジット導入など）

Place（場所）
・エリア特性の設定
・立地選定
・交通環境
・薬局へのアクセス
（院外処方の場合）
・連携医療機関へのアクセス

Promotion（プロモーション）
・媒体戦略の設定
（広告宣伝・広報活動）
・地域プロモーション
（地域連携）
・来院促進
・口コミ促進

Physical Evidence（物的証拠）
・施設デザインやインテリア
・医療機器類や関連什器
・身だしなみ
・ポスター、パンフレットなどの
コミュニケーションツール類

People（人）
・医師
・看護師やスタッフ
・患者やその家族
・その他利害関係者

Process（プロセス）
・診療方針や経営方針
・治療の手順
・検査の手順
・診察予約など付帯
サービス業務手順

出所）P. コトラー他『コトラーのプロフェッショナル・サービス・マーケティング』（ピアソン・エデュケーション/2002）より筆者により一部加筆変更

誠がそれに目を通した。

「自分がさっき言った〝まじめでしっかりした医療〟が、**Product**ですかね」

「先生のおっしゃりたいことはわかります。だけど患者に〝当院ではまじめでしっかりした医療を提供しています〟ってアピールしたところで、何も伝わりません」

「アバウトな言い方ですしね」

「先生は何科の標榜を考えていますか？」

「内科と消化器内科です」

「ここから見える電柱広告だけでも、内科ってたくさんありますよね」

「消化器内科もありました。それこそ選択肢だらけ」

「医療機関は、医療法によって広告が規制されていますので、他の業種よりも自由度が相当下がります。そのなかで患者に伝えなければなりません」

「競合する医療機関と違いを示しにくいということですか」

「そこでポジショニング戦略なのです。マーケティング全体の戦略を決めていく前に、まず自分のポジショニングを定めておくことをお勧めします」

「何をすれば良いでしょうか？」

「それでは最初に私の質問に答えてみてください」

誠は影虎のほうに体全体を向けた。

「いきます。先生の**ウリ**は何でしょうか？」

誠は普段使わない言葉を耳にしてとまどった。『ウリ』という言葉を医師としての得意な分野という意味に解釈して、資格や臨床経験、症例実績、現在の内視鏡検査や手術件数などを影虎に話した。『四つの思考の軸』構想の過程において、これまでのキャリアを見つめ直していたところだったこともあり、『ウリ』はすぐに口について出てきた。誠が話し終えたタイミングで、影虎がまた質問した。

「先生の得意なものはわかりました。そのなかで、何をウリにしていきましょうか？」

「同じでは？」

誠は不思議そうに聞き返した。

「**得意なものや高品質なものはウリの一つ**です。ただし市場原理のなかでは、必ずしもそれが〝ウリ〟と認識されないこともあります」

「得意なものや高品質のもの以外に何があてはまるんですか？」

「**売れるものが、ウリ**になります」

「まるで禅問答のようですね」

「つまり、マーケットから認知され、消費者から受け入れられているところがウリとなるんです。クリニックに置き換えたらどうなりますか？」

「流行っているクリニックということでいいのですか」

「患者のニーズを満たす何らかのウリがあるから患者が集まるわけです。逆に、いくらいい腕をもっている先生でもポジショニングが確立できていないと、なかなか患者には伝わっていきません」

「石田先生を思い出します…」

「腕も良い、医療機器も最新だからと言って集まるわけではないということです」

「ただ、患者のニーズを満たすウリって言われても」

「自分の腕からの視点ではなく、患者の目線でウリを発想してみてください」

「医者だから、ついそっちがメインになってしまいますが」

「他の先生も、皆さんそうですから」

「えっと。手技や術式なんかは患者さんにはわからないから病名とか疾患で考えるほうが良いのかな」

「それでいきましょう」

「消化器疾患だと、逆流性食道炎はＴＶコマーシャルを製薬会社が流したことで、メジャーになりましたね。胃潰瘍か…。内視鏡を使ったピロリ菌検査なんかは増えてきましたね」

「他には？」

「内科全般だと、生活習慣病を中心とする慢性疾患です」

「ウリとなりえますか？」

「専門医の資格はもってないので、クリニックのウリになるかどうか」

「専門医資格を有すことは広告でも表示可能ですから、あればベストです。ただクリニック経営においては、**資格の有無に囚われなくて良い**と思います。それ以外にも何かあります？」

「資格がなくても良いということであれば、メンタルケアでしょうね」

「精神疾患ということですか？」

「いわゆる心療内科です。消化器専門だからこその視点でしょうか」

「というと？」

「胃痛などが主訴の場合、内視鏡を入れても結構な頻度で何も見つからないんです」

「原因がわからないってことですか」

「外科医としては、という意味です。結局その痛みの原因はメンタル部分なんですよ」

「なるほど。『胃腸は心の鏡』って言われるくらいですものね」

「検査で診断がつくもの、例えば胃潰瘍などが器質的病気といえます。それ以外は機能的病気として分類されます」

「代表的な病名は何ですか？」

「過敏性腸症候群です。自分のところに外来で受診される20から30歳代の患者の半分はこの病名をつけています。腸だけでなく胆のう、胃、食道まで消化管の機能的病気を、機能性胃腸障害とか消化管運動機能異常って総称的に使ったりします。それを含めると、症状が出て外来にくる患者の6～7割がここに分類されますかね」

「ほぼ心療内科みたいですね」

「医学的興味で、精神科や心療内科の先生にアドバイザーをお願いしながら、仲間の内科医の先生方と一緒にメンタルヘルス領域について定期的に勉強会を開いているんです」

「そうなんですか」

「消化器外科医は本来は、切ったり貼ったり、繋げたりしたいものなんですがね。でもこれって患者の目線と言えませんかね」

影虎がうんうんと頷いた。それからも影虎の質問をきっかけとして、誠の思考もどんどん広がっていった。

「先生、今ご自身でお話した病名や外来動機となりうる主訴について、整理しておいてください。整理だけでなく新たに追加もできますか？」

「さらに？」

「１００メートル走は、１００メートルをゴール地点にして全力疾走するものですが、それより10メートル先を意識した全力疾走のほうがタイムは伸びるものなんですって」

影虎が笑いながら言った。

「アイデアもさらに先ってことですか…」

「考え抜いた先にある思考のなかにより良いものがあったりするものです」

誠が影虎から言われた課題についてメモを取り、影虎が話し始めた。

「これで、先生の保有する医療技術をベースとしたProductのなかから、〝ウリ〟を見つける作業をいったん終えます」

「次のＰは**Price**ですか。ただ保険診療だと診療報酬も決まっているし、関係なさそうですね」

「保険診療マーケットはいわゆる価格統制経済ですからね。ただProduct全体やその医療サービスにおけるウリを考える時には、やっておいたほうが良いんですよ」

影虎は誠の顔の前にピースサインをするように２本の指をたてて見せた。

「ビジネスはストック型とフロー型というものに大別できます。これはキャッシュの流れを捉えたものなのです」

ストック型とは、電力事業に通信事業に代表されるように、毎月ほぼ決まった売上があり、契約者を増やせば売上も増えるビジネス形態で、事業の安定性も高く堅実な投資ができると影虎は説明した。また**フロー型**とは、建設事業に代表されるように取引が単発であったり不定期であったりするビジネス形態で、安定性にかけるがプロモーションのやり方によって劇的な売上を得ることも期待できるハイリスク・ハイリターンの投資ビジネスだということだった。

「この特性を頭に入れておいてください」

「清宮さん、クリニックはどちらですか？」

「慢性疾患患者からの医業収入は、ストック型です」

「ほぼ毎月、診ることになりますからね」

「一方で、風邪やインフルエンザなどは時期的に増える急性疾患ですから、フロー型でしょうか」

「インフルエンザの予防接種のほか、内視鏡の検査や手術もフロー型と考えればよさそうですか？」

「この2つの型の違いは、読めるか読めないかです」

「予測が可能かどうかということですか？」

「はい。開業して何年かすれば予防接種や内視鏡の患者もだいたい読めるようになりますが、開業当初は、フロー型として捉えておきます。予防接種は価格の設定やプロモーションを計画的に準備しておけば、１００万円単位で売上を押し上げてくれますし、内視鏡も診療単価が高いので総点数が確実に上がることになります」

「そこだけに頼ることは危険でしょうね」

「内科系ならば、ストック型をベースにしながら、フロー型で売り上げを作ることが必須です」

「やっぱり内科なら生活習慣病ですかね」

「先生の場合には、勉強もされているということですし、経営の視点から言わせていただいても、生活習慣病のなかでも特に糖尿病患者の割合を多くすることに注力するのがいいでしょう」

「点数的にはどれくらいですか」

「インスリンを必要とする患者の1回当たりの診療単価は、平均16000円くらいで、経口や栄養食事指導で7500円から8000円くらい、それ以外の他の内科疾患の単価は4000円から5000円程度です」

「しかも糖尿病の患者は、毎月血糖コントロールをする必要性も高いですから、典型的なストック型ですね」

「呼吸器内科の先生であれば、ストック型の疾患の代表と言えば喘息です。点数だけで言えば、診療単価はそれほど高くはないですが、喘息は一度罹患したら治らない病気だと言われていますから、ストック型です。でも気候や体調が良くなると症状が出なくなり、来院しなくなることもしばしばです」

「経営の視点で考えたことはなかったけど、確かにストック型としてウリとなる疾患に思えてきました。これまでは内視鏡をやることばかり考えていましたけど…」

「そう考えるほうが普通です。例えば、眼科だと白内障や緑内障手術、皮膚科ならば美容といったフロー型に目が行きがちになるものです。フロー型の開業計画をしていれば良いですが、それを考えずに開業してしまうと、失敗する可能性も高くなってしまうんです」

「自分も確実にその1人になっていましたよ。そもそもそこまで考えが及ばないですが」

「美容外科や産科、不妊治療専門などの自費診療の場合、フロー患者がメインになります。リスクも大きいのでそれこそ慎重にいわゆるプロダクト・ミックスの作業を計画段階で十分行ってくださいということなんです」

「自費診療ですからPrice設定もより大事になりそうですよね。ただ保険診療でも単価というものを頭にいれてProductのウリをもっと考えてみます」

「次は、**Place**です。開業地を選ぶまえに**エリア特性**の設定をしていきます」

「特性とは？」

「先生の場合は、まだ具体的な候補地が挙がっていませんから、具体的に不動産物件を探す前に開業地のイメージをもっていただこうと思います」

「例えば、商業地とか住宅地とか？」

「他にも人口密集地なのかそうでないのか、駅前なのか幹線道路沿いにするのか、テナントなのか戸建てなのか」

「まだ、何もイメージできていませんが…」

「それで結構です。これから質問しますので、それに答えてみてください。それではまず、先生は

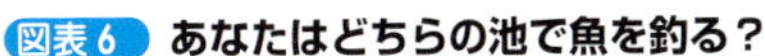
図表6　あなたはどちらの池で魚を釣る？

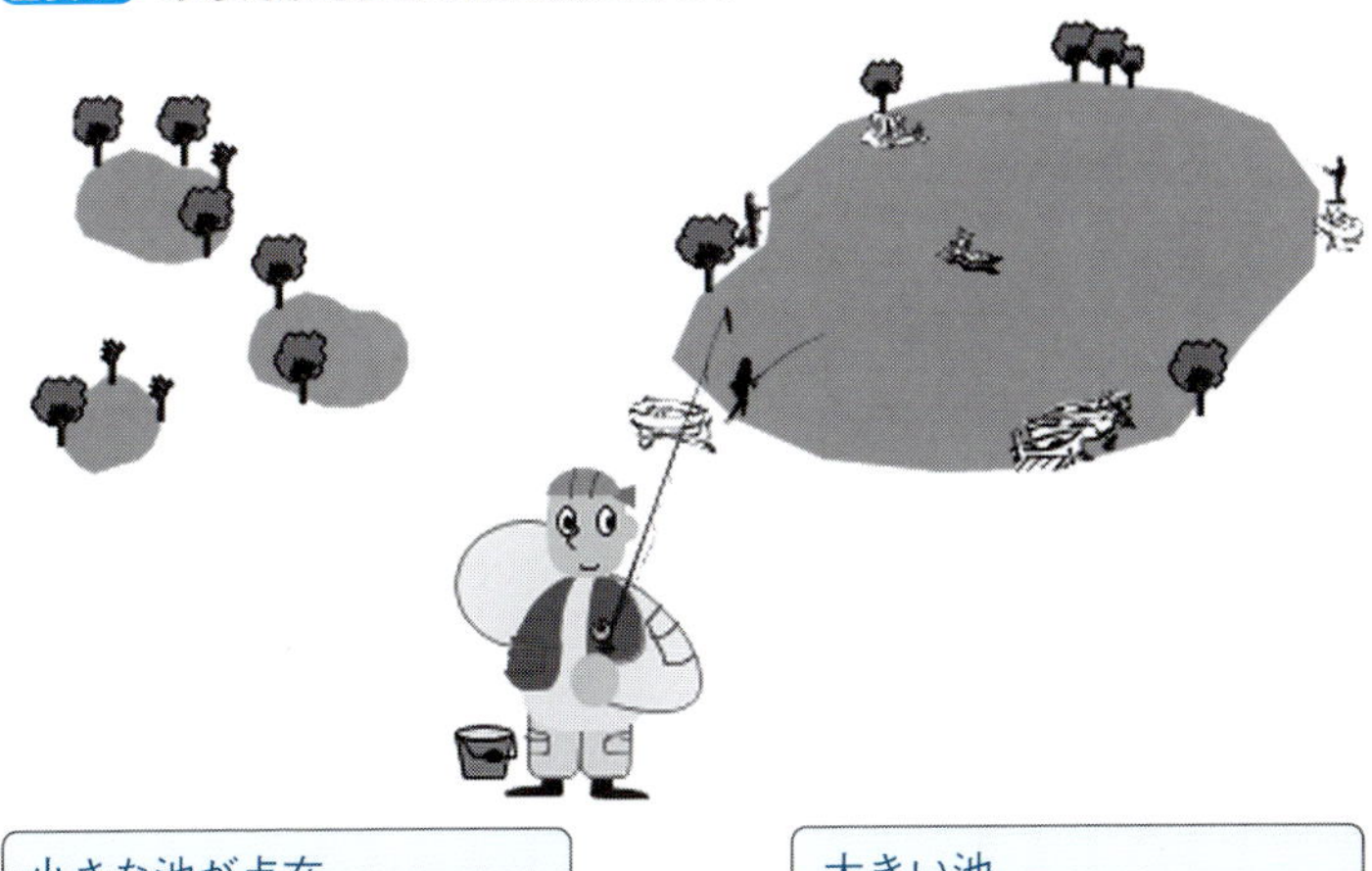

小さな池が点在
釣り人はほとんど見かけない
アクセスは悪い
無名スポット

大きい池
大勢の釣り人や漁師もいる
交通の便が良い
人気スポット

釣りはやりますか？」

「えっ、それが質問？」

「答えてください」

「昔何回か、誘われて行った程度です」

「一応経験アリですね。ではこれをご覧ください」

影虎が自分のパソコン画面を誠に向けた。その画面に2つの池のイラストが映っていた（図表6）。そのイラストの2つの池について影虎が説明した。

大きな池がある。小型漁船も浮かんでいてそこには漁師もいる。さらに都心からその池までの交通の便もよく大勢の釣り人がやってくる人気の漁場となっている。一方で小さな池は、そこまでのアクセスが悪く釣り人もほとんど見かけない無名スポットとなっているのだと言う。

「そこで質問です。先生ならば2つの

どちらの池で釣りをしますか？」

「普通に考えれば、自分ならば小さな池より大きな池を選びますかね」

「理由は？」

「釣り人に人気があるからでしょうか」

「他には？」

「アクセス性が良いとありますし」

「先生素直ですね」

「大きな池って言わせたいって意図が見え見えで、実は小さな池が正解っていうパターンでしょ。

それで正解は？」

「正解はありません」

「どういうことです？」

「見方と状況で、正解は変わってきます」

「見方？　状況？」

「大きな池を選ばれた理由に〝人気〟というものがありました」

「魚も間違いなく泳いでいます。しかも大きい分、魚も多いと考えるのが普通です」

「それが選んだ一番の理由です」

「魚量という〝見方〟なら、大きな池が正解です。ただ、アクセスも良くて人気があるということは、釣り人も多くなります。そうなると単純計算だと、１人当たりの漁獲量は減ってきますよね」

「おっしゃるとおりで」

「しかも大勢の釣り人のなかには、当然経験も豊富で魚の集まるポイントを知っている釣り人も存在します。漁船や魚群探知機など圧倒的な設備を揃えている生計をたてている漁師までいるんです」

「そう言われると、素人同然の自分では、思うほど釣れない気がしてきました」

「先生ご自身の〝状況〟だとその可能性が考えられます」

「であれば、小さい池を選択すべきということでしょうか？」

「逆に、なぜ小さい池を選ばなかったのでしょうか？」

「まず釣り人がいないってことですから、魚もいないのかなと考えました」

「知られていないだけかもしれませんよ」

「その〝見方〟もありますね」

「しかもアクセス性も悪いので、そこそこ知られたところで、大挙して人がやってきて釣り場を荒らされる可能性も低いはずです。もしも小さな池に魚が泳いでいたらどうなりますか？」

「大きな池と比べて絶対数が少なかったとしても、自分でも釣れる可能性は高くなるはずです。誰もいないので、魚のいそうなポイントも自由に選べますし」

「そのとおりで、大きな池はすでに他の釣り人がいる可能性が高いのですが、小さな池ならば独占できます。〝見方〟が独占ならば小さい池が答えとなります」

「清宮さんの意図が見えてきました。池はマーケットで、釣り人が医療機関で、魚が患者の喩えでしょ」

「正解です。池は、そのマーケットのもつ魅力の大きさやパイの大きさ、人気度や知名度でもあります。つまり大きな池というのは、地域として捉えると人口も多くて住宅地としても人気もあり世間的に知られたところだといえるでしょう」

「みんなが選びたがりますよね」

「そうなんです。結果その地域には競合する医療機関も多くなります。新規参入リスクも高くなります」

「つまり新しく開業する医者が、ほかにも出てくる可能性ってことですか」

「ええ」

「考えることは一緒なんですかね。実際に医者に人気のありそうなエリアは内科クリニックを多く見かける気がします」

「池はマーケット以外にも医療サービスの領域として捉えることができます」

「領域というと内科とか外科とかですか?」

「その括り方も1つです。ちなみに1番患者の多い科は何でしょう?」

「当然内科です。でもその分内科医も多いので、先ほどの大きな池になるんでしょうね。それでも私は内科医ですから、ひしめき合うその池でやっていくしかありませんよ」

「でも先生、大きな池だとそこで勝ち残っていくだけの大きな力が必要になってきますよ」

「大きな病院のような最新の設備もなく、医師も自分1人ですから太刀打ちできるはずもありません。病院だけでなく開業医同士でもそうかもしれません。こちらが開業したからといって、先に開業されている先生のところから、すぐに患者さんをこちらへ向かせられるとも思いませんからね」

誠は自分の言葉によって開業への不安を感じた。資金もなく、医師としての腕には自信があるが、だからといって飛び抜けた才能があるわけでもない。誠が、不安をのぞかせる言葉を口にすると、影虎が誠の話しを遮った。

「過度に不安に思う必要はありません。個人開業医はいわば経営母体としてみたら弱者です。病院や人気クリニックを強者とするならば、弱者なりの経営のやり方があるんです。それこそポジショニング戦略で〝**戦わない経営**〟をしましょう」

「戦わないなんて、そんなことできますかね」

「日本で１人だけの最強のウリをもっているとか、大きな資本力があるとか、医師を何人も招聘できるだけの人脈があるとか、よほどの強い力でない限り、一般的な開業においては、**大きな池を選ぶことは避けるべき**だと思います。リスクも回避できますし」

「でも小さな池なんて見つかるんでしょうか？」

「点在していますよ。まず地域だけみても、クリニックの診療圏は５００ｍからせいぜい２、３km程度までですから」

「なるほど。ただ開業医にとって魅力がない地域だけが残っている気がするんです」

「それが小さな池なんです。しかも特徴のある医療サービスであるウリをきちんと打ち出せるのであれば、もっと小さな池は見つかるはずです。しかも小さな池だと思っていたら、実はまだ知られていない大きな池だったなんて可能性だってあるわけで」

影虎の言葉で不安はどこかへ消えていた。

「失敗させない開業とは、**できるだけ戦わない経営ができるウリとエリアを見つけ出して自分のポジションを確立させる**ことになります。特に先生は、エリア設定において親のクリニックを承継するとか、開業地という面で制限があるわけではないですから、自由度も大きいですよ」

「まぁ妻から出された開業の条件は転居しないことだけで、通勤できる範囲であれば特に地域のこだわりはありませんから」

「その通勤時間って長くてどれくらいまでですか？」

「車か電車で30分くらいでしょうかね」

「先生のご自宅はどの辺りですか？」

影虎はパソコンで地図ソフトを開き誠に画面を見せた。

「ここです」

「そこから30分圏内といっても広いので、少し絞り込みが必要ですね。そのために戦わない経営を主眼においた地域選定における方針を決めておきましょう。圏内で競合医療機関が少なく先生のウリですと…」

影虎は、しばらく画面の地図を眺めていた。

「先生は、小児は診られますか？」

「当直や救急に入った時は、診てはいます」

「抵抗はありますか？」

「気は遣いますが、自分はそれほど抵抗はありません」

「ＯＫ。先生、シンセンを狙いましょう」

「シ・ン・セ・ン？」

シンセン狙いのエリア選定

「最近、新たに開通した電車の沿線です」

「だから新（シン）線（セン）」

「最近といっても10年くらい前の過去まで含めます」

「首都圏では、何本か開通していますね」

「開通から浅くなるほど、駅周辺の開発が進んでいません。よって不動産物件に余裕がある場合が多いのです。また駅近くで開業しているところも極端に少なくなります」

「競合が少ないということは良いことですが、ただ自分のイメージだと新しい駅の周りって新築マンションや一戸建てが多いように思うんです。新築を買うのは比較的若い世代の人たちに偏ってしまわないでしょうか？」

「確かに、30歳代、40歳代の移住割合は多いと思われます」

「糖尿病も他の生活習慣病もその上の世代から増えてくるのですが」

「そうですね。ただ駅ができたとか関係なく、昔から住んでいる人もいますよ。診療圏の年代別人口調査をして高齢者も一定数いるところを探します。それとウリの話をした時に過敏性腸症候群は若い世代に多いとおっしゃっていましたよね」

「確かに、世代は重なります」

「メンタルケアなら、働き盛りの世代もニーズがあると考えました。あとは小児科です」

「それでさっき、聞いたんですか。専門ではないので、むずかしいものは診られないので、近くに受け入れてくれる病院があれば安心ですね」

「リスクを背負うのは先生ですから、無理強いするつもりは毛頭ありません。ただこのようなエリアで小児科を標榜していただくと、経営戦略上のメリットとなります」

「新居購入するその世代ならば、子供をもつ世帯も多いでしょうね」

「内科の場合は開業後の立ち上がり、つまり患者数の伸びが他科に比べて鈍い場合が多いんです。しかも消化器内科が専門で内視鏡ができるクリニックはすでにめずらしくない。それだけでは、患者を引っ張ってくるだけの強いウリとはなりにくいんです」

「そのとおりかもしれません」

「しかも、またもう1つのウリに設定しようとしている糖尿病患者も残念ながら短期間ではそうそう集まりません」

「なぜですか?」

「他の慢性疾患も同じことですが、すでに罹患している患者は、必ずかかりつけ医や医療機関をもっています。特に高齢者になればその傾向は強くなりますが、あえてその環境を変える患者はとても少ないんです」

「ではどうやって増やすのですか？」

「新たに罹患する人と、転居等でかかりつけ医を変えざるを得ない人です」

「それでは確かに、時間がかかりますね。でもそれをウリにしてもいいんですか？」

「計画段階でそういったことを想定しておけば、よいことです。また小児科の患者は内科と違って、医療機関を変えることには抵抗は少ないものです」

「自分の妻も息子を連れていく小児科をコロコロ変えていますね」

「そのうえ奥さん同士の口コミは広がるのも早いですから、うまくすれば、小児は立ち上がりが早い科です。期待するわけではありませんが、流行り病の可能性も成人以上ですから。新線エリアの特性や標榜科の患者特性をかんがみて、経営戦略上の理由においては、小児科の標榜をご提案したしだいです」

「内科が少ない時期に補完できるというわけですね。考えも及ばなかったですが、言われてみれば必要な気がします」

「一般内科、消化器内科、心療内科、小児科の４つとなるとウリがボヤけてしまうというのはデメリットですが、近くに小児科がなければ有効な手段になりますよ」

「でもそんな良い場所だったら、他の医者も同じことを考えるのではないでしょうか？」

影虎はその質問に呼応して、ゆっくりとパソコン画面を誠へ向けた。そこには山手線沿線の地図が映っており、そこには内科や小児科の医療機関がプロットされていた。

「すごい数ですね。特に駅前に集中しているみたいです」

誠がそう言うと、影虎は別の画面を開いて見せた。

「先生、これは、最近都心から北関東方面に向けて開通した沿線駅の周辺地図です」

そこには駅周辺には何もプロットされておらず、駅から離れたところにポツポツと病院やクリニックがある程度だった。

「これこそ戦わない経営でしょ。先生でもクリニックの近くにあえて開業しようと思わないですよね」

「もちろん遠慮します。紳士協定もあるでしょうし」

「要するに、早いもの勝ちです」

「駅前ともなればなおさらですね」

「そうなんです。ちなみに、クリニックに患者が通院する際の交通手段って何がありますか?」

「普通は、徒歩、自転車、自家用車、タクシー、それとバス、電車などの公共交通機関ですか」

「つまり交通手段が多いほうが利便性が高いし、駅周辺は人も集まる場所なので住民からの視認性も高くなります。だから店舗を構えて商売する人たちはそのような場所を探しまわっているんです」

「つまり、**医療機関以外も物件探しにおいては競合する**ってことですか」

「有名ファーストフードやコンビニなどは良い場所にあると思いませんか?」

「確かに駅前や、交差点の角地で車も入りやすいいい場所に見かけます」

「彼らは、店舗開発の専門チームをもっていて、常にそういった立地を狙っているからこそ、それができるんですよ」

「清宮さんの話を聞いていると、世の中がまた違った視点で見えてきますね」

「先生も経営者になれば、そうなりますから」

「そんなものなんでしょうか。いずれにしても決めました。清宮さんからご提案いただいた〝新線狙い〟で進めていきます。それで、どこからどう手をつけていきましょうか？」

「承知しました。**開業形態**にはこだわりますか？」

「何ですか？」

「一戸建てなのかビルのテナントかです。戸建てならば土地を買うのか、借りるのかという選択もしていくことになります。テナントでも最近流行った医療モールのようなクリニックの集合物件なのか、雑居ビルでもいいのか、といったことになります」

「隅田さんの時には土地と戸建ての計画で高予算になってしまいました。それがトラウマになっているので、できるだけ低予算と考えています。となればテナントですか」

「もう戸建てということは、考えられませんか？」

「こだわっているわけではありませんが…」

「別に戸建てを薦めているわけではなく、もし絶対嫌だということでなければ、今の段階では幅を広げ不動産物件探しに着手しましょうか。結局予算と物件、そしてマーケティングとの兼ね合いで最終的に開業形態も決めていくことになるでしょうから」

それに誠は頷いた。

「早速、物件探しに協力してもらえそうな業者に声をかけていきましょう」

「でも不動産業者や医療機器卸業者の人はちょっと…」

「お気持ちはわかります。でも物件探しにおいては大事な1つの情報源です。以前先生に申し上げたように、相手の利益構造を把握して付き合えばいいわけですし、どちらにせよ不動産の方や卸しの方にもお世話になるわけですよ」

「まぁ、そうですね」

「いずれにしても私が窓口になって先生との間に入るので、心配には及びません」

「了解しました」

「では手始めに、先生のお知り合いのMRさんはいますよね？」

「そのMRから隅田さんを紹介されました」

「MS※を含めて他にもいますか」（※MS／医薬品卸の営業担当）

「ええ、まぁ…」

「それでは、私の名刺を渡しておいてください。詳しくは、私から話しておきますので」

「…はい」

「ノリ気ではなさそうですね。確かに前回の件はトラウマでしょうから、後回しにしましょうか。ただし、不動産探しは情報量が大事になってくるのでアンテナを広げていくことで縁が生まれるものでもあるということを頭に入れておいてくださいね」

「わかりました」

「気持ちが変わりましたら、医薬品卸、医療機器卸、調剤薬局、銀行などで信頼できそうな人に声掛けしてみてください」

誠は小さく頷いた。

「あとは、自分たちの足で物件探しをします」

「清宮さんと一緒に？」

「時間が取れるときだけでも大丈夫ですよ。ただ、不動産は現地を見て数をこなしていくなかで相場観が身に付いてきます。一緒に物件を探し見てまわれば、それぞれの物件についてマーケティング視点で特徴やメリット・デメリットなどを解説できますから、より目を養うことにもなるはずです」

「自分のことですしね。それになんだか面白そうだ。再来週の火曜日ならば丸１日ＯＫです」

「では、それまでに先生ご自身で物件情報を可能な範囲で集めてみてください。自分でやることで、おのずと地域を絞り込めるはずです。気に入った物件があれば、お互いに連絡しましょう」

影虎と別れた後、ノリ気でなかった誠は自ら知り合いの業者に連絡を入れた。インターネットでも検索した。しばらくそうしていると相場観も養われてきたように思えた。また興味を惹く物件があれば、そのつど周辺の競合医療機関や人口なども調べた。

その甲斐もあって首都圏全体に広がっていた対象地域が、影虎が言っていたとおりに自分のなかで絞られてきた。そうして集まった不動産情報は、影虎から渡された『**不動産調査進捗リスト**』に記載してまとめていった（図表７）。

図表7 不動産調査リスト

	名称（仮称）	形態	場所	価格	坪数	坪単価	対応業者	調査日	資料	雑感・メモ
1	○○前貸地	借地	A市	150,000/月	147.00	1,020	Z不動産	2/2	○	国道バイパス線沿い
2	Z不動産本社前土地	借地	A市	252,000/月	720.00	350	Z不動産	2/2	○	相場よりも安価、広々、幹線道路から少しだけ奥まっている
3	△△交差点貸地	借地	A市	400,000/月	268.01	1,492	Z不動産	2/3	○	駅から近いが視認性が悪い裏通り
4	□□横売地	売地	B町	18,000,000	262.00	68,702	Y不動産	2/3	○	県道に面しているが周辺に住居が少ない
5	大学前医療モール	テナント	C市	390,000/月	39.00	10,000	X薬局	2/5	○	新設医療モール、幹線道路沿い、大学病院前
6	××通り	テナント	C市	231,000/月	33.00	7,000	W商事	2/11	×	雑居ビル3F
7	C駅ビルテナント	テナント	C駅	598,000/月	23.00	26,000	V地所	2/12	○	駅ビル内，2線乗り入れ
8	ショップ前売地	売地	D市	64,000,000	178.30	358,945	X薬局	2/15	○	人気ショップの前
9	市役所前	売地	D市	応相談	963.00	*	W製薬	2/19	×	市役所近くだが視認性が悪い
10	△△内科	承継物件	E区	600,000/月	40.00	15,000	V医療機器	2/20	×	承継物件、土地のみ賃貸（左欄掲示）、のれん代1800万円希望
11	UR物件	売地	A市	60,000,000	500.00	1,200	UR賃貸	2/20	○	保証金36カ月、公示一カ月あり

土地も探した。後日土地を購入するメリット・デメリットを影虎に聞いてみた。また将来の資産設計を含めてアドバイスを聞いた。

その結果、初期費用が膨れ上がることへの抵抗感や、不動産所有の煩わしさなどの理由から、誠は土地の購入という選択肢を外すことを決めた。そして、リストのなかから、最終的に４つの借地物件を候補として挙げた。

１つ目の候補は、その地域でよく店舗や看板を見かける不動産会社に出向いた時に手に入れた借地物件だ。再開発が進んでいる駅周辺からはだいぶ離れているものの、近隣の賃料相場と比較して３割程度も安く設定されていた。担当者からは、固定資産税が払える程度で良いという土地主の意向により、この価格が設定できているという話を聞いた。今後土地の評価額の上昇により納税額が上がることも想定されて、その都度見直しするという条件付きではあったが、それでも周辺よりも広く安価で借りることは可能だということだ。

周辺環境としては畑が広がって民家が密集こそしていないが、新線が開通したこともあって新しい住宅が建ち、分譲の土地や住宅も販売されていて、今後人口も増えるように思われた。物件の場所も、片道二車線の道路から一つ中に入った現在梅畑の農業用地であるが、通りからは見える位置にあるとのことであった。

２つ目は、医療施設が複数入居するタイプの物件だ。いわゆる医療モールである。その地域を中心に多店舗展開している調剤薬局グループが企画運営を行っている。新設物件で、他には歯科クリニック１軒のみ入居が決まっていた。近隣物件と比較すると４割高い数字ではあるが、大学病院の近くという特殊な場所で、その地域での目抜き通りともいえる道路に面したところでもあることを考えれば、相場から外れている価格ではないと誠は考えて候補に挙げた。

3つ目は、不動産デベロッパー※に勤務する高校時代の友人から得た情報で、新線開通によって再開発された商業施設兼用の駅ビル内のテナント物件である。賃料は高く内科としては狭いが、そこには縦断する古い私鉄の改札口もある。乗り継ぎ駅ともなっていて、しかも駅徒歩ゼロ分が魅力だと感じて候補に挙げてみた。

※不動産デベロッパー／森ビル（六本木ヒルズ）や三菱地所（東京丸の内周辺）などのように宅地造成、再開発、リゾート開発などを手がける不動産開発業者

最後の物件は、内視鏡を取り扱う医療機器卸業者からの情報で、都内で近年開通した地下鉄線沿いの住宅街の中にある事業承継希望の物件だ。約30年前に内科、小児科で現在の土地に開業して診療を続けてきたが、現院長が体調を崩し承継希望者を探していた。建物は10年前に外観、内装ともにリフォーム済みで建物自体の状態は良いとの情報だった。しかしレントゲンや超音波装置などの医療機器類は更新する必要性はあると感じた。現院長所有の敷地内に別建てで住居があるため、承継後もクリニック部分の土地のみ賃貸契約をするという。また、建物や設備を〝のれん代〟※として譲渡することも希望している。半年ほど休院中ではあるが、直前まで1日平均来院数が60人を超えていたという。また、勤めていた看護師や事務職員のなかには復職希望もあるということであった。この地区は、医師も多く住む人気の高級住宅エリアで、誠も以前に住みたいと思っていた場所でもあり、選定してみた。

※のれん代／企業などがもつブランドや顧客との関係性、従業員などの無形固定資産（営業権）のことをいう

誠は、4つのそれぞれの物件にコメントを添えて影虎へメールした。すると早速影虎から近日中にも現地視察をしようという返信が帰ってきた。

怪しいドアの向こう側

「おはようございます。先生、良い天気に恵まれて絶交の視察日和ですね」

1つ目の候補物件の最寄り駅で待ち合わせた2人は、誠の車で現地に向けて走りだした。

「先生、すみません。空き地を見つけたので停まっていただけますか」

ふいに影虎が言った。

誠が車を側道の安全なところへ停めると、影虎が降りて小走りに、来た道を戻っていった。誠も後をついて行くと、空き地の前で『貸地』と書かれた大きな看板が目に入った。その前で影虎が写真を撮っていた。

「清宮さん、どうしましたか？」

「車からの視認性が良い場所に、この看板が目に留まったので」

「なぜ看板を撮られているんでしょう？」

「地元に根付いた地場の不動産会社を探っています。道すがらこの看板を目にしたもので」

「何か意味があるのですか？」

「**良い物件は、実はインターネットや不動産情報誌からはほぼ出回りません。**昔から地主とつながっている不動産会社ならばそういった情報をもっていたり、逆に借地として使用させてもらえないか地主に働きかけてもらうこともできます」

「そういうシクミなんですか」

「ここの土地も不動産会社に連絡して調べておきます。車も入りやすいし、ちょうど午前診療が始まる今の時間帯の交通量も多いですからね」

「近くに内科はありませんか？」

「なかったと思います。候補地の周辺は競合医療機関との位置関係はネットで調べておいたので」

「まったくもって、便利な時代になりましたね」

「マーケティング分析は本当に楽になりました」

「医療機関数だけでなく、清宮さんからも調べておけといわれた最寄り駅の乗降客数や人口や世帯数などもすぐにわかりますものね」

「ただ、自分の目で確かめることも重要です。**ネットからの情報ではわからないことも多い**ですから。例えばこの看板の多さはネットではわかりませんからね」

車に戻り、再び候補地へ向かった。

「先生、おそらくこの土地です」

2人で不動産会社から入手した資料をのぞき込んだ（図表8－1）。車を降りると目の前に畑が広

図表8-1　候補物件資料①

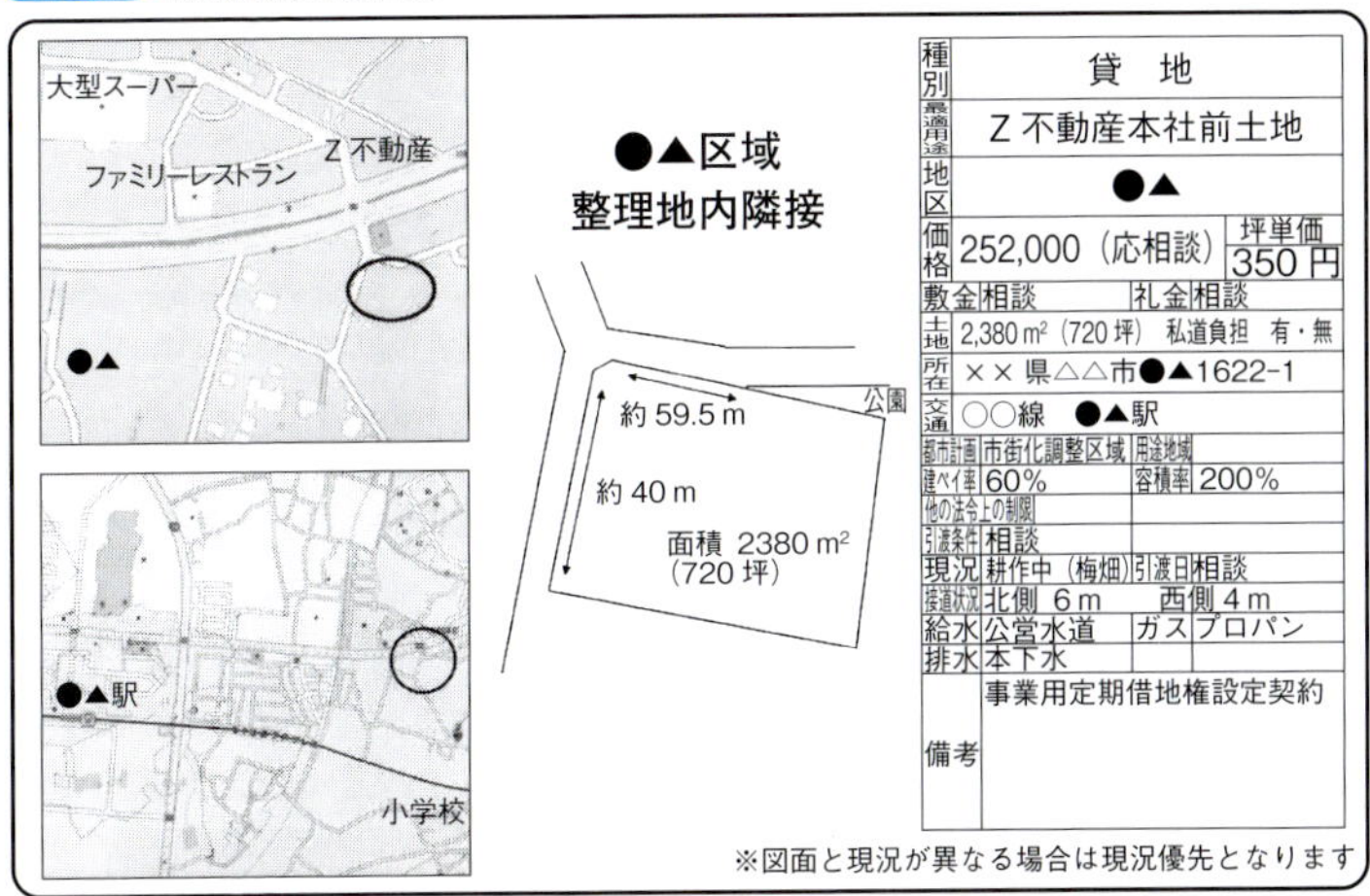

種別	貸　地		
最適用途	Z不動産本社前土地		
地区	●▲		
価格	252,000（応相談）	坪単価	350 円
敷金	相談	礼金	相談
土地	2,380 m²（720 坪）　私道負担　有・無		
所在	××県△△市●▲1622-1		
交通	○○線　●▲駅		
都市計画	市街化調整区域	用途地域	
建ペイ率	60%	容積率	200%
他の法令上の制限			
引渡条件	相談		
現況	耕作中（梅畑）	引渡日	相談
接道状況	北側　6 m		西側 4 m
給水	公営水道	ガス	プロパン
排水	本下水		
備考	事業用定期借地権設定契約		

Z不動産（株）賃貸部
〒123-4567　××県△△市■■555
TEL：123（456）7890
FAX：123（456）7891
http://www.zhudosan.co.jp

××県知事免許（6）第7777号
■営業時間／AM9：00～PM7：00
■定休日／毎週水曜日

物件コード	
取引態様	
手数料	
担当者	佐藤
登録日	27.3.1

がっていた。奥には住宅もあるが多くはない。

「清宮さん、開放的で広々としたクリニックが建てられそうです。何よりこの広さで月25万円は他と比べても安いですよ」

「住むには良いですかね。あと、物件探しにおいては、価格の安さに飛びつくと痛い目に合うことも多いので、安いほど注意してください。幹線道路からの視認性もあまり良くはありません。幹線道路の交通量も多くないので認知されるまで時間がかかると思います。診療圏人口も少ないですよ」

「そうですね。…ここは却下します」

次に、2つめの大学病院前に建つ医療モールのテナント物件の前に並び、影虎が物件情報を開いた（図表8−2）。

図表 8-2 候補物件資料②

大学前医療モール

※イメージ図

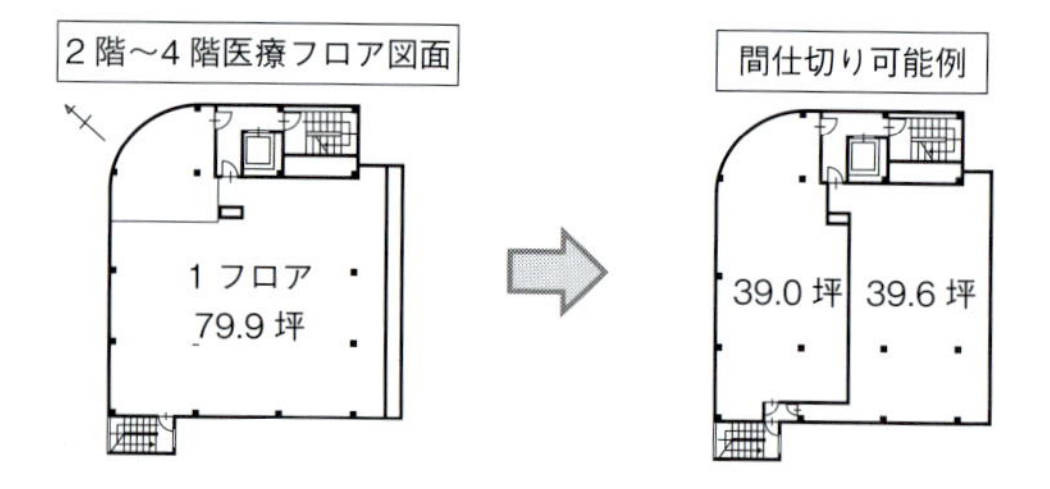

物件概要

所在地	×× 県△△市○×1-4-7
建　物	医療ビル（4 階建て、エレベーター有）
面　積	79.9 坪（分割可）
賃　料	7,000～10,000 円（応相談）
共益費	1,000 円（応相談）
保障金	4 カ月分（応相談）
交　通	○○線●▲駅
募集科目	全科
附帯設備	駐車場　敷地内 31 台

×× 県△△市にて医療ビル建築計画中。2015 年 4 月 OPEN 予定！
×× 大学病院附属病院至近のため、病診連携が行いやすい好立地。
1 階調剤薬局、2 階、3 階、4 階にて開業予定 Dr 募集！
各階 1 フロア 79.9 坪（分割可）
×× 市は、名峰「●●山」をはじめとする豊かな自然、国内最高水準の研究・教育を行う地区「×× 学園都市」のもつ最先端の科学・技術、これらの自然と科学が調和した素晴らしい環境の街です。
また、季節ごとに多種多様なイベントが催され、×× エキスポセンターなど見学施設も多い、大人から子どもまで楽しめる街です。
20×× 年○○線の開通に伴い、今なお人口増加中のエリアとなっております。
大通り沿いに面していて、視認性抜群。
近隣に小・中一貫校が開校し、新興住宅地として発展中。

★その他諸条件につきましては、ご相談に応じますので下記担当者までお気軽にご相談ください。

【問い合わせ先】
株式会社　○△□（担当：営業部　田中）　Tel：123-654-0987　Mail：xxxxxxxxxxxx@yyy.co.jp

「病院の前で大丈夫ですか？」

「病院とはそもそも機能が違うので、クリニックを立ち上げる場所としては悪い条件ではありません」

「でも大学病院といえば外来患者も多いでしょ。わざわざ目の前の小さなクリニックに来てくれますか？」

「確かに大学病院の一般外来は患者で溢れていることが多いですよね。地域の人も大学病院というブランドに頼って受診したがるものです。実際先生も大学病院で働いていましたよね」

「忙しかったですね」

「その時に外来を担当することって、忙しさに輪をかけたんじゃないですか？」

「病棟もありましたからね」

「風邪程度の軽症で受診されるとたまにイラっとしませんでした？」

誠は言いにくそうなそぶりを見せながら小さく頷いた。

「国の方針で、大学病院なんかは、一般外来の点数を下げて抑制に動いていますでしょ」

「それは知っています。だから症状が安定してくればクリニックに逆紹介していました」

「特に、経営者でない勤務医ならば遠慮なく紹介しますよね」

「外来が減れば手術や入院患者に時間をつかえますし、経営にまで頭は回らないですから喜んで患者さんを送ります」

「ある診療所の内覧会の時、１人の男性が突然訪ねてきましてね、挨拶すると近くの病院の診療科部長で、患者を抱えすぎて困っているので患者を紹介したいと言ってきたんです」

「向こうから。よっぽど離したかったんでしょうか。ただそれなら両者にとって良い医療連携が取れますね」

「今は病院も連携室を作ったりして、近隣の診療所への紹介に積極的です。紹介ルートを開拓できれば、経営戦略上有効な関係がつくれるのはこの物件かもしれません」

「連携先って、自分から開拓も可能なんですか?」

「可能です。病院と診療所のいわゆる病診連携や、診療所同士の診診連携、介護関連施設などとの診介連携を推進するための方法はいくらでもあります。**マーケティング7P**の〝Promotion〟です」

「候補に残しておきますか?」

「そうですね。調剤薬局が手がけている物件の場合、薬局の売上は入居するクリニックの患者数に直結するので、売りっぱなしとはいきません。だから、彼らも立地選定から吟味しているはずです。おそらく賃料も相場でしょう。今から内見させてもらえるよう連絡します」

「今からですか」

「情報は水物ですからね」

影虎が電話で話しているのを耳にした。

「わかりました。残念です」

電話を切った。

「先生、ちょっと遅かった。さきほど入居者が決まったそうです」

「マジですか」

「残念ですが良くある話です。このような良さそうな物件は足が速いものです」

「手に入らないと思うとすごく惜しい気がします」

「逃した魚は大きく見えるものです」

「なんか悔しい…」

「縁がなかったと切り替えて、次へ行きましょう！」

今度は同じ市内の中心地となる駅へ車を走らせた。その駅には真新しい駅に併設する商業ビルがそびえ建っていた。施設の裏口のようなところに車を停めてしばらくすると、若い男性が走ってやってきた。この物件を紹介してくれた不動産デベロッパーで働く誠の友人ではなく、この建物の施設担当者だという。彼に案内されて従業員用の通路を使いそのテナントに向かった。入り口には自動ドアがすでに備え付けられており、内部も壁や床、天井、照明、そして空調まで設置されていた。中に入ると23坪とは思えないほど広いように感じ、「なかなかいいじゃないか」と誠はつぶやいた。

誠がきょろきょろと見回っている間、影虎は担当者に何やら質問をしていたが、やがて誠に話しかけた。

「先生、この自動ドアや空調などは賃料に含まれるんですって」

「それが普通では？」

「通常は借主が設置するものです。これだけでも100万円以上はします」

「ありがたいですね。ただこの広さで月額60万円の賃料はやっぱり高いでしょうか」

「この立地ならば相場でしょう。安い物件だからと飛びつくのは気をつけましょうと言いましたね」

「ええ」

「高いから、即無理だと決めつけもＮＧです。仮に10万や20万高くても、それくらいの金額は軌道にのってしまえばすぐにペイできてしまいます。高いなりの理由があります。特に商業施設であれば、多くの人の目に留まる好立地でしょう。賃料でなく広告宣伝費と考えるのです」

「なるほどね」

「そこをケチったことで失敗した先生もたくさんみてきましたから」

「以前話してくれた、投資と浪費の違いってやつですね」

「よく覚えていましたね」

影虎がにっこりと笑った。

「強く印象に残っています」

「別の言い方をすると、〝**売上は買うもの**〟だということになります」

誠が首をかしげた。

「例えば、同じ売上高に対する利益率が１％の２つの会社を比べてみます。１つ目は年商１０００万円の商店です。利益はいくらになりますか？」

「１０００万の１％だから10万円です」

「ではその商店はその売上を上げるために、いくら経費を使っていますか？」

「売上から利益を引いた９９０万円です」

「同じ考えで売上高１０００億円の大型スーパーチェーンでは年間いくら費やしています？」

「10億円の粗利益ですので９９０億円の経費ですか」

「要するに、彼らは経費という買い物をしていると考えてみてはどうでしょう」

「すごい買い物ですね」

「投資することで１０００億円という莫大な売上をつくっているわけなんです」

「ならばいきなり大きな投資をすればいいでしょうか」

「いいえ。**どのタイミングで何を買って売上を伸ばしたり、利益を膨らましたりしていくべきか**が、経営者に求められるバランス感覚になります。これは、〝**経営者脳**〟の一つです」

「何ですかそれ？」

「これは、優れた経営者には必ず備わっている発想で、費用対効果をベースにした独特の金銭価値基準が作られてきます」

「そんなのがあるんですか。それじゃあ、清宮さんの〝経営者脳〟でのバランス感覚からみて、この物件はお薦めでしょうか」

「ここは、パスしましょう。この広さでは内視鏡導入がきびしいでしょう。さすがにこの賃料では採算が取れないと思います。保険診療のクリニックで採算が取れるテナントの最上限は3万円を目安としています。通常こういった物件は小売店向けに賃料設定されているので高くなる傾向にあります。ただそれよりも、気がかりなのはこのテナントの前に客が流れてきていないところです」

「ここはちょっと奥まっていますね」

「商業施設では、店子が勝手に施設内に広告を出せません。いくら施設自体が好立地でもテナントの場所が悪ければ、意味ないですよね」

「では却下します」

2人は担当者に礼を言って施設を出ると、休憩も取らずに最後の物件に足を運んだ。内科承継希望だという都内人気エリアの診療所だ。その場所は閑静な住宅街の一角で、30年前に建てられた外装デザインは当時を思わせるものだった。しかし、リフォーム済でくたびれた印象はなく、街に溶け込んでいた。この承継物件を仲介した医療機器卸業の担当者と病気で自宅療養中の現院長が出迎えてくれた。現在は休院中の静まりかえった院内をひと通り見学して、院長へお礼を言ってクリニックを出た。担当者とはクリニックの前で条件について影虎がいくつか確認を取った後に別れた。

「物件は買取りでも賃貸でもどちらでもよいと言っているし、建物もまだしばらく使えそうなので初期費用もそれほどかからないですよね」

車に乗り込むと、誠は影虎へ感想を伝えた。

「内装も綺麗でしたから10年はもつんではないですか。高級住宅街だけあって地代家賃はちょっと負担が大きいかもしれませんね」

「でも、休院前は患者さんもわりと来ていたようですし、院長も引継ぎに協力してくれるそうですから、結構いい話だと思うんです。のれん代は高いのか安いのかわかりませんけれど」

「のれん代については交渉しだいで少しは下がるでしょうが、割高というのが私の印象です。半年休院していますし、実は近隣に2年前に別の内科が開業しているので、そちらに患者はすでに流れてしまっていることでしょう」

「でも昔からやっていたクリニックですし、戻ってくるのでは？」

「きびしいと思いますよ」

「院長も昔からの患者さんに手紙などで呼び寄せてくださるって言ってましたよ」

「誠先生、街の好みで選んでいませんか？」

「そんなことないですよ」

「でもこの街が好きだっておっしゃられていましたよね」

図星だった。

「先生の開業だから〝趣味嗜好〞が選定条件に入ることは否定しません。でも、それだけに判断基準がよりすぎると危険ですよ」

影虎が冷静な口調で誠に言った。

「先生が好きってことは、別の先生も好きな場所なんです。ということは、さらに別の開業医が近隣に来る可能性も高いと考えるべきです」

「大きな池の話を思い出しました。スミマセンでした。小さな池を探します」

「住む場所と働く場所は分けて考えるほうが良いかと思います」

「清宮さん、わかりました。ここはいったん保留ということで」

「先生、まだ諦めていませんね…」

２人の間に笑いが起きた。

「せっかく清宮さんにお付き合いいただいたのに、結局４つともダメでしたね」

「まだ始まったばかりですよ」

影虎がこの足で物件探しに行こうと提案してきた。誠も同意した。２軒目の医療モール物件と３軒目の駅ビル物件のある近くまで戻った。

その地域は、今後この市の中心になると予想された。これまでこの市の中心は、この駅から５㎞以上離れたＪＲ駅沿線だった。しかし、この駅周辺からは、高度成長時代に開発された団地が放射状に建ち並び、当時からの居住者も多く高齢者人口も多いというデータを影虎から見せてもらった。

「当時、ここに移り住んだのは、20から30代で小さな子供を抱えた世代だったでしょうね」

「新居を構える人たちですからね」

「あれから40年経っていますから、この地域は70から80歳代の住民がすごく多いんですよ」

「内科の患者層と合致しますよね」

「そこなんです。先ほど3軒目の駅ビル物件を見学しに駅に向かった時、駅前にスーパーがあったの覚えていますか」

「そうでしたか。気付かなかったですね」

「実は、おじいちゃんやおばあちゃんが店の前に何人もいたんです。スーパーの前を通ったのが10時前だったんで開店を待っていた方たちだと思うんです」

「ご高齢の方は朝が早いですからね」

「地元のスーパーを観察すれば、地域の特性を推測することができるんです」

話している最中に影虎の言っていたスーパーが見えてきた。

「せっかくなので観察しにまいりましょう」

影虎がそう言うのでスーパーの駐車場に入った。時計はちょうど3時を指していた。店内を歩くと、30代から60代くらいの女性客が多くみられた。

「清宮さん、結構繁盛していますね」

「ちょうど子供が学校から帰宅した主婦層がこの時間帯は多いのでしょう」

「他に何がわかるんでしょうか？」

「値札をみてください。先生が利用しているスーパーよりもおそらく低価格に設定されていませんか？」

「そうなんですかね…」

普段スーパーでの買物を妻に任せきりの誠はあいまいにうなづいた。

「スーパーのような小売店は、地域の住民に利用されなくてはなりません。となれば当然、その地域の所得に合わせた価格設定を行うものです」

「なるほどね」

「地域の家族構成なども推測できたりするんです。惣菜や弁当の品揃えが充実していれば単身居住者が多いとも考えられるんです。しかも朝から充実していれば、高齢者の単身者も多そうですよね。逆に夜であれば若い世代が多いはずです」

「野菜が小分けになっているケースでも同じことが言えるかもしれませんね」

「先生も、イメージできてきたようですね」

その後も影虎からレクチャーを受けながら店内をまわった。

「先生、いかがでした?」

「清宮さんから最初に話を聞いたせいか、買い物している客がだんだんと自分の患者さんと重なって見えてきましたよ」

「良い傾向です」

「最初は、所得が低めだと思っていましたが、身なりにお金をかけられた人たちも多かった気がします」

「土地柄が垣間見えますよね。実際には、昔から住まわれている高齢者と新線の開通前後に移り住んだ比較的若い家族が多い街で、しかも先生のコメントのとおり、この辺の世帯年収は実際に高くなっているというデータがあるんです」

「駅前にタワーマンションがありますし、新線開通で都内に仕事をもつ人たちが流入しているんでしょうかね」

「そうだと思います。重要なのは、このような〝柄〟を感じながら、実際のデータを合わせ見ていくと、地域特性が推測できてくるものなんです」

「自分の目で見て感じることって、やはり重要ですね」

「もう一つ〝柄〟を感じる場所に参りましょう」

「どこですか?」

「役所です」

「言われてみれば、地元の人が行くところですからね」

「世帯数や人口動態などのデータも役所でもらえるので、そのついでに観察するといいですよ。市報や地域振興に関連した情報も得られますし、医療マップとかも手に入ったりして、一石三鳥でいいんです」

市役所の駐車場に車を停めた。

「先生、ここに停まっている車を観察しても〝柄〟が推察できますよ」

「ミニバンタイプの車や軽トラックが結構多いですね」

「家族持ちが多くて、農業を営んでいる人も多いんですかね」

「ベッドタウンですし、駅から離れれば、田畑も多く残ってみえましたからね」

「良い調子です。そうやってイメージを膨らまして推測していくんです」

誠が影虎の後ろにくっつくように役所に入った。影虎は入口付近の案内板を見てから総務課へ向かった。影虎が総務課の窓口で何か言うと、担当者は資料を手に取り影虎へ手渡した。その後もしばらく担当者と影虎は会話を交えていた。

「診療圏調査に必要な**人口動態に関するデータ**をもらえました」

「そうなんですね。資料をもらったあとは何を話していたんです？」

「この手のデータをもらおうとすると、だいたい用途を訊かれるんです。それで内科クリニックの診療圏調査だと伝えて、その話の流れで、この地域の医療事情を訊いちゃうんです」

「教えてくれるんですか?」

「役所の人って地元出身者も多いですから、詳しいですよ」

「なんて言っていました?」

「再開発で子供が増えているのにもかかわらず、小児科が少ないって言っていました。そうそう、それから、この地域の開業医もけっこう高齢化が進んでいるようで、最近は閉院するところも増えているって」

「そうなんですか」

その後も影虎は聞いた内容をいくつか誠に話した。

「先生、〝小さな池〟を見つけた気がします。別の部署に行ってみましょう」

次に向かった先は地域振興課というところだった。影虎は、そこに備え付けられていた地域の名産や地域の歴史などが書かれているパンフレットを集め、誠のところへ戻ってきた。

「それで何がわかるんですか?」

「この地域の成り立ちです」

「それが何か?」

「狭い地域でも**文化圏**というものがあります。いわゆる**上り下り**っていうものがあって、それが**診療圏設定**の参考になったりします」

「上り下り?」

「例えば、都内の患者は川を隔てた隣県の病院には近くても絶対に行かないものなんです。人間って〝お上りさん〟なんでしょうね」

「そんなことも考えるんですか」

「直接関係ないような情報も積み上げていくことが、マーケティングにとって重要なことですし、最終決断時にも役に立つんです。そうそう、今、受付で会話してわかったことですが、やはり駅ビルのあったところが市の中心になっていくということのようです」

駅ビルの近隣に、この市役所の移転計画が決まったのだという。元々快速も通過する駅で開発も進んでいなかったところであったが、移転計画の決定を受け、快速も早々に停まるようになるという話だった。移転は5年先の話だというが、移転が決まれば急速にその駅周辺の開発が進むであろうと影虎は話した。

「先生、まだ開業地としてはほぼ誰も注目していないでしょうね。早い者勝ちです」

「あとは都合よく物件が見つかればよいですけど」

「再開発が始まっていますから、掘り出し物も見つかる可能性は十分あります。探さなければ見つかりません。早速駅に戻りましょうか」

２人は再び車に戻り駅方面に車を走らせた。再開発中の駅周辺にはきれいなビルが立ち並んでいる。そのビルの窓などにはテナント貸室の看板がいくつもみえる。また周囲の道路もいたるところで拡張工事などが行われていた。新しい道を通すための予定地もみられる。その道沿いには、売地や貸地の看板がたつ整地された土地もまだ残っていた。影虎は、一帯をしばらく巡回したあと、駅前のコインパーキングに車を停めた。

「先生、この近辺を探索しましょう」

2人は駅の反対口へ出た。そこは地方のローカル線の駅前で見かけるような古い街並みが残っている。

「清宮さん、あちらとは随分と印象が違いますね」

「こちらは再開発が進んでいないんでしょうね」

そう言いながら、影虎は周囲を見回した。しばらく歩くと古い雑居ビルの前で影虎が足をとめた。

「先生、ここに入りますが一緒に来られますか？」

人が1人ようやく通れそうな狭くて薄暗い階段を何段か上ってから、影虎は誠に声をかけた。

「何があるんですか？　まさかここの空きテナントでも見ていくつもりですか？」

「いえ。不動産屋があるのを見つけたので、入ってみようかなと」

階段の入口近くに古びた不動産屋の看板があることには、誠も気付いていた。やや不安に感じながら影虎について狭い階段を登っていくと、不動産会社の名前の書かれた古いドアが見えた。そのドアのまわりには宅建建物取引業者票と書かれたプレートのほか、いくつかの許可票のようなものが所狭しと貼ってある。ただ、人の気配は感じない。1人で入るには少し勇気がいるような雰囲気を醸し出していた。しかし、影虎は躊躇することなくそのドアを開けると、なかへ入っていった。

「すみません。どなたかいらっしゃいますか？」

影虎が少し大きな声で呼びかけた。しばらくすると、60歳くらいの事務職員らしき女性が店の奥から出てきた。

「この辺りでクリニックを開業しようと思って、物件探しをしているのですが」

影虎がそう言うと、女性は２人を奥のソファーセットがある場所に通した。誠は不安を感じながらも影虎のあとをついていくしかなかった。キョロキョロと店内を見回していると、ほどなくして、初老の男性が奥から出てきて名刺を影虎へ差し出した。影虎も名刺を渡して、開業物件を探していることを伝えた。

「何科？」

男性はぶっきらぼうに、誠の顔をチラッとみながら言った。

「内科です」

「土地？　テナント？」

「特に今は決めていません。物件ありきで考えていこうと思うので」

「土地でしたら３００坪から５００坪くらいで、テナントなら最低30坪は必要ですかね」

「広さは？」

「場所は？」

「駅周辺で、人の目につくところが希望です」

「そうかい」

男性はそう言うとソファーから立ち上がり、最初に出てきた女性に一言二言声をかけてソファーに戻ってきた。

「いくつかコピーさせてますから、ちょっと待っていてください」

男性はソファーに腰掛けながら影虎に言った。

「すごい勢いで駅前の再開発が進んでいますね」

影虎が店主の男性に言った。

「ここ数年で駅の反対側はまったく変わっちゃったよね」

「こちら側は再開発の話はないんでしょうか?」

「話は出ているけれど、このあたりには大地主がいてその反対が強いから、しばらくは進まないんじゃないかな」

「反対側の再開発はスムーズだったんですか」

「地主が代替わりしてから話がまとまったって聞いているよ。ちょっと失礼」

コピーをとっていた女性が男性を呼んだため、男性が中座した。すると影虎が誠に耳打ちをしてきた。

「昔から地元にあるような不動産屋は、近辺の地主ともつながっているので、その辺の探りを入れようと思ったんです。他にもいろいろ相場とか不動産の動きとか訊いてみますから」

男性が戻ってきた。

「もうちょっと待ってくださいね」

「お手数をかけます。で、駅周辺の物件は結構出回っているんですか?」

「新しいビルがどんどんできているからテナント物件は多いです。土地もいくつか出てきてますよ。今コピーして持ってくるけど、売地よりも借地権がついたものが多いね。固定資産税も上がっているけど手放したくはない地主からの依頼なんだけどね」

「こちらの会社は長いんですか?」

「爺さんの頃からだから何十年とやってるよ」

影虎は相槌を打ちながら、周辺住民の年齢層や世帯構成などの傾向、この地域の歴史など、雑談を交えながら、様々な情報を聞き出していた。しばらくして女性が何枚かコピーを持ってきた。男性はそこから2枚を選びだし1枚目のテナント物件を2人のほうへ向けて置いた。

「ここのテナント相場ってどんなものです?」

影虎が不動産情報が書かれたその用紙を見ながら男性に訊ねた。

「そうね。今再開発が進んでいるから反対側は値があがっているけど、それでも月坪当たり駅前ビルでだいたい2万円、徒歩1、2分なら1万から1万5000円だろうな。こっち側はその7掛(70%)くらい。こちら側はどんどん寂しくなってしまうんだろうな」

男性は1枚目の物件情報について説明してくれた。その物件に影虎が興味を示した。

「駅のロータリーから出て、拡張工事が進んでいる通りにぶつかる交差点の角地です」

「よくこんなのありましたね」

影虎の言葉が微妙に上ずっているのがわかった。

「ちょうど最近、土地主さんから土地活用について相談されたばかりなんですよ。まぁちょっと歩道橋があるんでね、その分、車の出入口が普通の角地よりも狭くなっているかな。土地の形も角地のわりには良くはないね」

「どのように?」

「三角の尖った部分があってね。そのうえ道路の拡張工事で削られてさらに形が悪くなったからね。古家があって取り壊すことにはなるんだけど、坪1500円と条件にしては相場より低いし立地も良さそうだから、すぐ借り手がつくんじゃないかな」

「広さが約350坪あるから、月額賃料で52万5000円か。ちょっと高いかな。交渉できそうですか?」

「ええ、まだ下がると思いますよ」

「40万円くらいが上限なんですが」

影虎のその数字を聞いた男性は、机の上にあった電卓に手を向けキーを叩いた。

「坪1142円か。まぁ交渉してみないとわからないけど、条件によってはいけるかもしれないねえ」

「ちなみにこの辺りの地盤は大丈夫です?」

「農地が多かったし昔は沼地だったというから、地盤改良工事※をすることは多いです。坪当たり5万から10万くらいは余計にかかるからね。でも確かここは、ビルとかでなければ工事は必要ないと思いますよ」

※**地盤改良工事**／建設予定地が軟弱地盤の際に建設物の荷重に耐えるだけの補強を行う工事。工事には条件により坪当たり1万～10万円程度が購入費や賃料とは別にかかるため、売買（賃貸）契約前には、地盤調査を行うなどして予算を明らかにしておく必要がある

「良いじゃないですか」

影虎がいつになく身を乗り出していた。奥から先ほどの女性が誠たちのところへお茶を持ってきた。

「いきなりで恐縮ですが、この辺りにお住まいですか？」

突然話を振られた女性は驚いた様子で小さく頷いた。

「もし風邪などひいて病院にかかりたい場合に、どこに行かれています？」

「私も含めてこの辺りの皆さんは市民病院にかかっていますよ」

「市民病院だとちょっと遠いですよね」

「バスもありますが、不便です。しかもいつも混んでいるし、建物も古くまるで野戦病院みたいなところです。行くとよけい体調が悪くなる気がして、風邪くらいなら行かないほうがましね」

女性がカラカラと笑った。

「昔は、この近辺に診療所があったんですけどね」

男性が話に加わった。

「でも大先生から若先生に代替わりしたとき、駅から少し離れたところへ移転してしまってね」

「内科ですか？」

「いや、若先生は整形外科の先生です。でもここは年寄りが多いから朝から患者さんで溢れかえっていますよ」

「大先生は今でも内科で診られているんですか？」

「今でも現役だそうですが、高齢ですからお休みされることも多いみたいですよ」

「もし駅周辺に病院ができれば、私もそちらにかかりますよ」

女性が少し嬉しそうにそう言った。

「小児科受診の場合はどちらへ行っているんでしょうかね？」

影虎がさらに女性に訊ねた。

「市民病院でしょうね。近所のママさんたちが小児科の先生が1人しかいなくて、何時間も待たされるってよく愚痴ってますよ。しかも待合室も大人の患者さんと混じって待つことになるから嫌だって」

「このあたりはマンションができて子供が急増しているんですよ。去年この地区に小学校が新設されたくらいなんだからね。もともと市民病院には2人先生がいたんだけど、忙しすぎて体調を崩されたとかで辞めたようだよ」

「それでは、もう1人の先生もたいへんですね」

「この前の市長選でも小児科医療の充実って公約の一つに掲げて当選したくらいだからさ」

「それでどうなりましたか？」

「まだ何も。市議会で予算を組もうとしていたけど現実はきびしそうだな」

「補助金も出そうですね」

「そこはわからないけど、調べてみる価値はあるかもね」

ぶっきらぼうだった男性も表情が緩やかになってきた。影虎はその後もしばらく、2人を相手に情報収集を続けた。

「早速、現地をみてきます」

影虎はそう言って、誠と共にその不動産屋を後にした。

「清宮さん、お話しが上手ですね」

「いろいろ聞けたでしょ」

「まさに生の情報です。参考になります」

「あっ、あそこにも不動産屋があるから入っていきましょう」

影虎はそう言うと、先ほどの不動産屋から駅を越えて反対側の再開発地域に再び入り、よく街中で見かけるロゴの看板を掲げている賃貸物件中心の不動産チェーン店に向かった。影虎は担当者にクリニック用途のテナント物件を探していることを伝えて、不動産情報が載っているコピーを入手した。さらに担当者からこの近隣物件の入居層や物件相場など、雑談をうまく交えて情報収集を重ねた。

「ここでは良さそうな物件はなかったですね」

その不動産屋を出て2人が歩き出すと影虎が誠にそう言った。

「ちょっとダメでしたね」

「でも情報は入手できましたでしょ。まぁ、あのようなチェーン店は比較的若い世代のワンルーム需要者がターゲットですし、担当者も地域の人でないことも多いので、地域に密接した情報というよりも、どのような層が地域に流れてきているのかとか、テナント物件の動きとかの情報が中心でしょうね」

「確かに物件はなくても、それもそれで聞いていて参考になりました」

「マーケティング情報は、いろいろな角度から足で稼ぐんです。結局何一つムダとなる情報はありませんから」

2人は、交差点の角地になる土地のある方面に引き続き歩いていった。

その間も、影虎はマンションの駐車場や駐輪場を覗きこんだり、戸建て住宅の前で立ち止まったりしながら、都度メモを取っていた。

「それも調査ですか?」

「のちほど行う**診療圏調査の予備調査**ですよ。ちょっとあそこを見てもらえますか」

真新しいアパートの前の駐輪場と駐車場を指さした。

「車は県外ナンバーで、国産車。ミニバンで新車でも200万前後の高くないタイプが並んでいます。駐輪場には、三輪車から小学校低学年くらいまでが乗るような自転車が多い。そして前にチャイルドシートのある大人用の自転車。10万円以上もするような電動付き自転車はほとんど見かけない」

「世帯構成や世帯収入まで想像できてきますね」

「やはり再開発地域では、先生がイメージした層が多いようです。あとはこっちです」

影虎が向いたほうには長くつづく生け垣が見え、その先に昔ながらの団地が何棟も広がっていた。再開発の地域とはうってかわってタイムスリップしたかのように昭和の時代がそのまま残っていた。

とはいえ、メンテナンスはされていて人の気配も感じた。その周囲を歩きながら影虎が誠に言った。

「ここから見る限りは、空室は少ないようです。自治会発行の新聞が掲示されています。この、掲示板も管理されているみたいですから、管理も行き届いています」

「団地と同様に高齢化も進んでいる感じですね」

「先生、またすれ違った人達が患者さんに見えてきたのでは？」

誠は影虎の言葉に少しニヤッとした表情をして見せた。そのまま2人はしばらく目的地に向かい歩いていた。

「あの交差点の古い家ですね」

駅のロータリーから伸びる道と交差している道から１００メートルくらい先に目的地が見えていた。

「清宮さん、ここからでもよく見えますね」

「視認性、良さそうです。交差点に向かって緩やかなカーブの外側に位置しているからでしょう。目線を塞ぐ街路樹もないですし、どの道からでも目立ちそうですよ」

「そんな良い場所だったら誰かに取られてしまいそうですね」

「可能性大です。ただし、ここは焦らずにいったん冷静になって見てみましょうか」

2人は、自然と歩くスピードが速まっていた。現地に着くと誰も住んでない古い家屋のまわりを2人で見て回った。

「清宮さん、不動産屋さんが言っていたように、この歩道橋が邪魔して車の出入りは交差点の角地にしては狭いですが大丈夫でしょうか」

「建物配置を工夫すれば問題ないでしょう」

「薬局はどうしましょうか？」

「この土地の形からして、同じ敷地ではきびしそうです」

「では院内調剤でやることになりますか？」

「経済的なメリットはないですよ」

「でも患者さんにとっては、メリットありますよね。となれば、それがクリニックの〝ウリ〟にはなりませんか？」

「確かに支払い額も手間も減りますからね。とはいえ、今どきは患者も医薬分業のこのスタイルに慣れてきていると思うので、そこまでデメリットとしては感じないはずなんです。それよりも開業時のリスクを増やすことのほうが大きいので積極的にお薦めしてはいないんです」

「やっぱり経済的メリットがないからですか？」

「薬価差益もほとんどない時代です。院内調剤をやると調剤する人、在庫管理する人の人件費が増えます。それと、在庫スペースも必要ですから、そこにもコストが乗っかります。しかも、在庫を抱えるための購入費は負担になりますよ」

「いくらくらいですか？」

「それこそ月100万単位のお金がかかってきます」

「開業当初は払えそうにないですね」

「それと、駅前に調剤薬局があるのでこの距離なら必要ないと考えて、この土地にあえて誘致する必要性はないと思います。いずれにしても、後日私のほうで駅前の調剤薬局と周辺の薬局へも実際に行ってみて、情報収集しておきます」

「わかりました。院外処方で併設薬局の誘致はナシということでお願いします」

誠は、この場所を直感で気に入った。そして影虎にそのことを伝えた。影虎も同意見だった。早速影虎は、不動産会社に連絡を入れて本物件について前向きに検討したいと伝え、賃料についても同時に交渉してほしいと話した。

「先生、この物件はあの不動産会社だけに話しているようなので、とりあえずは我々が優先的に交渉できると思います」

「それは安心しました」

「とはいえ、他からの横槍が入ることも想定しなければなりません。あの土地の近くに他のクリニックが開業となれば、安心はできません。すぐ診療圏調査に着手しましょう」

診療圏調査のすゝめ

「良い感じの候補が見つかって、少しホッとしています」

2人でコーヒーショップに入ると、誠はようやく気を緩めてそう言った。コーヒーを受け取り席に腰掛けると、影虎がカバンから書類を出して誠に手渡した。

その表紙には『**診療圏調査報告書**』とあった。誠はコーヒーカップに口をつけながら1枚めくった（図表9）。

「調査に入る前に、私たちの場合、診療圏調査をどのような考え方で進めるのか説明します。最近

図表9 診療圏調査目次

目次

Ⅰ．COMPANY 編（自院分析）
1. 立地選定評価…1P
2. 診療圏設定…7P

Ⅱ．CUSTOMER 編（推定患者分析）
1. 診療圏人口の算定…9P
2. 推定患者数の算定…11P
3. 診療圏内の町別人口データ…13P

Ⅲ．COMPETITOR 編（競合医院分析）
1. 競合医院の基礎現状把握…15P
2. 競合医院のサービス内容把握…17P

Ⅳ．まとめ編…20P

では、診療圏調査のためのシステムも数多く開発されているので、ボタン1つで出来上がってしまいます」

「隅田さん達から、もらったことがあります」

「行政機関の統計資料をコンピューターが加工しているものです。メリットは時間を要さないことです。それと医薬品卸などの業者にお願いすれば、タダで作ってくれるはずです」

「デメリットもあるんですか?」

「デメリットは特にありません。ただ、私は**調査のプロセスで得られる情報も診療圏調査にとっては重要**だと考えています。だから手間暇掛けて自分の目と足で調査と分析を行うことにしているんです。自分で納得する立地でなければ、先生に自信をもって提案することはできませんからね」

「心強い限りです」

「本題に入りましょう。この調査は、**３C分析**といって**経営戦略策定の際に適用するフレームワーク**で構成されています」

「**Company**と**Customer**そして**Competitor**の３Cってことですか。なにやらむずかしそうですね」

「平たく言えば、自分の事、患者の事、そして競合相手の事を評価します。早速Companyから説明しましょう。候補の立地が先生にとって適しているのかを調べます」

影虎が次のページを開き、広げた手を誠へ向けた。

「私の場合、５つの指標を用います（図表10）」

「細かいですね」

「このような評価って、普通ならば数値化しにくいので定性評価になってしまいます。そこを評価項目を細分化させて、各評価ポイントをそれぞれ5段階評価させます」

「手間がかかりそうだ」

「そうなんです。しかも相対評価法といって複数の候補物件で比較して判断することになるので、最低でも2回はこの評価を行うことになります。また同条件にするため同一の調査員によって行います」

「同条件の下ってことですね」

「はい。この調査そのものの目的って何でしょうね」

図表 10 立地選定評価シート

大分類	小分類	ポイント	評価	コメント
1. 土地条件	①敷地面積	十分な診療スペースが確保されているか	5	敷地面積として 959㎡あり、駐車場スペースを考えても診療スペースは十分に取れる規模である
	②目印になるもの	目印になる建物があるか	4	チサンホテルが道を挟んだ反対側にあること、○○交差点にセブンイレブンがあることで、目印たる建物は存在する
	③道路	車の出入りがしやすいか	3	車の出入りはしやすいが、反対車線からの進入は出来ない。また下り坂のゆるいカーブになっているため視認性が少し悪い
	④集落	人の集まりはどうか	4	クリニックの周辺は住宅街である。○○5丁目は少し古い集落であるが、その上の4丁目は新興住宅地であり、土地も埋まっている
	⑤薬局	医薬分業の場合、薬局の場所は適当か	3	敷地内で薬局を誘致する場合はクリニックが手狭になる可能性がある
2. 交通	①バス停、駅	徒歩で 10 分以内にあるか	3	バス停はあるが少し 5 分ほどかかり、またバスの本数は少ない
	②通行量	候補地の前に十分な車の通行量があるか	4	平日でも一定の交通量はある。流通関連のトラックが行き交うが生活道路として周辺住民の車も多数見受けられる
	③通行	両方以上通行できるか	3	双方通行できるが、クリニックへの侵入は西側からの通行のみとなる
	④駐車場	必要以上のスペースがあるか	4	十分な駐車スペースを確保することが出来るが、競合医院に比べると駐車台数は限られる
	⑤道路整備状況	道路はきちんと整備されているか	5	新しい道路であり、車の通行についてはきちんと整備されている。また歩道も広く安全が十分に確保されている
	⑥渋滞状況	朝、夕時などに渋滞が起こるか	4	平日の朝、夕時には交通量は多くなるが渋滞をするほどではない。なお休日は△△アウトレットによる渋滞が予想される
3. 将来性	①街の将来性	成熟した街か、将来発展する街か	4	周辺の工場や流通拠点への通勤者、あるいは××市内勤務者のベッドタウンとして開発が行われ現在も発展しうる住宅地だと言える
	②人口増加	人口増加地域か否か	5	△△市の人口は増えており、○○地区についても今後さらに人口が増加する余地がある
	③交通事情の整備	道路、鉄道などの整備と自動車などの普及状況	4	○○駅は通勤時 1 時間に 5 本ほど列車が出ており、昼時でも 3 本の列車がある。また付近は若い世代が多く自動車の普及率も高いと予想される
	④都市、宅地開発	都市、宅地開発は進んでいるか	5	○○地区は 320 区画の整備について全区画完売となっており、非常に人気の地区となっている。また賃貸物件も新しいものが多い
4. 地域性	①人口構成と動態	自然増の有無	4	△△市は出生－死亡がプラスとなっており、自然増である
		社会増の有無	4	△△市は転入－転出がプラスであり増加率も高い
		老齢化率は高いか低いか	4	老齢化率は 20%（△△市）であり、他の地区に比べ低い。それゆえファミリー層、子供、若い勤労者の集患が大切となってくる
	②人口の流動性	昼間流入か、昼間流出か	3	会社は開業地付近にはないが、工場や流通センターは△△市内に集積している。また××市内への通勤者も多く昼間流出地区である
	③住民の地域性	住民意識は保守的か否か	4	比較的新しい住宅地であるため、保守的ではない
5. 医療	①標榜科目	標榜科目の将来の有効性	3	内科、消化器科については競合医院である●●医院、▲▲病院があり患者もそれなりに付いている模様のため、内科、消化器科＋αが欲しい
	②医療施設	競合状況	3	競合としては 2 院存在するが、圧倒的な存在にはなっていない
	③患者数	将来的な増加が見込めるか	3	地域住民の信頼を得ることで徐々に患者数は伸びていくと予想されるが、開院当初は競合医院との差別化を意識した運営をしていくべきである

「開業物件を決めるための判断材料です」

「そのとおりです。そのために点数化することです。それと、この5つの指標をレダーチャートにして視覚的にも比較できるようにしています」

次のページをめくると3つのレダーチャートが並んでいた（図表11）。

「これは、比べやすい」

誠が声をあげた。

「平均点が高いものが自動的に選ばれるというわけではなく、何か一つが突出して秀でていれば、その物件を選ぶ場合もあります」

またページをめくった。

「次は診療圏の設定になります」

「以前、隅田さんが持ってきてくれた診療圏調査報告書を見ながら、一次、二次診療圏について説明してくださいましたよね※」（※第1章　無知という敵）

誠は記憶をたどりながら言った。

「覚えていますか？」

「たしか、候補地を中心に二重の円が描かれていて、内側の円が来院患者の6割程度を占める一次診療圏、そして外側が二次診療圏だったと記憶しています。ただ、その円の半径が何キロだとか細かいことは忘れました」

「通院に要する時間を目安にします」

図表11 レダーチャート方式による立地比較

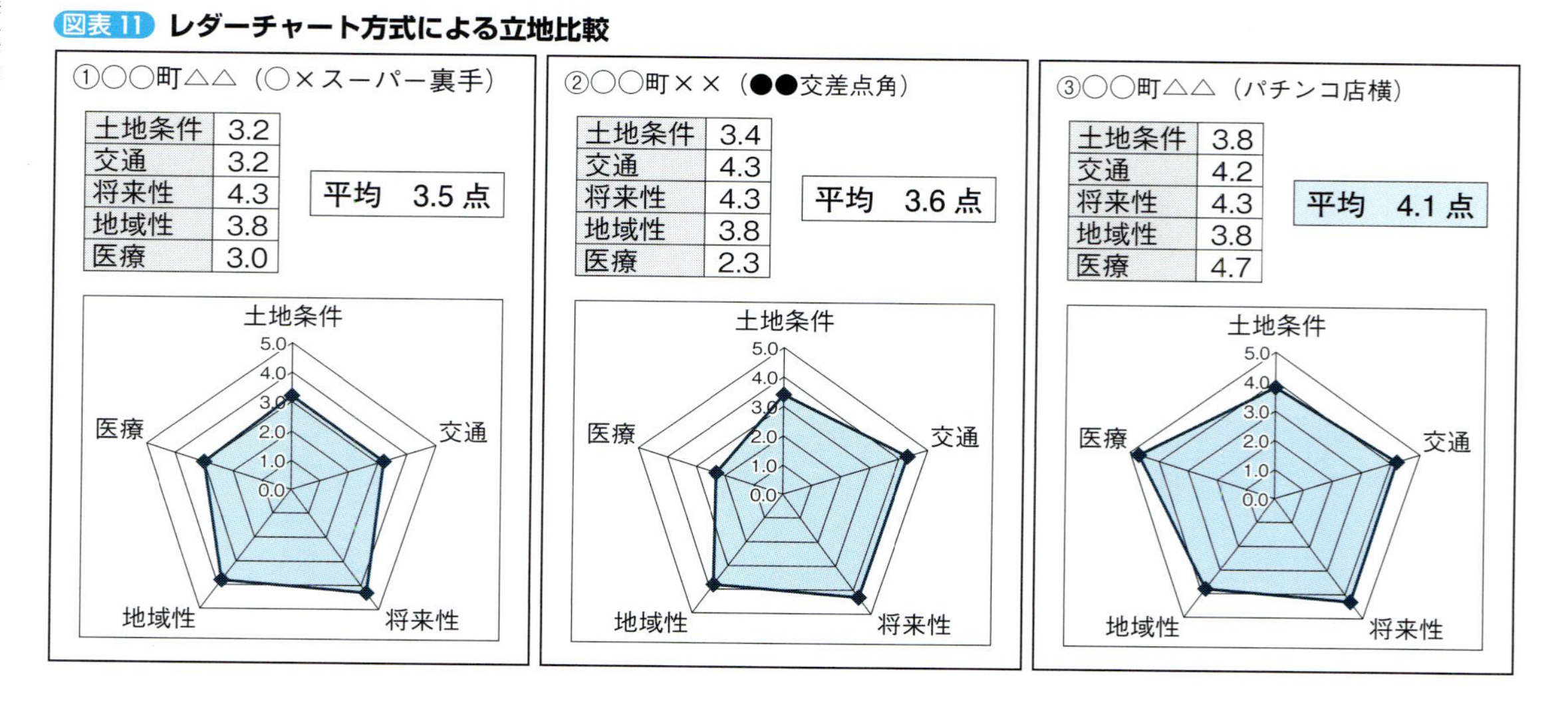

①○○町△△（○×スーパー裏手）

土地条件	3.2
交通	3.2
将来性	4.3
地域性	3.8
医療	3.0

②○○町××（●●交差点角）

土地条件	3.4
交通	4.3
将来性	4.3
地域性	3.8
医療	2.3

③○○町△△（パチンコ店横）

土地条件	3.8
交通	4.2
将来性	4.3
地域性	3.8
医療	4.7

「そうそう、車でも15分で到着できる距離でした」

「他にも、上り下りの文化圏や道路や川などの地勢など細かく調査して診療圏設定するとお話しましたね」

「でしたね」

「コンパスで描くような円になることは稀で、通常はアメーバーのような形を描くことが多いんです。それ以外にも、競合の有無やその距離感、どこをターゲットとするかというマーケティング戦略まで想定しながら設定していきます」

「コンピューターでは無理ですね」

「完全に手作業です。**診療圏設定を見誤ってしまうと、この開業計画全体の前提条件が崩れてしまうことになるくらい**重要な作業です」

「ただ丸を描くってわけじゃないんですね。さて一番候補の角地は、どう見立てますか?」

「ここは駅チカの物件です。周辺にも住宅地が広がっています。よって徒歩と自転車の自力手段で新患全体の5割、車の保有率も高くアクセスも良い立地なので車が4割、残りがバスや電車など公共交通機関と仮説を立てているところです」

「となると?」

「駅の向こう側とこちら側では文化圏が違うし、競合もここでしょ。地勢をみて…」

影虎はしばらく独り言を言って地図を眺めていた。

「このような範囲にいったん設定しましょう」

指で地図のその範囲をなぞりながら、誠へ示した。

「結構、広くないですか?」

「あそこはアクセス性が良いですからね。他にも小児科も標榜しますし、競合も少ないということで、私は広く取れると考えています」

「好立地ということですか?」

「今のところは」

「それからどれくらいの患者さんが来てくれそうですか?」

「のちほど算出してみます。ただ私が言うのは変に聞こえるかもしれませんが、誰にも未来のことはわかりません。あくまで予測です」

「外れることもありますか?」

「残念ながら。でも**外れることも想定しておけば良い**だけのことです」

「想定?」

「**患者が来ないことを前提としておく**ということです」

「普通はその逆を期待するものではないでしょうか?」

「つまり、低めの予測の下で開業計画が成立しておけば、倒産のリスクはそれだけ減るわけですから」

「患者が思ったより来なかったということを防ぐわけですね」

「銀行は融資の際に、予測患者数を彼ら独自の方法で算出したりします。銀行も貸し倒れリスクを回避するため、固く低く見積もってきますが、実際はそれよりも低いことがありますからね」

「まぁ、上に外れる分には問題ないですし」

「先生も、予測患者数を見る際には予防線を張っておいてください」

「と言いますと？」

「予測患者数は恣意的に変えられる、ということは経験済ですね」

「隅田さんが持ってきた数字のことでしょう」

「残念ながら、他にもちょっと高いなと思う診療圏調査も散見されます。自己防衛のためにも〝見る目〟を養っておくとよいでしょう。ちなみに、患者予測する際の元となる数字の出処はほぼ一つですので、そこを理解しておくことでも違いますよ」

「元？」

「それは、**『受療率』**という、厚労省から出されている保険統計の一つです」

「初めて聞く言葉です」

「特定の１日に疾病治療のために入院や通院、往診を受けた全患者数を人口10万人当たりに変換した比率で、患者居住地域別、男女別、年齢別、それと傷病分類別にデータをみることが可能です」

「それはインターネットからでも閲覧可能ですか？」

「はい。検索すればすぐに」

影虎が、パソコンのキーボードを叩き、その画面を誠へ向けた（図表12‒1）。

「例えば、この消化器疾患をご覧ください。下位項目に食道、胃及び十二指腸の疾患とあるのを確認できますか?」

「はい」

「10万人の人口当たり6人の患者が入院で、外来では101人ということになります。これは、病院もクリニックも合わせた数字です」

「思っていた以上に少ないですね」

「内科のクリニックですと、糖尿病、高血圧、脂質異常症など生活習慣病の患者が中心になってきます。例えば、循環器内科を標榜していてもその先生の専門性が発揮できる患者は、1割にも満たなかったりします。実際には、プライマリケア中心になってきます」

「合算すればそれなりになりそうですね」

「ええ。この合算した数字に診療圏の人口と年齢別受療率などを掛けあわせていけば、その地域の推定患者数を出すことができます」(図表12-2)

「診療圏の人口データも簡単に手に入るものですか?」

「各市区町村でこの種のデータは取り扱っています。が、役所によって対応が変わってくるんです。ホームページに公開していれば楽ですが、役所の窓口でしか入手できないことが多いです」

「先ほど役所でもらっていましたね」

「はい。地区別など細かいデータはネット上で公開していない役所が結構あるんです。しかも**人口動態**を把握するためのデータは公開していなかったりしますしね」

「人口動態?」

「**出生数、死亡数、転入転出、昼間人口、世帯数の時系列変化**のことです。出生数などは、産婦人科や小児科にはとても重要なデータになります。その地域の転出があまりにも多ければ将来的な人口減で患者総数も減ることを予測できるんですよ」

「昼間人口って?」

「オフィス街であれば昼間人口が多くなります。ベットタウンであれば夜間人口が多くなります。それによって年齢層など患者のターゲット群を絞ることができます。診療時間などもその人口動態にあった設定が最初からできるんです」

「いやあ、細かい作業ですね。自分1人では無理ですよ」

「ですからほとんどの先生は、誰かに任せるのでしょう」

「先ほど言われたように恣意的に数字を操作できるようですから、できるだけ客観的にやってもらいたいところです」

「承知しています。物件を絞り込む段階であれば、無料でやってもらえるような、簡易的な調査で良いと思いますが、やっぱりこれが一生を左右するような意思決定のためのものになりますからね」

「私の場合は清宮さんにお任せできますが、他の先生はどうしているのでしょうか?」

「無料のところに依頼される方も多いと思います。しかし、そこでは我々と違ってここまで手間はかけられませんから、簡易的なもので判断することが多いのではないでしょうか」

「有料でそれだけやっている業者さんもあるんですか?」

「もちろんあります」

図表 12-1 傷病分類別にみた受療率（人口 10 万人対）

（単位：千人）　　2011 年 10 月

傷病分類	入院			外来		
	総数	男	女	総数	男	女
総数	1,068	1,005	1,129	5,784	5,014	6,514
I 感染症及び寄生虫症	18	19	17	135	126	144
結核（再掲）	3	4	2	2	2	1
ウイルス肝炎（再掲）	1	1	1	26	27	26
II 新生物	120	139	102	175	165	185
胃の悪性新生物（再掲）	12	16	8	15	21	10
結腸及び直腸の悪性新生物（再掲）	15	18	13	19	22	16
肝及び肝内胆管の悪性新生物（再掲）	6	9	4	5	6	3
気管、気管支及び肺の悪性新生物（再掲）	15	22	9	12	16	9
乳房の悪性新生物（再掲）	4	0	8	19	0	37
III 血液及び造血器の疾患並びに免疫機構の障害	5	4	6	18	9	26
IV 内分泌、栄養及び代謝疾患	29	25	32	330	282	375
糖尿病（再掲）	19	18	20	166	185	148
高脂血症（再掲）	0	0	0	118	69	165
V 精神及び行動の障害	225	225	224	176	162	189
血管性及び詳細不明の認知症（再掲）	31	23	39	10	5	14
統合失調症、統合失調症型障害及び妄想性障害（再掲）	139	145	133	48	53	44
VI 神経系の疾患	92	77	105	119	102	136
アルツハイマー病（再掲）	33	20	44	26	14	37
VII 眼及び付属器の疾患	10	8	11	234	174	292
VIII 耳及び乳様突起の疾患	2	2	3	91	78	104
IX 循環器系の疾患	200	179	220	755	676	831
高血圧性疾患（再掲）	6	3	8	529	437	615
心疾患（高血圧性のものを除く）（再掲）	46	43	50	107	116	98
脳血管疾患（再掲）	137	121	152	89	91	87
X 呼吸器系の疾患	71	79	64	564	548	579
喘息（再掲）	3	3	4	103	105	102
XI 消化器系の疾患	51	56	46	1,036	914	1,152
う蝕（再掲）	0	0	0	250	222	278
歯肉炎及び歯周疾患（再掲）	0	0	0	319	269	367
食道、胃及び十二指腸の疾患（再掲）	6	7	6	101	86	115
肝疾患（再掲）	7	8	6	33	35	32
XII 皮膚及び皮下組織の疾患	13	12	13	202	182	222
XIII 筋骨格系及び結合組織の疾患	50	36	64	798	594	991
XIV 腎尿路生殖器系の疾患	38	37	38	212	205	219
XV 妊娠、分娩及び産じょく	14	—	27	11	—	22
XVI 周産期に発生した病態	5	5	5	2	2	2
XVII 先天奇形、変形及び染色体異常	5	5	4	9	9	9
XVIII 症状、徴候及び異常臨床所見・異常検査所見で他に分類されないもの	15	12	17	67	56	77
XIX 損傷、中毒及びその他の外因の影響	99	78	120	253	259	248
骨折（再掲）	68	40	95	77	66	87
XXI 健康状態に影響を及ぼす要因及び保健サービスの利用	7	3	10	595	471	712

注：宮城県の石巻医療圏、気仙沼医療圏及び福島県を除いた数値である。

出所）厚生労働省ホームページ

図表 12-2 性・年齢階級別にみた受療率（人口 10 万対）

（単位：千人）　　2011 年 10 月

年齢階級	入院			外来		
	総数	男	女	総数	男	女
総数	1,068	1,005	1,129	5,784	5,014	6,514
0 歳	1,036	1,089	980	7,193	7,499	6,871
1～4	175	188	161	7,009	7,225	6,778
5～9	103	113	93	4,692	4,819	4,562
10～14	98	108	87	2,916	2,951	2,880
15～19	125	131	120	2,017	1,746	2,302
20～24	186	167	205	2,260	1,684	2,861
25～29	254	185	324	2,708	1,874	3,569
30～34	304	224	387	3,026	2,117	3,961
35～39	313	282	344	3,187	2,341	4,057
40～44	347	380	314	3,397	2,719	4,091
45～49	461	519	402	3,852	3,284	4,425
50～54	619	735	501	4,585	3,837	5,330
55～59	854	1,028	682	5,421	4,685	6,144
60～64	1,135	1,377	902	6,786	6,157	7,392
65～69	1,445	1,737	1,179	8,802	8,086	9,463
70～74	2,007	2,301	1,754	11,617	10,844	12,293
75～79	2,927	3,236	2,686	13,363	12,790	13,803
80～84	4,314	4,508	4,189	13,457	13,367	13,516
85～89	6,170	6,138	6,188	11,809	12,437	11,526
90 歳以上	9,733	8,909	9,965	9,322	10,928	8,869
（再　掲）						
65 歳以上	3,136	3,052	3,199	11,414	10,891	11,805
70 歳以上	3,745	3,607	3,841	12,355	12,076	12,549
75 歳以上	4,598	4,389	4,725	12,717	12,816	12,657

注：1）総数には、年齢不詳を含む。
　　2）宮城県の石巻医療圏、気仙沼医療圏及び福島県を除いた数値である。

出所）厚生労働省ホームページ

「いくらくらいが相場ですか？」

「金額はマチマチです、数万円から100万円くらいまで」

「100万は高いですね」

「確かにそうかもしれません。ムダにお金を掛ければいいわけでもないのですが、ただ、調査の精度が高ければ、失敗する率は下がる部分です。そういったことにどの程度の価値をおくかです」

「お金の価値観ですか」

「先生も私を指名しているじゃないですか」

「ああいうこともあったし、今になってみれば一生を決めることですからね。実際にこうやってお話してみれば、誰がやっても同じだと思っていた開業コンサルティングも、中身はまったく違う気がします」

「開業することだけならば、誰でもできちゃいますからね」

「それは理解しました。ただし、まだお金の価値観についていけていないです。100万とか1000万の単位でお金の話をしているのですから」

「確かに、ビジネスとプライベートでは金銭感覚が違います。そこは切り替えが必要です。**ビジネスの場合、費用対効果が価値基準**です。100万円投資しても何倍、いや何十倍にも回収できることもあるんですから」

「そこがプライベートとの違いなのかな」

「プライベートの買い物は、お金による回収という基準はほぼ存在しないわけですからね」

「確かに発想の切り替えが必要ですかね」

「これも〝**経営者脳**〟です」

「なるほどね。ただ自分には、そんな脳みそはこれっぽっちもなさそうですよ」

「そのうち備わってきますから大丈夫ですよ。費用対効果という金銭価値基準が備わる以外にもあります。例えば、勤務先の病院で印刷するときの１枚のコストはご存知です？」

「わかりませんが、５円くらいですか？」

「それってモノクロですよね。ではカラーはどうです？」

「倍の10円くらい？」

「いえその倍以上です」

「そんなにかかるんですか。何も考えずにカラーで印刷していましたよ」

「自分が経営者だったらどう思います？」

「すぐにやめさせます」

「印刷コストだけではありません。資料を職員が作成していれば、その分の人件費もかかります」

「職員がムダな資料を作っていないか、気になるかもしれません」

「そうやって、コスト意識が高くなるものです。個人企業は経営者がすべて身銭を切っているから当然の発想なんです」

「確かにカラーにしようがサボっていようが、病院の経費であれば他人のサイフ感覚ですから、それほど気にもなりませんものね」

「統計的にみて民間病院よりも公的病院に赤字が多い理由がそこにあると思うのは私だけではないはずですよ」

「そうかもしれません」

「これが〝経営者脳〟の一つです。他にもあるのですが、先に進めましょう。推定患者数の出し方を説明したところで話が逸れてしまいました」

「あとは**予測患者数**です」

「自院に来てくれるであろうと予測される来院患者数です。ただし、予測というよりは、最低限クリアすべき目標と言い換えたほうが意味は近いかと思います。そこでは**シェア**という考え方を用いています」

「シェアってどこかで聞いたことがあります」

「**占有率**とも言いますが、経済ニュースなどで『熾烈なシェア争い』って耳にしたことないです?」

「あぁ、携帯電話とかビール業界とかの」

「それです。マーケット規模が1000億円でA社の売上高が300億円ならばシェアは30%となります。販売台数でもいいんです。他に『パイの奪い合い』という言い方も聞いたことありませんか?」

「あります。同じような意味ですよね」

「そうです」

「パイというと、お菓子のパイをイメージしますが…」

「それです。パイって丸いですよね。各社のマーケット占有率を表す時に円グラフを使います」

「それを見立てて、パイを奪うと言うわけですか」

「**受療率がパイの大きさ**です。それを**地域の医療機関同士でシェア**することになります。結局、その地域に新規開業するということは、必ず他の医療機関からパイを奪っていく必要があるわけです」

「まさに競争ですね」

「そこでシェア何％と目標設定していくことで来院患者数を算出します。これがシェアの考え方です」

影虎はパソコン画面を誠に向けた（図表13）。

「これは、『**ランチェスターの法則**』をベースに定めたものです」

「初耳です」

「もともと軍事理論です」

「物騒ですね」

「ビジネスで適用されている多くの理論が、戦争に勝利することを目的として研究開発された軍事理論をベースにしているものが多いんですよ」

「確かに戦略と言いますからね」

「経営も競合相手とのシェア争いになるので、勝ち残るための原理原則は変わらないということなんです。『孫氏の兵法』はご存知ですか?」

影虎の問に首を横に振った。

図表13 マーケットシェア

シェアの考え方		
独占シェア	74%	オールマイ・ゾーン・シェア
相対的独占シェア	55%	
相対的シェア	42%	
寡占化シェア	31%	（地域一番店）シェア
トップシェア	26%	
トップグループシェア	19%	
優位シェア	15%	繁盛店シェア（二番店・百貨店内専門店）
影響シェア	11%	百貨店・量販店（フルライン）シェア
存在シェア	7%	

出所）小山政彦『小山流マーケティング論集大成』株式会社船井総合研究所、2001

「では先生、『風林火山』は？」

「さすがに知っています。武田信玄です」

「実は孫氏の兵法の一節を引用していると知っていましたか？」

「そうなんですか」

「信玄公の時代からすでに組織のリーダーのバイブルともなっている原典なんですが、3C分析も孫氏の兵法の最も有名な一節である『彼を知り己を知れば百戦殆うからず』が考え方の根底に流れているのかもしれません」

「どんな意味で？」

「冒頭の〝彼〟とは敵のこと、つまり競合相手について熟知すると、そして同時に〝己〟つまり自院を客観的に細部まで把握できれば、絶対に負けることはないという意味です。つまり、何千年も前から情報の重要性を説いているんです」

「敵のことは知りたいから、いろいろ調べるかもしれませんね」

「でも、自分のことは客観視しにくいので、実は把握していないことも多いと思うんです」

「確かにね。この2つに大きな違いはあるんですか？」

「『孫氏の兵法』など古典的な兵法書は、思想や哲学的着想で戦を定性的に捉えています。一方の『ランチェスターの法則』は、戦を科学して定量的に捉えています」

「ほう。科学…」

「ランチェスターとは戦闘機を開発していたイギリス出身のエンジニアの名前です。自分が開発している戦闘機の戦果が、何らかの法則に基づいていることにふと気付いたことがきっかけで、研究し始めたようです」

「何か導き出されたのですか？」

「ランチェスター自身の研究の結果、兵力数と武器性能によって敵の損害量が決定されることがわかりました。その結果を第二次大戦時にアメリカ軍がオペレーションズ・リサーチといわれる科学的な手法を用いてさらに昇華させたんです」

「オペレーションズ？」

「ORと言って、計画を最適化する技術です。最近、病院などで導入が進んでいるクリティカルパスはご存知ですよね」

「ええ。当院ではクリニカルパスって言っていますが」

「このORが元になっています。計画が必要な局面では必ずお世話になっているものなんです。そこで培われたランチェスターの法則を、戦後に日本のコンサルタントが経営に適用し始めたんですよ」

「へぇ、日本で。それも歴史がありますね」

「そこから多くの人が経験則とこのランチェスターの法則を、今回のように様々なビジネスの場面で適用しているというわけなんです」

「孫氏とランチェスターの本って売っているんですか？」

「もちろんです。インターネット上にもいろいろ載っているので、興味があれば一度ご覧になられてはどうでしょう」

「なんか兵法書とか軍事理論って面白そうですね」

「クラウセヴィッツの『戦争論』や、マキャヴェッリの『君主論』、日本でも宮本武蔵が書いた『五輪の書』などがあるので読まれてみてはいかがですか」

「奥深そうだな」

「さて、ではご覧いただいた**マーケットシェア**についてご説明します。この表には覚えておいていただきたい数字が4つあります」

そう言うと影虎はパソコン画面の「**独占シェア**（74％）」、「**相対シェア**（42％）」、「**トップシェア**（26％）」、「**優位シェア**（15％）」を次々に差し示した。74％を超えるシェアとなると競合がほぼ存在しない状況で、マーケットにおいては特殊なケースであること、また42％以上でも、ほぼ地域では競合の追従を許さない独走状態であること、また、26％と市場のほぼ4分の1であっても地域のなかでの圧倒的な一番店となること、さらに低い15％であっても地域のいわゆる繁盛店であると言えることが説明された。

「思ったよりも低いシェアで繁盛店になるんですね」

「競合の密度が高ければ、このくらいのシェア率でさえ、獲得するのは簡単ではありません」

「どちらの〝池〟で釣ろうかな」

「そこを見極めるのが至難の業で、診療圏調査結果と経験則が頼りです。すでに開業されている他の先生方も、経験則があるわけですから、お知り合いの先生にアドバイスを求められても良いと思います」

「やっぱり経験則が物を言うところなんですか？」

「医療経営に関するマーケティング研究って、実は相当未熟です。なぜならば臨床の世界のようにはエビデンスや症例数が取れないからです」

「マーケティングって、もっと科学的根拠に基づいて体系化されてきているものだとイメージしていました」

「そのイメージは間違いではありません。ただ業種業態が違ってしまえば、大きく前提条件が変わってしまいます。臨床の場合は極端な話、世界中の患者から症例を集められますよね」

「まぁ、人種や住環境の違いとかで前提条件は変わってくるけど、所詮は同じ人間だから大局的には同じとも言えるかもしれません」

「さらには医療と違って、マウス実験などの基礎研究なども行われませんから、余計に同条件での比較検証が出来ない領域だと言えます。しかもビジネスの世界は競争なので、ノウハウを公表することは、積極的にしないですから」

「そこで、経験則か」

「もっと言えば医療経営に競争原理が持ち込まれたのは、開業ブームが起きた近年になってからなんです」

「医療マーケティング領域はまだ歴史が浅いと」

「だから私も他業種で培われたマーケティング研究や体系化された理論を使って、医療という独特なフィルターを通して、この未熟ともいえる領域を開拓し続けています」

「医療も、いくら医学が進んでも、最終的な判断や意思決定は現場の医者がするんですから、結局は経験則なのかもしれません」

「しかも、経験則だけに頼るのではなく、〝事実〟をつかむことによって、その見極めの精度が上がります」

「事実?」

「私たちは、そこで起きている**現象や事象を因数分解**することを徹底的に行います」

「因数分解?」

「どのような要因が積みあがっているのか根本的なところまで落としこむことで、現象や事象が体系化され、本当の事実が見えてきます」

「理論、経験則、事実って、奥が深そうなことを言いますね」

誠がからかうと、影虎は笑ってこたえた。

「私から見れば、医療こそ奥が深く見えますけれどね。さあ、これで予測来院患者数がはじき出されますよ」

「おさらいしてもらえますか」

「はい。まず、**診療圏設定**して地域の**人口**を調べます。人口に**受療率**を掛け合わせると**推定患者数**が出ます。そして**目標シェア**と**推定患者数**を掛けるといった流れです」

「目標シェアの設定ってどうすれば？」

「基本は競合と設定した医療機関の数を参考にします」

「なんとなくの理解でも良いですか？」

「ええ、流れだけでも結構です。計算はやっておくので、３Ｃ分析の最後に移りましょう」

「孫氏の〝彼を知り〟ということで」

「さすが先生、覚えましたね。**Competitor**――つまり、競合分析です。自分がやりたいことをとことん追求することは理想かもしれませんが、競争環境のなかでは、できることとできないことがあるということを知るべきだということです」

「というと？」

「仮に、内視鏡日帰り手術施設を計画したとして、診療圏内に同様の施設があったらパイの奪い合いで患者数が目減りしてしまいますよね」

「自分の腕に自信があっても、ポジショニングの設定を誤れば、患者さんは集まらないって話してくれましたね」

「地域にその評判がたつまで時間がかかりますし、先に陣を張っている方が市場では有利です。腕が良くても体力勝負で負けてしまうことがある世界なんです」

「腕に過信せず」

「そこで〝**戦わない経営**〟です」

「〝失敗しない経営〟ではなく？」

「戦わなければ負けはないので、通じる言葉です。無医村で開業するわけではないので、なるべく戦わない経営ですけどね。設定したウリが競合とどれだけ被るかについても、Competitorで分析します」

「交差点の候補地の競合はどこを設定しますか？」

「大きな脅威となるところは、ほぼないと思っています。私たちの出した新線狙いの仮説が当たったかもしれませんね」

「では競合分析は必要なさそうですか？」

「念のため、駅前から移転したというクリニックはまだ内科も診療されているということなので、調べておきます。それから、不人気とは言っても市民病院についてもどのような先生が診察されているのか確認します。あとは診察時間や予約の有無、混雑状況、施設、看板やWeb対策などマーケティングへの取組み度合い程度は調べておきます」

◇　◇　◇

2週間後に、診療圏調査報告を受けた。影虎が提示した1日の予測来院患者数は、80人となっていた。小児科も含めた数字とはいえ、高い数字が出たという。やはり理由は競合医療機関が少ないからだという。

「清宮さん、これなら安泰です」

「期待を込めた希望的観測としての数字ではないですが、ただあくまで予測です。しかも開業した月からいきなり出せる数字ではありませんからね」

「それもそうか」

「通常3年から5年で達成するくらいのイメージでいてください。ただ単月での達成は2年目の10月から2月くらいでいけるかもしれません」

「患者さんが増える時期ですからね」

「その時までにどれだけプロモーションを行い、地域住民の認知度を上げられるかで、そのピークが変わります。ピークだけでなく〝戦わない経営〟つまり、競合医療機関が少なければ少ないほど、開業後の患者数の増え方も早くなります。よって、手持ちも収入も少ない最も経営が不安定な開業当初を早く乗りきれます」

「それは良いことですよ。精神的なドキドキの期間が少なくて済みますから」

「だからと言って、何もしなかったらそれなりの時間がかかります。近くにないだけで、皆さんどこか遠くの医療機関にはかかっているわけなので」

「やっぱり存在を知ってもらうって大事ですね」

「具体的な方法は、時期がきたらお話しますから」

影虎の報告を受けて開業しない理由は誠には見つからなかった。

少し間を置いて、誠は言った。

「清宮さん、ここに決めようと思います」

気持ちが高ぶって声が上ずった。

「わかりました。ちなみに投資額はざっと見積もって1億2000万円です」

その金額を聞いて現実に引き戻された。

「やはり高くないでしょうか？　コストをかけずにもっと賃料の安いテナント開業をしたほうがいいのかな」

「どちらが良策だとは言えません。ここでも十二分に投資回収できると考えます」

「これは投資ですものね」

「それであれば、この土地を借りた戸建て開業と別の候補にあったテナントでの開業、それぞれの損益収支シミュレーションを作成しておきますよ」

「それで意思決定すれば良いですか？」

「物件探しは縁なので、その縁を逃さないためには勢いは必要です。だからこそ冷静な判断が求められるので、材料は揃えておきます」

「助かります。ただ、土地の賃料が決まっていませんが」

「今の段階ではおおよその金額で十分です。ただし賃料についても不動産屋と定期借地契約の内容や保証料などの諸条件をつめておきます」

「私も何かしますか?」

「必要な医療機器のリストを挙げておいてください」

「荒川医療機器の中野さんが作成したものがありますが」

「ではそれを私にいただけますか」

「でも、あそこでお願いすることは、もうできないですよ。今考えれば余計なものも含まれていますし、価格の交渉もロクにしていません。それで構いませんか?」

「今の段階では、それで大丈夫です。それどころか、欲しい物を好きなだけリストアップしてもらっても構いません」

「今の段階ではってことですよね?」

「もちろんです。後で削らせてもらいますから心配しないでください」

2人は広げた資料をしまい込み、2週間後に会うことを約束して喫茶店を後にした。

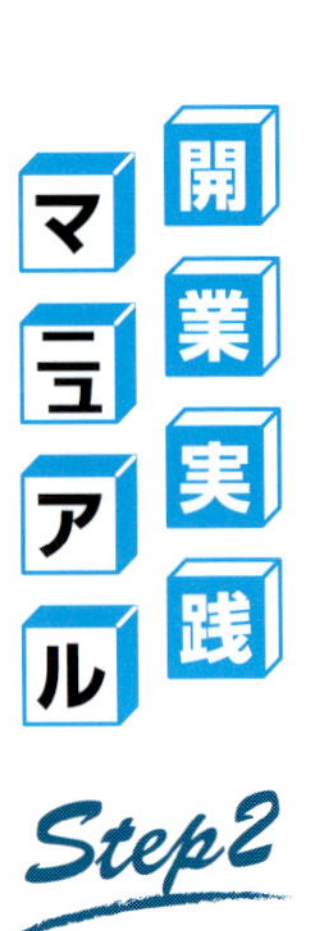

開業パターン

開業すると一口に言っても、様々なパターンがある。大別すると、自身で立ち上げる**新規開業**と親や親族など身内もしくは第三者からの**事業継承**がある。新規開業については、これから説明する開業パターンのなかから、診療内容、立地、準備資金の量などの制約条件に照らし合わせながら選択することになる。もう一つの事業承継は、親子（親族間）承継とそれ以外に区分される。親子承継は、既存資産を身内で引き継ぐため、相続税対策を中心とした税制面で専門的な知識が求められる。多くは、親の代からの顧問税理士がそのまま引き継ぐため、新たにパートナーを探すこともなく比較的スムーズに承継できる。

一方で、それ以外の第三者承継（売却）の場合は、いわゆるM＆Aの実務経験のあるコンサルタントや、その分野に明るい弁護士や税理士（会計士）を必ずつけるべきだ。医師本人だけで、進めてしまうと、おおよそ高い買い物になってしまう場合が多い。信頼できるパートナーがいるのであれば、患者を引き継ぐことができるため、継承直後から売上を見込める事業継承には、大きなメリットがある。**デューデリジェンス（企業価値評価）**を行い、隠れた負債がないかを確認したうえで、固定資産評価額やのれん代（営業権）の設定が適当な案件であれば、一つの選択肢としても良いだろう。また、それが2007年度以前に設立した持分ありの医療法人格※をもっているのであれば、今の段階ではメリットになる。

※2007年度の医療法改正により、これまで法人を解散するときに出資持分の割合に応じて資産を出資者へ分配できた。しかし、新法では医療法人をより非営利性の高いものにしていくため、解散時には残余資産が国などに帰属すると定められた

新規開業におけるパターンは、まず**戸建**か**テナント**で分岐する（図表M5）。

戸建となれば、土地も建物も両方所有するものだと思われがちだが、他にも土地が借地で建物は自身で建てるパターンや土地も建物も自身では所有せずに賃貸といったパターンがある。元々、自分や親の土地ならば、建物のみなのでその分初期費用は下がるが、土地も購入するとなると当然、費用は膨らんでくる。ただ、土地は不動産としての資産性がまだ高く担保価値もある。一方、医療専用の建物は、他に流用できないため他に買い手が見つからないということで資産性が低く担保価値もほぼない。土地購入か借地かの判断は、初期費用だけでなく、担保の評価状況や資産形成までを考慮することになる。なお、借地で建物を所有する場合、土地の保証金（敷金）と建物代が初期費用となり下げられるが、賃料が発生するためランニングコストが上がる。なお、その際の土地は、通常「**旧借地**

図表M5 開業におけるパターン

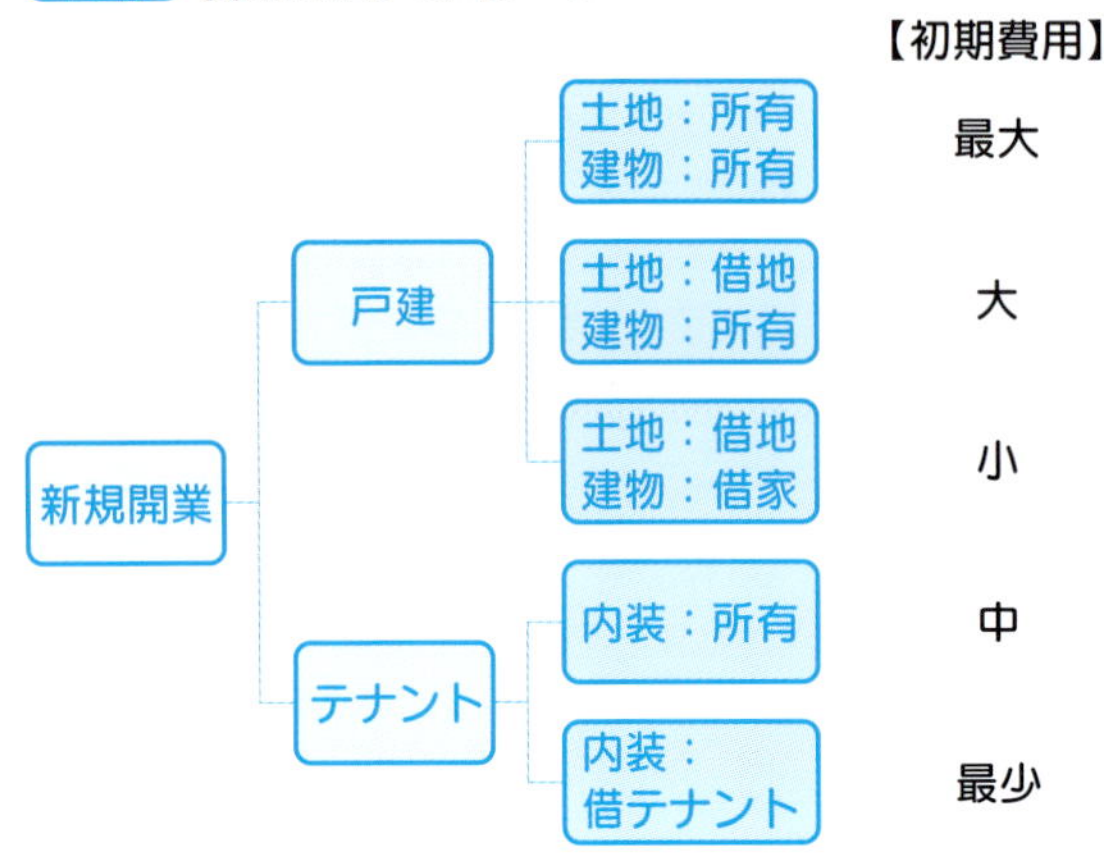

権」「**普通借地権**」「**定期借地権**」のいずれかの契約形態を取ることになる。詳細説明は省くが、「定期借地権」のみ、契約終了時点で契約更新は貸主が判断できてしまうため注意が必要だ。

土地と建物一切を賃貸するパターンでは、初期費用を抑えることも可能だ。建物の設計や仕様について、どこまで借主の意向に沿ったものとなるのかは状況によって変わってくる。この場合には「リースバック」という方式を用いる場合が多い。ここでも詳細説明は省くが、テナント扱いに似ている。ただし、最初に貸した相手（開業医）との契約が契約期間満了まで継続することが前提となり、長期の利用が求められる。また初期費用についても、「建設協力金」と言われる保証金のようなものが設定されるため、建物を自己所有する場合と変わらなくなることがある。もし契約期間前に契約解約となれば、一般的には「建設協力金」は貸し手のものとなる。慣習上その契約期間は15〜20年程度に設定されるが、開業医の開業時の年齢とリタイア予定の年齢を考慮して決めていくことになる。なお、契約満了時には土地・建物の不動産資産は残らないため、子供が医師となり承継の予定があったり、資産形成を優先的に考える場合には適さない。テナントの場合、内装設計および工事については、多くは借主である開業医が行うこととなる。契約完了時には原状復帰が一般的となる。近年**医療モール**といわれる複数の開業医を集めた施設も多い。ただ医療モールも飽和状態になっており、借り手のつかない施設も多い。また同じ場所に複数科あるから患者にとってメリットがあると謳っているのだが、実際には同時に複数科をはしご受診する患者が少ないため、メリットになっていない。しかも医療モール内の開業医が密接に連携しているところは少なく、逆に標榜科や診療内容が重ならないような配慮が必要になるため、診療の幅も含めて、いろいろな制限が入ることを事前に想定しておく必要がある。

なお、医療モールを選ぶ場合のポイントは、そのモールを企画する業者の主体業務を知っておくことだ。例えば調剤薬局であれば、借り手の売上が自分の売上に直結するため、立地選定も慎重になる。また、医療とは関係が薄い不動産会社などが企画していると、診療圏調査も含めて見通しが甘くなりがちだ。医療モールだからということではなく、通常のテナントとして判断すれば良いだろう。

他には**商業施設**や**駅ビル**など人の集まるテナントも、標榜科やターゲットしだいで積極的に選択してもよい。ただし、希少物件となるため、日頃からアンテナを張って物件情報を収集するルートを持っておかなければならない。なぜならば、多くは人気が高いためほとんど公にはならないうちに借り手が決まってしまう。ちなみにこのような希少物件は賃料が高くなる傾向にある。とはいえそれ以上に患者が集まると見込めるのであれば、高くても回収できる。なお保険診療を中心とする医療施設であれば、**賃料の坪単価上限は2万5000円くらいまでをひとつの目安**としておくと良いだろう。ただし、一部地域や特殊なテナント物件に限られる話である。

また、テナントのなかには、内装も含めて賃貸にするパターンもある。医療施設は、標榜科や医師の診療内容などで医療機器やレイアウトが変わるため、このパターンは少ない。ただし、居抜き物件といって、前の入居者が何らかの理由によってその物件から離れ、貸し手がそのままの状態で貸すことも稀にある。標榜科が同じならば医療機器も引き継げるメリットがある。ただ賃料の他に別途リース料として請求されることが一般的である。

持ち家なのか一生借家なのか、どちらが得かという議論がしばしば聞かれる。しかし、結論は出ていない。つまりどのパターンにおいてもメリットとデメリットが存在する。いずれにしても、どのパターンにするのかよりも、**立地ファースト（最優先）**でパターンを選択するのが良いだろう。

立地選定のポイント

50歳代まで大学病院や地域中核病院で勤務医として一定のキャリアの頂点までのぼりつめ、そろそろ住環境の良い自宅のそばで開業して、のんびりと残りの人生を過ごそうと考えているパターンは、開業後に患者が集まらずに失敗（もしくは苦労）することが多い。のんびりとやろうとしているのだから、患者が集まらなくても問題ないと思われるかもしれない。ただそれが、採算が合わないほどに集まらなかったらどうだろう。開業時の借金を返済しなければならない。これまでの生活を維持するために貯金を切り崩していかなければならない。住環境の良いところは生活費も上がるし、子供の進学や住宅ローンなどでお金もかかるかもしれない。小説のなかでも触れているが、**住環境の良い地域での開業は、競合も多い**と考えるべきだ。医師が住みたい（住むことができる）街は、他の医師にとっても住みたい街である。なんだかんだと似た行動を取るものである。例えば、筆者のクライアント（医師）は皆さん、同じようなメーカーの同じような車種の車に乗っていたりする。彼らの住む場所のご近所には必ずと言ってよいほど同業の医師がいる。開業地でも同じことが起こるのだ。

また、〝のんびり〟という発想だから勤務医時代のお抱えの業者に開業を丸投げしてしまい、高コスト構造となり、赤字を垂れ流していく。腕には自信がある。良い医療を提供すれば自然と患者は集まると思っていた。しかし、近隣の開業医は、専門医でもないのに流行っているというのに、腕は上であるはずの自院は、なぜか患者が増えない。これまでやってきたことに自信もあるから、地域の医療ニーズに順応した診療が行えない。結果として貯金も底をつき廃業届を出して勤務医に戻ることになる──そうした最悪のケースも少なくない。

不安を煽るつもりはない。結果オーライで目的と経営を両立している開業医も少なくない。厚労省が出している「医師・歯科医師・薬剤師調査」の統計によれば、**20件に1件が経営的な理由によって廃業**していることがわかる。20分の1の確率を高いとみるか低いとみるかは人それぞれであるが、この確率を下げることはいくらでもできる。〝のんびり〟目的は別に悪いとは思わないが、それは経営が軌道に乗ってからの話ではないだろうか。集まらない立地条件で、患者を増やすことは簡単なことではない。一方で、集まりすぎている患者の数を減らすことはむずかしくはない。それによってターゲットも絞り込める。だからこそ〝のんびり〟目的であったとしても、患者数を決める立地選定は慎重にかつ緻密に行うことがとても重要になる。

◇　◇　◇

小説で池が話題になっている。資本がまだ小さい新規の開業ならば特に、可能な限り**小さな池を見つけ出すこと**である。それが**〝戦わない経営〟**だ。経営が安定すれば、医療にも他のことにもその分の時間、労力、お金、そして熱意を注ぐことができる。開業医としての一つの成功のかたちではなかろうか。そのために小説のようにポジショニングを定め、エリア選定となる。そして開業パターンや開業にかける予算の方向性（第3章参照）を決めつつ不動産物件を探していくことになる。そこで〝縁〟の確率を上げていくことが必要だ。確率だから、分母である情報量を増すことが大事だ。10のなかから選ぶ物件と100から選ぶのでは、良い物件に出会える確率は10倍差が生まれる。

通常不動産物件の**情報リソース**は次のとおりとなる。

①不動産会社
②インターネット不動産情報サイト
③金融機関
④業者（医薬品卸・調剤薬局・医療機器）
⑤縁故

郵便はがき

料金受取人払郵便

神田局
承認

6539

差出有効期間
平成29年9月
4日まで

101-8796

508

（受取人）
東京都千代田区神田神保町 2-6
十歩ビル

医学通信社 行

TEL. 03-3512-0251　FAX. 03-3512-0250

お客様コード

おところ〒

(フリガナ)
お名前 印

お電話

注文書（予約注文含む）（このハガキ面をFAXでお送り下さっても結構です）

書名	部数	書名	部数
		手術術式の完全解説 16-17年版	
診療点数早見表 2016年4月版		臨床手技の完全解説 16-17年版	
DPC点数早見表 2016年4月版		在宅医療の完全解説 16-17年版	
薬価・効能早見表 2016		医学管理の完全解説 16-17年版	
診療報酬・完全攻略マニュアル 16-17年版		標準・傷病名事典 Ver.3.0	
レセプト総点検マニュアル 16年版		外保連試案 2016	
入門・診療報酬の請求 16-17年版		薬剤・検査早見表 2015	
受験対策と予想問題集 16年前期版		薬剤・傷病名早見表 2015	
診療報酬・完全マスタードリル 16-17年版		介護報酬早見表 2015年4月版	
医療事務100問100答 16年版		介護報酬パーフェクトガイド 2015-17年版	
【医療事務】実践対応ハンドブック 16年版		最新・医療実務用語 3600	
最新・医療事務入門 16年版		臨床・カルテ・レセプト略語事典	
公費負担医療の実際知識 16年版		2025年へのカウントダウン	
医事関連法の完全知識 16年版		“開業”プロフェッショナル	
最新 検査・画像診断事典 16-17年版		“集患”プロフェッショナル 16年改訂版	
(その他の注文書名)			

『月刊／保険診療』（○をつけて下さい）

1. 定期購読　　年　　月号から　6カ月・1年　　　2. 見本誌希望

※「口座自動引落し＋1年契約」の割引特典を〔希望する・希望しない・未定〕

2016.1

どの情報リソースでもよいので、できるだけ物件情報を入手して、**良ければすぐ現地に足を運ぶこ**とで縁を生む。また相場観も養うことができる。人の流れは、朝、昼、夜で違う。また平日と休日でも変わってくる。その労は決して惜しんではいけない。

立地選定が絞られてくる頃に、『**診療圏調査**』を行うことになる。コンサルタントによって違いはあれど、基本的には診療圏内における**人口動態**や**人口分布**、そこに**受療率**を掛け合わせて**推定患者数**をはじき出す内容となる。

当然ながら最終意思決定は、開業する医師が行う。診療圏調査の結果まかせではなく、自らの見極める目も養っておきたい。〝戦わない経営〟のための立地選定の原理原則は、小説でも本項でもお伝えしたとおりである。それを前提としながら評価に入っていくことになるが、評価する時には立地を〝**次元**〟で捉えていく方法がある。それは空間の広がりを表す**Dimensions**のこと（図表M6）で、つまり点である0次元、線の1次元、面の2次元、立体空間軸をもつ3次元、そこに時間軸という概念を追加した4次元を指す。

①0次元

物件そのものの**地点評価**となる。

・物件自体が施設として適用可能な規格（広さや形状）
・物件自体の視認性
・物件へのアクセス性（間口の広さ・道路や通路の入りやすさ・駐車場の有無など）

図表 M6 立地評価の際の次元

名称	Dimension	概念図
0次元	点	・
1次元	線	−
2次元	平面	□
3次元	立体	（立方体）
4次元	時間	（立方体）→（立方体）→（立方体）

②**1次元**

診療圏から物件までの**動線評価**となる。

・診療圏内における立地評価（歴史的・文化的背景）

・地域住民（ターゲット患者）の生活（消費行動）動線への接触度合い

・動線内での競合の有無

・中心部（心理的・地理的のぼり）からの位置関係評価

③**2次元**

物件を中心とした**診療圏評価**となる。

・診療圏人口ボリューム（人口・世帯数・世代・昼間人口など）

・受療率（患者数）

・地域特性（居住形態・所得水準・職業特性・その他地域性）

④**3次元**

点・線・面をつなぎあわせての**立体視評価**となる。

⑤**4次元**

過去から未来への**動態評価**となる。

・過去の人口動態
・将来の人口動態予測
・地域の将来性
・競合参入・撤退の予測（他院の開業医の年齢や親子承継の可能性）

それぞれの視点で評価すると良い。ただ、すべてにおいて100点満点となるような物件には、出会えないであろう。ある視点においては高評価となっても必ず別の視点になると低い評価となってしまう。何かを得られたら、何かを妥協しなければならない。**優先順位**を決めておくことと、**全体のバランス感覚**をもつことが物件探しのコツである。

さらに、一つ加えるべき最も大切な視点がある。それが患者の視点である。バランス感覚とは、自分が患者側の立場になってみることで感じられるものである。まずは、自身が患者となった場合をイメージしながら評価してみる。そして自分のターゲットとする患者の様々な背景を想定して、それぞれの視点で評価することで、また違ったものが見えてくるはずである。

門前調剤薬局の必要性と関係性

立地を決める段階で、薬の処方を院内で行うか院外で行うかについては、同時に選択しておかなければならない。

1980年代の頃までは院内処方が主流であった。当時は薬価差益が大きく、処方すればするほどに利益を生み出すことができた。その結果、利益優先の弊害で〝患者の薬漬け〟が問題視された。その是正目的もあって薬価算定方式が導入され、薬価差益を大幅に圧縮してきた。それによって院内処方での利益は大幅に圧縮された。さらに院外処方せん料を引き上げる政策誘導によっても、医薬分業は促進された。

医薬分業の具体的なメリットとしては、**医薬品の購入費用の圧縮**が挙げられる。院内処方を行うためには在庫を抱える必要がある。開業当初は現預金の保有量も少ないため、大きな負担を伴うことになる。院外であれば、その必要がない。また院外処方であれば、調剤業務のための**人件費**、**設備**、**在庫スペース**、**在庫管理の労務**などすべてが不要となる。さらには医師優遇税制といわれる概算経費の額（開業実践マニュアルStep1参照）が院外処方とすることで引き下げられたため、診療報酬額によっては節税の対象となる。よって現在開業する際には、大半の医師が院外処方を選択する。その場合にこれまでのパターンとしては、クリニックと隣接させるいわゆる門前調剤薬局をパートナーとしていた。

戸建ての場合で、**薬局誘致**を前提とするならば、土地選定の際には調剤薬局部分の広さなども考慮する必要がある。そのため立地選定の段階からパートナーとなる薬局に声掛けをして接点をもっておくことが必要になる。テナントであっても門前薬局を置くことを前提とすれば同様だ。しかしながら、最近では調剤薬局が増えて、薬価差益も圧縮されて、調剤薬局の経営もきびしくなってきており、単一クリニックの処方枚数に頼るような門前開業は、消極的になってきた。特に大手の調剤薬局チェーンは、開業を断るケースが増えている。そのために個人経営や地域の小規模調剤薬局グループが候補にあがってくる。

大手調剤薬局チェーンは、人材確保や運営の面において安定しており、ある一定レベルの質は担保できる。一方で、個人や小規模であると個人の能力に依存するため、質がばらつきやすい。ただし、個人や小規模であれば意思決定も早く、細かい対応が可能で融通もききやすい。小規模になるほどその質は経営者の考え方に反映される。よって、経営者や経営幹部と面談を行い、企業理念や運営方針などを見極めていくことが大事だ。また、自院の処方に対応できること、薬剤師やスタッフの確保や教育訓練に対する考え方、経営の安定性、実際の店舗責任者の人柄などもあわせてチェックすると良い。もしも相性の合わない調剤薬局がパートナーになってしまうと、余計なストレスを抱えることになる。ストレスだけでなく、薬局のサービスが悪ければ間接的に患者離れにつながる。門前薬局があっても保険診療の場合には、クリニックが特定の薬局へ誘導することは禁止されている。一度誘致したら替えられないため、慎重に行うことが必要となる。

過去には、薬局側からクリニック側へ、リベートや家賃支払いの肩代わり、接待交際といった利益供与が行われていた。しかし最近は、保健所の指導もきびしくなり、また薬局も企業コンプライアンスの徹底が社会的に必要となった。よって、クリニックからの過度な求めには応じなくなっている。先輩方の時代の話（過度な要求）をそのまま鵜呑みにしていると、のちに保健所からの指導対象となるため注意が必要だ。

また分業を明確にする観点から、クリニックと薬局の入口は構造上、明確に分けなければならない。つまり、同じ敷地内であっても柵などによって敷地を分けて、しかもいったんは公道（もしくはそれに準拠するもの）に出なければならない患者動線にしておくことが条件となる。

最近では、調剤薬局の乱立で、患者側も院外処方が当たり前になってきている。そのように市場環境が変わり、地域によっては門前に調剤薬局を置く必要性が薄まってきている。患者の利便性を考えれば門前に薬局があるほうが良いが、そこにこだわって良い立地を逃すほうがデメリットは大きい。最終的には、地域性や不動産物件の状況などから、経営者としての総合的な判断が求められることになる。

第3章

開業プランニング

夢なき者に理想なし、
理想なき者に計画なし、
計画なき者に実行なし、
実行なき者に成功なし。
故に、夢なき者に成功なし。

吉田　松陰（松下村塾主宰者）

計画の中身

「２週間前に先生とお会いした次の日に、早速あの土地を買いたいといった申し出があったそうですよ」

「どんな方ですか？」

「同業者のようです」

「つまり医者ですか。考えることは同じですね」

「私たちを優先してもらえるように不動産会社とは交渉済ですが、何が起きるかわかりません。速やかに意思決定していきましょう」

誠と影虎が、再び落ち合った。

「さて今日の本題、『**開業計画書**』について説明に入りましょう」

影虎は１冊の資料を誠の前に置いた。

「いきなり開業すると言っても、雲をつかむような話ではないでしょうか」

「初めてのことだらけで、闇の中に自分が置かれている感じです」

「闇雲では、確実に失敗する確率は高くなってしまいます。失敗こそしなくても、無計画によるロスも当然多くなってきます」

「そうでしょうね」

「そこで質問です。初めて訪れる土地で、指定された目的地に向うよう指示されます。ただし、地図や携帯は持てません。道中、誰かに訊いてもいけません」

「たどり着けそうにありません」

「では、目的地の特徴と現在地からの方角と直線距離を示された場合はどうでしょう?」

「まだ漠然とした情報で不安ですが、時間をかければ何とかたどりつけるかもしれませんね」

「では、出発前に1分だけ、目的地までの地図を見ることができたら?」

「持っては歩けないんですよね。でも何も見ないよりは早く着けるのではないでしょうか」

「その土地を俯瞰できるのは大きいですよね。経由地点となりそうなランドマークや交差点なども1分の時間内で頭に入れておくはずですし」

「道順さえわかれば、行ける気がします。しかも道を外しても、間違いに気付くことができるでしょうから、いつかはたどり着けると思います」

「これは、計画の必要性の喩えです」

影虎は、1枚のメモ用紙を誠に見せた（図表14）。

「計画によって、効率的に目標まで到着できる可能性が高くなります。ただ、計画どおりに物事が運ぶとは限りません」

「それどころか、思いどおりになることのほうが少ないかもしれませんよ」

「計画の全体像が俯瞰できていることや、目標までの経由地である中間目標が定められていること

図表14　計画の必要性

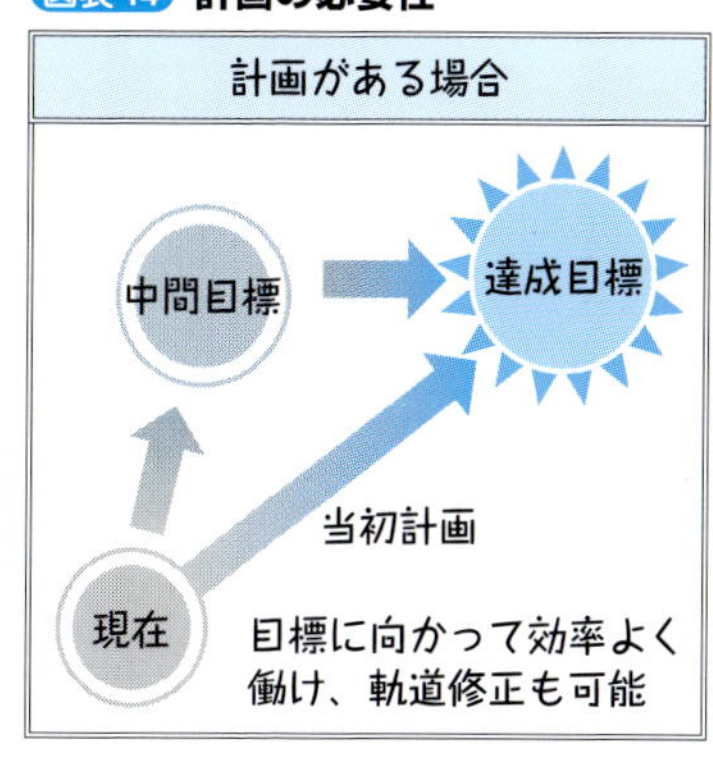

計画がない場合
達成目標
?
現在
無駄な動きが多くなり
軌道修正も不可

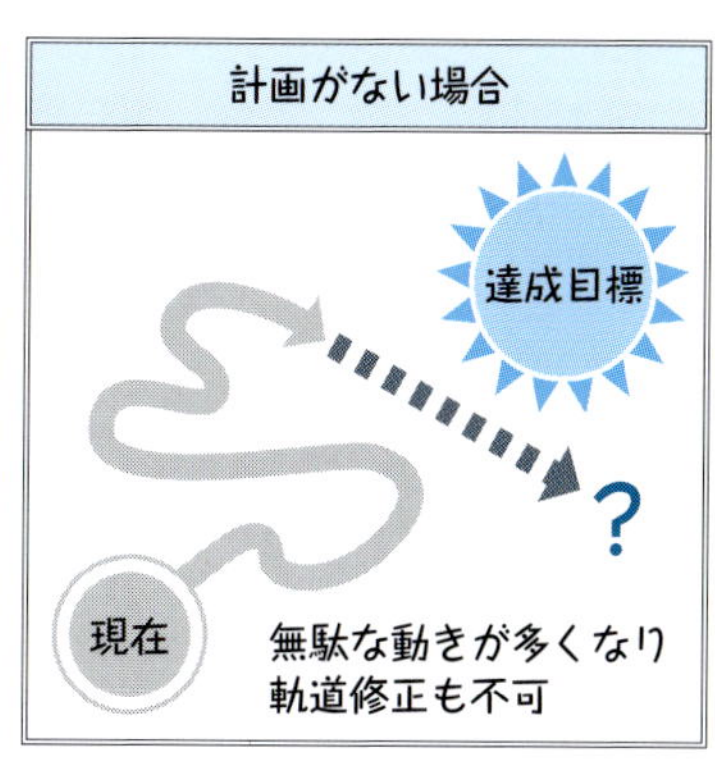

で、計画とのギャップを認識できます」

「それが早ければ早いほど軌道修正も楽になるでしょうね。隅田さんの件も闇雲に進めた結果のロスだったのでしょうが、清宮さんに出会えて軌道修正できそうです」

「それは違います。私も予測を外すことはあり得ます。計画を見誤ることは絶対ないとも言えません」

「人間のやることですから、それは当然のことでしょう」

「それを想定しつつ、私も先導してまいります。ただ最終意思決定は、先生ご自身です。計画の中身でわからないことがあれば、どんどん訊いてください。そして確信をもてるまで理解するよう努めていただきたいのです」

「わかりました」

「そこで『嫌な患者になれ』です」

「急に何ですか」

「患者やその家族が医師というケースはありますよね」

「ええ、時々」

「診察する時やりにくくありませんか?」

「確かに気は遣います」

「なぜですか？」

「専門が違ったとしてもそこは同じ医者ですから、中途半端な知識でモノを言えば見透かされると勝手に思ってしまいます」

「ある程度の緊張関係にありますね」

「その意味で『嫌な患者』というわけですか」

「専門外だとしても、医師としての知識や経験があります。だからこそ疑問もぶつけてきます」

「最近は、医者だけじゃないんですよ。インターネットの普及で、患者さんもいろいろな情報を簡単に得られるようになって、結構それはそれで大変なんです」

「プロフェッショナルに何かを委ねる時は、全幅の信頼を寄せるべきだと、先生はお考えですか」

「最終的には、そうしてほしいです。ただ患者さんも疑問があれば、それをぶつけてほしいです。黙っていられて、あとから文句を言われても困りますから」

「医療は、私たち患者からすればブラック・ボックスです。委ねることが大事ではありますが、最終的には自分の身体のことですから、自分なりに知識を得て納得したいと思うのも人としては当然のことだと思います」

「セカンド・オピニオンを要望する患者さんも増えましたからね」

「先生も、少しでも疑問を感じれば、同じ行動を起こしますでしょ」

「もちろん」

「何も理解していない人は、疑問すら湧きません。開業を進めるにあたっても同じことだと思います。開業されるのは誰ですか？」

「自分です」

「その本人が内容をまったく理解していない、計画書って意味ありますか？」

「ないです」

「だからこそ、私たちもある程度の緊張関係でいることが良いことかと思います」

「それも〝失敗しない経営〟のためですね」

「そうだと考えています。さて計画の必要性が理解できたところで、開業計画書の作成の流れについて説明しましょう」

影虎が、開業計画書の表紙をめくり、目次を見せた（図表15）。

「各項目の概要をお話しします。まず『**計画概要**』ページで開業予定時期や開業場所、開業形態などを記載して、読み手が計画の全体像を捉えられるようにします。次に『**開設者プロファイル**』です」

「プロファイル？」

「先生のご経歴や保有資産、家族構成、年収などを明記しておきます」

「そんな個人情報まで必要ですか？」

「個人開業となると、基本的に家計のサイフと一緒になります。計画を立てていくうえでは必須です」

「確かに自分の収入が勤務医と違って保障されなくなりますしね」

図表 15 開業計画書の目次

0. 目次

「それどころか、当初はマイナスです。そこで、先生の給与所得以外の世帯収入も考慮します」

「妻の収入ですか？」

「他にも不動産収入などあれば、すべておっしゃってください。あとは出費です」

「生活費ということですかね」

「食費や光熱費、遊興費だけでなく、家や車などのローン、お子様がいらっしゃれば教育費まですべて明らかにしていただきます。ちなみに最低どれくらい月に必要ですか？」

「住宅ローンや子供の教育費も結構かかっているので、100万くらいは必要でしょうかね。家計は嫁に任せっきりなので後で答えてもかまいませんか?」

「『損益収支計画』の項目で生活費を入れる必要があります」

「次回までに聞いておきます」

「次は『**コスト計画**』です。初期費用つまりイニシャルコストの内訳です。土地や建物、医療機器などにどれくらいかかるのかを概算見積りするところです。そのコストの調達先を次の『**資金調達計画**』で明確にしていきます」

「つまりは、どこの銀行からいくら借りるかを計画するということか」

「はい。ただ調達先は銀行だけに限りません。大きく3つに分類されます。**自己資金**、**借入金**、**リース**です」

「**自己資金**というのは自分の貯金と考えれば良いですか?」

「違います。生活費やいざというときのために手元にある程度残しておく必要があるかと思います」

「逆に、どれくらい用意しておけば良いのでしょう?」

「一般的には、**イニシャルコスト**の1割程度と言われています。ただし、無理する必要はありません。私の考えでは、万一に備えてなるべく手元に現金を残しておきたいと考えています」

「〝失敗しない経営〟ですね」

「とはいえ、さすがに、自己資金ゼロだと貸し手側の心証は悪いので、数百万円くらいはあったほうがいいですね」

「300万円くらいでしたら準備できます。それ以外にも親から少し援助してもらえそうなんですが、それも自己資金に含めますか？」

「贈与ならば自己資金です」

「親はそう言ってくれています。ただ自分としては、今のところは返済するつもりです」

「実は、これは相続が絡んでくるので思っている以上に複雑です。クリアにしておいたほうが良いところなんです」

「クリアに？」

「基本的に、親子間でも扶養関係になければ贈与税が発生します。ただし、年間110万円※までならば実は無税です」
※2015年8月現在
「そんなルールがあるんですか」

「贈与の意思が明らかならば、その枠だけはありがたく頂戴すれば良いでしょう。それを超える金額は、無利子で借入れておいて、軌道に乗って手持ち資金に余裕が出てきた時に返済するというのも一つの手です」

「別の手もあるのですか？」

「ここが相続税対策の複雑なところです。例えば、土地や建物の評価額を下げる方法や、借入金の残額は全額債務控除になることで相続税を減額できます」

「親に借金してクリニックを建ててもらって、自分が借りるということですか？」

「ええ。ただし、ケースバイケースで効果が生まれるかどうか税理士にきちんと計算してもらうことにはなりますけれど」

「ここまでくると、もう理解不能です」

「どれがベターな方法か、試算してみます。今のところは、考慮するということだけ覚えておいていただければ十分です」

「近いうちに実家に帰る機会があるので、親の考えを聞いておきます」

「そうしてみてください」

「2つ目の**借入金**というのは、**銀行からの融資**分だと考えておけば良いですか」

「今はその理解で結構です」

「理解できました。ただ、3つめの**リース**がなぜ資金調達先になるのか不思議なんですが？」

「リース会社って何をするところかはご存じですか？」

「レンタルショップみたいに車や医療機器などを貸してくれるところですよね」

「そのままの認識だと、ちょっとリスクを伴う可能性もあるので説明させてください。そもそもリース会社は客の代わりにお金を借りて、客の代わりに商品や物件を購入し、そしてそれを客に貸すことで利益を得ています」

「レンタルショップと同じ気がしますが」

「それは意味合いで言えば、オペレーティング・リースに近いですかね」

「初めて聞く言葉ですね」

「リースには、今申し上げた**オペレーティング・リース**ともう一つ**ファイナンス・リース**の2種類があります。２つの大きな違いは、オペレーティング・リースが中途解約がペナルティなしでも可能なのに対し、ファイナンス・リースは途中解約ができない点です」

「もし解約する場合が出た場合は？」

「残価相当額プラスαを支払います」

「αはペナルティ分ってことですか」

「契約にもよりますが、原則は解約できません」

「だったらペナルティがないオペレーティング・リースがいいってことになりますよね」

「ただ、**開業医が利用するリースのほとんどがファイナンス・リース**です。だから、今後リースって言えばこのことを指していると思ってください」

「そう都合よくはいかないってことですか。でも途中解約が出来ないんだったらなぜ皆さんリースにするんです？」

「確かにそう思いますよね。しかもリース物件の所有権はリース会社にありますし、リース契約終了後に物件を使用する場合でも、１年ごとにそれまでの１カ月分の料金を払い続けなければなりませんし」

「自分のものにもならない、しかも契約終了後も１カ月分とはいえお金がかかるって、リースを利用する意味が益々わからなくなってきました」

「中途解約のペナルティ、所有権が自分にない、そして契約終了後もコストがかかるというのがそれこそリースのデメリットです」

「メリットもあるわけですよね」

「当然です。まず**購入資金が不要**になります」

「それで良いことあるんですか？」

「銀行の借入額がその分少なくて済みます。もし借入後でも、その枠を他に流用することができるようになります。担保も必要ありません」

「なるほど。他にもメリットはあるんですか？」

「はい。支払った分が経費として扱われます」

「リースでなく、自分で購入したって経費なのでは？」

「資産としてみなせるものは、経費として扱われない部分があるんです。減価償却って聞いたことありますか？」

「聞いたことはありますが…」

「この概念は、なかなか理解しにくいところになりますが、例えば１０００万円で何らかの物件を購入したとします。普通に考えれば１０００万円使っているわけですからそのまま経費扱いにしていいはず」

「そう思います」

「でも会計制度では耐用年数という法律で定められた期間があって、仮に10年だとすればその期間に分割した額に限って毎年経費として計上します」

「それでも経費になるんでしたら、特に差支えないように思うのですが」

「そんなことはありません。売上に対しての税金は売上から費用を引いた利益に対してかかってくるものです。単純に売上が１０００万円でも１０００万円の物件が全額経費になれば利益は出ないので、そこには税金は発生しません。それが10年分割で毎年１００万円の経費だとしたらどうなります?」

「９００万円の利益が発生します」

「それに税金がかかってくるということです。ちなみに耐用年数は物件ごとに設定されています。例えば、事務机が金属製だと15年でそれ以外が8年とか、医療機器だと消毒殺菌用機器が4年でファイバースコープが8年とか」

「複雑ですね」

「リースに話を戻します。この複雑な固定資産の管理は、リースにすることで必要なくなります。またリースならば、総額１０００万円の物件でも、必要な支払は毎月のリース料だけで、それはすべて経費となります」

「実際に支払ったお金と、経費が同じになるということか」

「他にも、リース期間は耐用年数よりも短く設定されていたりします」

「購入するよりも多く、経費の扱いにできるという理解でいいですか?」

「3割程度、短く設定されていることが多い。つまり、その分償却も早くできるんです。ただし、リースの割合が増えれば、月々のランニングコストも上がっていきます」

「見極めがむずかしいですね」

「リースと購入それぞれのメリットとデメリットを知ったうえで、使い分けることになります」

「つまりは、**リースも借金と同じ**と考えておけばいいのですね」

「はい。では最後の項目に移りましょう」

『**損益収支計画**』ですか」

「毎月の患者数と診療単価から医業収入を予測し、毎月かかる費用についても予め計画して、採算が合うものなのかシミュレーションしておく項目です」

「家賃や人件費とかいろいろ支払いながら、本当に1億2000万円もの借金を返していけるのかは、一番の心配どころです」

「これは**損益計画**と、**収支計画**を合わせた言葉にしています」

「何が違うのでしょうか?」

「損益計画は、医業収入など売上と費用の差額になる損失と利益を計画するものです。一方で、正確に言えば現金の収支計画は、現金の出入りを計画していくものになります」

「まだ理解できないな…」

「給与所得でこれまで生活してこられた方には、買掛とか売掛、そして経費という捉え方をすることがほぼないので、最初は理解しにくいところがあります」

「つまり?」

「財務諸表の一つに**損益計算書**というものがあります。損益計画と同様に**売上**と**費用**、その差額を計算している書類です」

「名前くらいは聞いたことがあります」

「この損益計算書と現金の流れにはどうしてもズレが生じるので、同じ数字にはなりません」

「どういうことですか？」

「保険診療の場合、窓口で自己負担分を患者さんからもらいますよね」

「それはわかります」

「残りは？」

「あとからレセプト請求先等から振り込まれるのでしょう」

「支払基金などの審査支払機関を通して支払われます。ただし2カ月後です」

「そうでした」

「例えば診療点数が1000点であれば、売上となる医業収入は？」

「1点10円ですから、1万円です」

「3割負担の患者からは、いくら窓口で徴収しますか？」

「3000円です」

「損益計算書には売上は1万円ですが、得られた現金は3000円と7000円のズレがでてきます」

「そういうことか」

「費用と現金支出でもこのズレは発生します。その代表格が医薬品購入です。診療報酬の大半が2カ月遅れになるということもあって、そこでも2カ月程度の**支払いサイト**を設定しています」

「サイトって？」

「購入代金の締め日から支払い期限日までの猶予期間のことです。例えば60日程度、つまり2カ月のサイトで、月末締め日で支払いを月末日払いとすれば、1月中に取引した支払いは、翌々月の3月末まで支払わなくても良いんです」

「良いって、何かメリットがあるということですか」

「経営にとっての現金は人間の血液だとよく喩えられます。いつも新鮮な血が体内に循環していることで生きていられますが、一時的にでも血が体内から流出して不足すると死に至ることもあります。経営では？」

「倒産ですか」

「ええ。黒字倒産っていう言葉があります。損益計算書では利益が出ている、つまり黒字であるにもかかわらず、現金が手元になく支払いができずに、不渡りを出して倒産してしまうこともあるんです。支払いを2カ月分遅らせることができるのであれば、その分の現金を他に使うこともできるというところがメリットです」

「その差額はどこに消えたんですか？」

「損益計算書からは確かに消えてしまいますが、別の財務諸表に現れています」

「何ですか？」

「**貸借対照表**です。これはその組織のその瞬間の資産状況を示すもので、そこに**売掛金**と**買掛金**という勘定項目となって表されます」

「なんだかよくわからないな。もっと財務管理について勉強しないといけませんね」

「いえ、まだ今のところは必要ありません」

「意外な答えですね」

「財務諸表の見方を知っておくに越したことはありませんが、相続税と同じように複雑です。しかも、それを見て使いこなすレベルになるのは相当の時間を要します。そのために、会計士や税理士という国家資格が存在するんですから」

「確かにね」

「特に開業時は医業収入を増やすことが最優先です。残念ながら、財務諸表には売上を増やすための情報は含まれていないんです」

「とはいえ、丸投げは良くないと清宮さんおっしゃられましたよね」

「だから、最初はこの『損益収支計画』を頭に入れて、損益と現金収支の流れのズレを理解しておけば良いんです」

「わかるものですか？」

「シンプルかつ2つを連動させているので、数字を操作すればイメージがつかめるはずです」

「いずれにしてもいろいろ覚えることが多すぎます。自分が経営者になれるのか不安を覚えますよ」

「自分でやるところとプロに任せるところを押さえることで、その不安も徐々に解消されますから」

「そんなものですか」

「肝臓と心臓が大事です」

「その肝心なところがわからないんです」

「それをお伝えすることも、私の重要な仕事の一つですから。そうそう、『損益収支計画』は、3カ年の月の計画と、5カ年の年単位の2種類あることを付け加えておきます」

開業の値段

「先生、これで開業計画書全体について説明はひととおり終わりました。『計画概要』は私のほうでまとめておきます。あと『開設者プロフィール』は先生にご記入いただきます」

「了解です」

「詳細に入ります。先ほど口頭でお伝えした『**コスト計画**』です」

影虎がそのページを開いた（図表16）。

「候補地における**イニシャルコストの概算**です。端数を丸めて見やすくしていますが、現時点ではこれで問題ありません」

「右下の〝運転資金〟の欄に賃料や人件費ってありますが、ランニングコストになるはずで、イニシャルコストには含まれないのでは？」

「開業当初の赤字を補てんする分として、何カ月分かを運転資金として調達することになります。

図表 16 コスト計画（概算）

項目		金額（千円）	備考
土地	保証金・敷金	2,400	賃料 40 万×6 カ月
	仲介手数料	400	賃料 40 万×1 カ月
	公正証書作成	50	
	諸費用	150	
	小計	**3,000**	
建物	設計監理料	4,480	工事費×8%
	建物工事費	56,000	延べ床面積 70 坪×@ 80 万
	外構工事費	2,000	
	その他	520	
	小計	**63,000**	
設備	医療機器	24,000	
	電子カルテ	3,500	
	什器	500	
	小計	**28,000**	

項目		金額（千円）	備考
開業準備	租税公課	1,568	不動産取得税（工事費 70%×4%）として計算
	地代家賃	400	工事期間は契約により無償提供にて 1 カ月分
	医師会	500	
	保険料	200	
	内覧会	800	
	コンサルティング料	2,000	
	その他	532	
	小計	**6,000**	
運転資金	賃料	6,000	
	人件費	6,000	
	医薬品材料費	1,000	
	生活費	5,000	
	その他	2,000	
	小計	**20,000**	
合計		**120,000**	

「運転資金についてはこの後説明しますので、先にこちらをご覧ください」

影虎はペンを持ち何やら描き出した（図表17）。

「これが『コスト計画』と次のページの『資金調達計画』における配分をイメージした図です」

「右側の部分が、先ほど話してくれた3つの調達先ですね。この図からもリースが調達先の一つということが理解できますね」

「調達先としては他にも補助金や助成金を組み入れることがありますが、特殊なケースなので外してあります」

図表17　コスト計画と資金計画

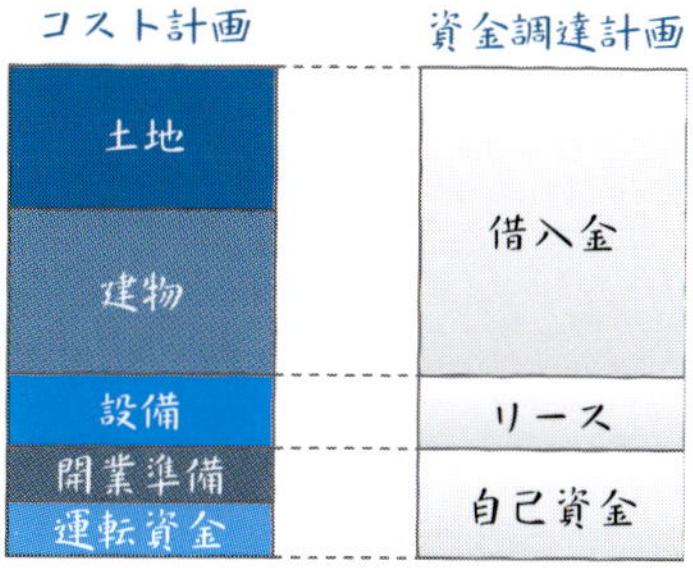

「自己資金のない自分は、ほとんど借入金で賄うことになりますね」

「図だとより実感がわきますよね」

「担保になるような資産といえば、ローンで買ったばかりの自宅マンションくらいしかありません。そんな自分でも借りられるのかやっぱり不安です」

「開業資金の調達は他の業種に比べて簡単です。常識的な計画であれば、融資は降りると考えてもらってよいでしょう。なぜなら、貸す側にとっては、融資が焦げ付くリスクが低いと考えているからなんです」

「つまり返せない状況には陥らないと？」

「最悪開業に失敗したとしても、医師であれば勤務医に戻って必死になって働けば返せるくらいの収入は得られます」

「確かに、1億くらいの借金なら自己破産まではしなくても大丈夫かもしれません」

「貸し手からは、貸し倒れリスクが最も低い融資先なんです」

「逆に、**そんなに簡単に借りられるっていうのも怖い**ですよね」

「そこなんです。融資審査が甘いということは、めちゃくちゃな計画だったとしてもお金は借りられてしまうことも起こりうるわけで」

「そういったケースは多いんですか？」

「昔は散見されました。医療機関も少なく待合室に患者が溢れかえっていた良き時代は、めちゃくちゃな計画であってもそれ以上の収入を得られたので、それほど問題にはならなかったんです」

「でも今は？」

「患者の予測数を大きく外してしまうと過剰投資となり、辛い結果になることも…」

「ですよね」

「だからこそ、身の丈に合わせたプランニングをする必要があります。また、容易に融資を受けられるからと、無計画に、その上何も交渉せず資金調達してしまいがちです」

「誰がやっても同じだと思っていました」

「**利率**、**担保条件**や**保障内容**が違ってきます。また特に、**月々の返済総額**に大きく影響します。何もなければ、何も意識することなく通り過ぎてしまう保険みたいなものです」

「もしもの時に備えるということか」

「やり方しだいで支払総額を抑えられるので、何百万円単位で変わります。ただ、それだけで語ることができないところが事業用の資金調達になります」

「というと？」

「これから説明していきますが、その前に自己資金について伺っていいですか？」

「両親の援助も入れた額がよいでしょうか？」

「それは、現金で何千万単位で援助いただけそうですか？」

「現金では、１０００万まではいかないかもしれません」

「現金以外もあるということですか？」

「土地を生前贈与するといったことは、以前話していました」

「相続に絡められるかは、後ほど精査しましょう。ということで、先生のみでご用意できる金額を教えていただけますか？」

「３００万円くらいです。大丈夫でしょうか？」

少し不安そうに誠が指を3本立てた。

「それで進めましょう。ここで今回の資金調達の方針を立てて先生と共有しておきましょう」

「方針？」

「その方針に従い、計画を組み立てます。また、私が代理人になって、銀行と交渉していく際の軸にもなります」

「なるほど」

「今回は、ほぼ借金に頼ることになります」

「自己資金が少なくてすみません」

誠が頭を掻きながら申し訳なさそうに言った。

「いえ、大丈夫です。ただ、借入額が大きくなれば当然返済負担も増えてきます。よって、開業当初数年間の**月額返済額をとにかく少なくする**ということをお勧めします」

「その訳を伺っても？」

「開業当初の**失敗リスクを軽減させるため**です」

「〝失敗しない経営〟のためということか」

「とにかくがポイントです。また計画段階では、調達先を銀行にしておきます。特に今は金利水準が低いので、リースは外して銀行一本で組み立てます。またリースを調達先から外しておけば、銀行の融資枠を広げておけるので」

「その融資枠って、つまり1億2000万から自己資金を引いた分ですよね」

「銀行に話をするときには2、3000万円は余裕をみておきます」

「なぜそんなことを？」

「1億2000万円で審査を通しておいて、後になって足りないからと簡単に借入上限額を引き上げることはできないからです」

「その逆は良いんですか？」

「はい。ただし1億５０００万円の融資枠が取れました。でも実際には1億２０００万円で開業できました。残りの３０００万円はどうしましょう？」

「運転資金に回します」

「…ということはできないんです」

「知らなかった」

「皆さん、勘違いするところです。**融資の契約は、使途が決まっている**ので、余ったからといって流用は残念ながらできません」

「頭に入れておきます」

「とにかくのポイントとなる月額の返済額を決める要素についてお話しします。先生は自宅購入の際に住宅ローンをご利用されていますか？」

「ええ」

「ではローンを組まれるときに、何を一番気にされましたか？」

「金利です」

「住宅ローンならば、そうなるはずです。ただ今回は、優先順位は下げていただくことになります」

「なぜです？　ちょっと金利が違うだけで支払総額に大きな差が出ますが…」

「個人が利用する住宅ローンの多くは、返済期間は35年などかなり長く、安定性を求めるということで、長期固定金利を用いています。しかも毎月の返済額も一定です」

「自分もそれです」

「事業用ローンでは、返済期間は使途に応じて、7年や15年など短くなります。**変動金利**で月額返済額も毎月違ってきます」

「真逆ですね」

「必ずそうなるわけではないので、一般的なケースとして考えてください」

「どちらにしろ、住宅ローンとは違うということは理解しました」

「それとは別に、決定的な違いがあります」

影虎はもったいぶるかのように少し間を置いた。

「事業ローンは、**経費**として扱われます」

「経費?」

「勤務医から開業医として発想を切り替えるポイントです」

「経費で落ちるって、よく聞きますが、そのことですか?」

「そうです。例えば先生が、所得税と住民税を合わせて所得控除など考えずに単純に50%課税されているとしましょう」

「今も結構税金は払っていますよ」

「住宅ローンは、税引き後のお金で支払います」

「まぁ、それは当然のことに聞こえますが」

「いえ。事業ローンは税引き前のお金から支払うことになります。特に利息については、支払った時点で経費になるので、住宅ローンで支払っている利息の50％で良いことになります」

「それって、課税割合のことですか」

「そうです。個人事業の場合には、単純には売上から経費の差額の利益が課税対象になります。そこで売上が１００円で経費が30円ですと、利益は？」

「70円です」

「これが税引き前利益です。では50％を課税された場合の納税額は？」

「35円」

「手元にはいくら残りますか？」

「残りの35円です」

「これが税引き後利益です。同じ売上と経費で、新たにお金を借りて、利息が10円経費に上乗せされた場合の税引き後利益はいくらですか？」

「経費が40円になるので、税引き前利益が60円の、その50％だから30円です」

「最終的に手元に残る額の差は5円です。つまり、利息は10円払っていますが、結果的に5円分しか支払っていないことになります」

「利息以外の部分はどうなんですか？」

「これは減価償却と関係してきて、計算方法が変わります」

「返済金額がイコール経費ではないということでしょうか」

「詳しくはのちほど説明しますが、実質の金利が２％ならば、半分の１％になります。そのうえ、返済期間も住宅ローンよりも短いですから」

「だから優先順位が下がるってわけか」

「住宅ローンで、金利以外の条件で気にしたことはありますか?」

「とくにない、かな。ただわからない言葉はありました。利息の計算方法で、ほらナントカ均等ってありましたよね」

「**元金均等**と**元利均等**です」

「何が違うんでしたっけね?」

誠の質問に対して影虎が用紙にグラフのようなものをさっと描いて誠に示した(図表18)。

「元金均等方式は、その字のごとく元金を均等にして利息を上乗せします。元利均等方式は、月々の返済額が均等になるよう利息と元金を返済していきます」

図表18 元金均等と元利均等支払いイメージ

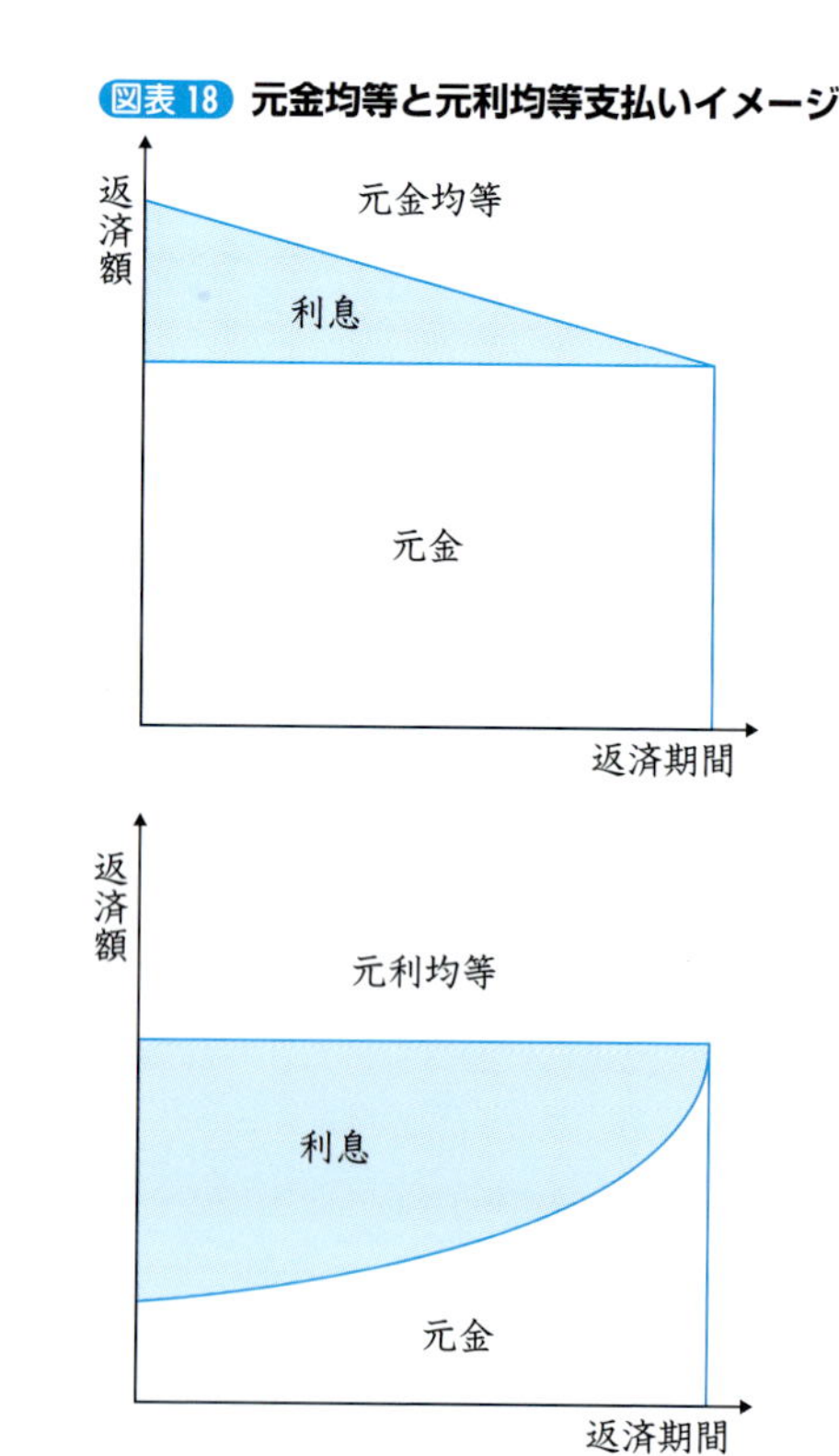

「それぞれのメリットは何でしょうか？」

「元金均等は、総支払額が元利均等よりも少なくなることです」

「同じにならないんですか」

「元金の減りが早くなるからです」

「理由はどうあれ、利息が少ないなら元金均等で決まりで良いのでは？」

「いえ、先ほど決めた資金調達の方針からは外れます。返済開始からしばらくは、元金均等よりも元利均等のほうが、月額の返済額は低くなるからです。使途に限らず、借入額１億２０００万円、利息２％、返済期間15年でどれくらい違うか計算してみましょうか」

影虎はパソコンを操作し、画面を誠へ向けた（図表19）。

「元利均等が元金均等よりも支払利息総額では、89万７８５７円多くなっています」

「実質半分だけど、約90万円は小さな金額ではないですね」

「では、返済開始1回目の月額返済額をご覧ください」

「おっ、元利均等のほうが低い」

「9万４４５６円負担が減ります。初年度で計算すると約１０６万円の差が出ます」

「なるほど」

「ちなみに、月額返済額が逆転するのは、87回以降になるので7年と3カ月目です」

「7年もやっていれば収入も安定していると考えて良いんですよね」

図表19 元利均等と元金均等の返済額の違い

借入金額：1億2000万円
年間利子率：2.0%（全期間固定として算出）
貸付期間：15年

【元利均等返済】
返済総額：138, 997, 786円
支払利息総額：18, 997, 786円
月額返済額：772, 210円（＝572, 210[元本]＋200, 000[利息]）

回数	月額返済	元本分	利息分	返済後借入残額
1	772, 210	572, 210	200, 000	119, 427, 790
2	772, 210	573, 164	199, 046	118, 854, 626
3	772, 210	574, 119	198, 091	118, 280, 507
4	772, 210	575, 076	197, 134	117, 705, 431
5	772, 210	576, 035	196, 175	117, 129, 396
6	772, 210	576, 995	195, 215	116, 552, 401
7	772, 210	577, 956	194, 254	115, 974, 445
8	772, 210	578, 920	193, 290	115, 395, 525
9	772, 210	579, 885	192, 325	114, 815, 640
10	772, 210	580, 851	191, 359	114, 234, 789
11	772, 210	581, 819	190, 391	113, 652, 970
12	772, 210	582, 789	189, 421	113, 070, 181
		・・・		
85	772, 210	658, 122	114, 088	67, 794, 949
86	772, 210	659, 219	112, 991	67, 135, 730
87	772, 210	660, 318	111, 892	66, 475, 412
88	772, 210	661, 418	110, 792	65, 813, 994

【元金均等返済】
返済総額：138, 099, 929円
支払利息総額：18, 099, 929円
返済開始月月額返済額：866, 666円（＝666, 666［元本］＋200, 000［利息］）

回数	月額返済	元本分	利息分	返済後借入残額
1	866, 666	666, 666	200, 000	119, 333, 334
2	865, 554	666, 666	198, 888	118, 666, 668
3	864, 443	666, 666	197, 777	118, 000, 002
4	863, 332	666, 666	196, 666	117, 333, 336
5	862, 221	666, 666	195, 555	116, 666, 670
6	861, 110	666, 666	194, 444	116, 000, 004
7	859, 999	666, 666	193, 333	115, 333, 338
8	858, 888	666, 666	192, 222	114, 666, 672
9	857, 777	666, 666	191, 111	114, 000, 006
10	856, 666	666, 666	190, 000	113, 333, 340
11	855, 554	666, 666	188, 888	112, 666, 674
12	854, 443	666, 666	187, 777	112, 000, 008
		・・・		
85	773, 332	666, 666	106, 666	63, 333, 390
86	772, 221	666, 666	105, 555	62, 666, 724
87	771, 110	666, 666	104, 444	62, 000, 058
88	769, 999	666, 666	103, 333	61, 333, 392

「おそらくは」

「方針に従えば、元利均等ということになりますね。ただ先ほど事業ローンは、元金均等が一般的と言われていましたが？」

「交渉しだいです。そうだ。方針をより追求するのであれば、この2つ以外の別の方式も用意しておきましょう」

「何ですか？」

「**元金逓増方式**です」（図表20）

図表20　元金逓増方式

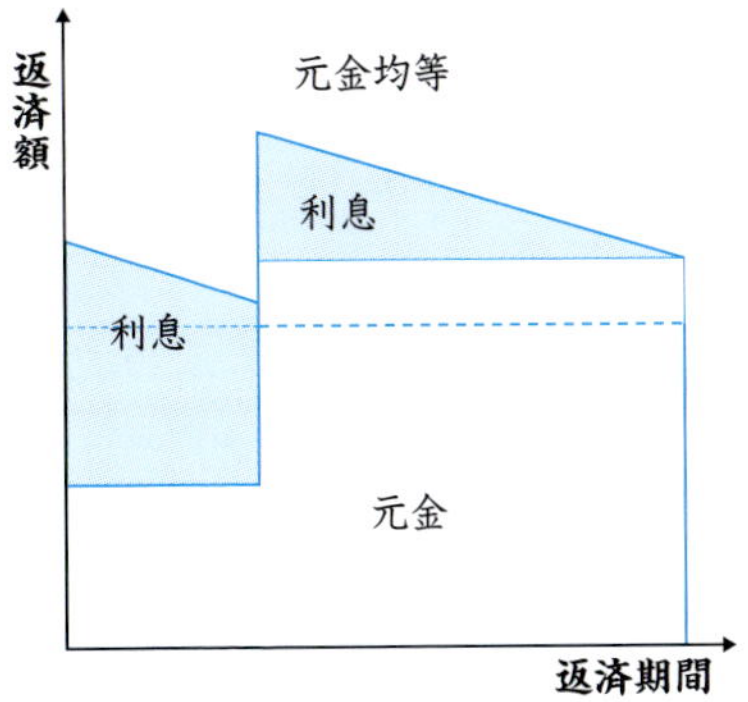

返済額
元金均等
利息
利息
元金
返済期間

「凸凹していますね」

「これは、元金均等と似ていますが、違いは元金返済部分を何段階かに分けて増やしていくところです。例えば、1年目の返済は据置（つまり0円）で、2年目と3年目は元金均等返済方式設定時の50％、それ以降が残元金として残りの返済期間で均等割りします」

「メリットはやっぱり月々の返済額を低く抑えられることですか」

「はい。開業して3年くらいは売上が安定してこないことを想定してのことです」

「デメリットは？」

「残元金が増えるので、通常の元金均等よりもその分利息が乗っかってきます。また、銀行にとってもこの方式の適用は一般的ではありません。ですから、この提案は最初から受けてもらえないこともあります。また、交渉には多少なりとも金利計算の知識が必要になります。また、この方式である必然性を伝えるための資料が必要になるかもしれません」

「そこは、清宮さんがいらっしゃるのでお任せします」

「この他にも、月額返済額を引き下げる方法がありますが、わかります？」

「まだ裏の手が？」

「いいえ、今度は、とても単純です。返済の期間を長くします」

「言われてみれば」

「返済期間は使途によって銀行から条件が出されます。土地や建物が15年、医療機器や運転資金が5年から7年が一般的です」

「期間は、交渉しだいですか？」

「銀行によります。民間の銀行は交渉は可能です。公的なところは、提示した期間より長くすることはむずかしいと思ってください」

「長くする場合、その期間はどのように決めるのでしょうか？」

「私はあえて月額返済額と言っています。つまり月の支払いにこだわっているからで、理由はクリニックの経営は日銭商売だからなんです」

「日銭の商売？」

「毎日手元に入る収入で商売するということです」

「それが何か？」

「内科では、月の収入がいきなり前月の10倍になるということはありません」

「それで日銭商売と言われたのですか」

「逆に、急に10分の1に減ることもない商売です」

「1人診て何千円という、積み重ねですから、日銭商売とは言いえて妙です」

「その安定した一定量の原資を使って、商売する投資に回されることになるので、月額の現金収入から月額の現金支出によって計画していくわけなんです」

「では、返済期間は、月額の医業収入の予測値や目標値から逆算して決めることになるってことか」

「そういうことです。支払総額が低くなったところで、その日銭で返せなくなってしまったら何の意味もありません」

「可能な限り長くするのですか」

「長くしすぎても審査が通らないので、損益収支計画のもとで、バランスが良いところを定めていきましょう。それと、融資実行月から一定期間は措置期間といって元本部分の返済を猶予してもらえます」

「利息のみということですか？」

「開業から1年程度が目安です。これまでの**資金調達計画**について、簡単にまとめておきましたのでご覧ください」

図表 21 資金調達計画

4. 資金調達計画

（金額単位：千円）

調達種別	調達先	使途	調達金額	利率	借入期間（内据置）	返済方式	月額返済額	初年度月額平均利息支払額	備考
自己資金	佐藤誠（本人）	土地	3,000						保証金等
贈与金									
借入金	A銀行	建物	63,000	2%（変動）	15年（1年）	元金均等	430	102	
	A銀行	設備（医療機器）	28,000	2%（変動）	7年（1年）	元金均等	413	43	
	信用保証協会	開業準備・運転資金	26,000	2.2%（5年固定）	7年	元金均等	386	44	
小計			120,000				1,229	189	
リース									
小計			0				0		
合計			120,000				1,229		

パソコン画面を切り替えて誠に示した（図表21）。

「今日のところは、元金均等返済方式で借入期間も一般的な数字にしてあります」

「月額返済額が１２３万円にもなるんですね」

「据置期間を1年としているので、１２３万円は2年目からの数字です。1年目は利息のみですから、月額18万９０００円程度のみとなります」

「どちらにしても、それなりにかかるんですね」

「当然、この数字から調達方針に則って、月額返済額をどれだけ下げられるのかが、交渉人の腕の見せ所です。金利、利率、借入期間、返済方式まですべての条件を変えていけば、月額支払いを半分にだってできますからね」

「つまり交渉しだいってことですね。どこの銀行を利用しても同じかと思っていたのですが、そうでもないんですね」

「まったく違う組織ですから。違う組織と言えば、これまで便宜上、銀行という言葉で金融機関を一緒くたにしてきましたが、実はいろいろあるのはご存知ですか」

「都市銀とか言いますね」

「**地方銀行**、**第二地方銀行**、**信用金庫**や**信用組合**など、民間の金融機関でもいくつもあります。**社会福祉・医療事業団**のような政府系金融機関や、金融機関ではないんですが行政が扱う**公的な制度融資**も資金調達先の範疇に入ります」

「へぇー、そんなにも。今利用している銀行で借りれば良いやくらいに思っていたんですけど」

「条件しだいで決めましょう」

「それこそ数多ある金融機関から、どう選べば良いんです?」

「先生が今利用している銀行は、この土地の周辺にもありそうですか?」

「あのあたりを歩いている時、店舗を見かけたような気がします」

「まず、そこからあたってみましょうか。他にはクリニックのような個人事業であれば、地域に密着している金融機関は必ず接触しておいたほうが良いでしょう。地元の医療事情やその他様々な事情にも詳しいので、土地勘がないところだとよけいに頼りになったりしますからね」

「自分から連絡入れておきますか?」

「私がしておきます。あとは最近このエリアに進出した金融機関があるので、さしあたりこの3行で比較していきましょう。民間の金融機関も競争原理が働いているので良い条件を出してもらえるかもしれません」

「どこでも競争があるんですね」

「銀行だって一企業ですからね。金融機関が限られている地域だと、そこしか取引先がないので、わざわざ貸し手から良い条件を出さなくてもいいわけです。進出してきたところは、競合が多い地域からだったはずですし、進出直後ですから利率などは期待できそうです」

「窓口が少ないのでは?」

「相見積もりではないですが、交渉材料になるので、複数で比較していきましょう。開業ローンといって、無担保無保証で設備資金として5000万円くらいは借りられるものもありますから」

「担保も保証人もナシだったらいいですね」

「通常ではみられないような借り手にとって良い条件です。それだけ貸し手にとって開業医は回収不能リスクの少ない融資先だと考えているのでしょう」

「でも今考えている借入額だと、さすがに無担保無保証人とはならないですよね」

影虎がノートパソコンの画面を誠へ向けた。

「**担保の種類**です（図表22）。担保といっても対象としては大別して人と物となります」

「清宮さん、この連帯保証人の後ろにカッコで保証人としていますが、意味はあるのでしょうか？」

「簡単に言ってしまえば、保証人よりも連帯保証人のほうが責任は重くなります。万一、返済不能となった場合、保証人であれば抗弁権といって一時的にも請求を拒否できますが、連帯保証人は、債務者からの請求にはすぐ応じなければなりませんし、請求金額にも制限はあり

図表22　担保の種類

担保の種類		内容
ヒト	連帯保証人（保証人）	返済不能の際に、返済義務を負う人を設定することで担保とする
モノ	預貯金	融資する銀行の預貯金残高を担保とする
	診療報酬債権	基金などからの診療報酬支払い分を担保とする
	根抵当権	不動産担保で借り入れ可能な限度額を設定する
	抵当権	不動産担保で実際に借り入れた金額を設定する

ません」

「ならば保証人がいいですかね」

「開業の銀行融資は、一般的には連帯保証人を求められます」

「そんなに重い責任を誰に負わせれば？」

「銀行ならば連帯保証人は配偶者でも問題ないかと思います。ただ、公的な金融機関ですと配偶者以外が求められるケースが多いです」

「そうなった場合にはどうすれば？」

「一般的には**信用保証協会**を利用することになるかと思います」

「当然お金もかかりますよね」

「ケースにもよりますが、利率0・4から1％程度が保証料の目安でしょうか」

「それで連帯保証人をやってもらえるならばいいですよね」

「銀行によっては、利率を上げること等を条件に連帯保証人を外してくれる場合もあるんです」

「それも交渉しだいってことですよね」

「銀行もわざわざリスクを取るような条件は、向こうから提示はしてきませんから、こちらから依頼することになります。次にモノの担保です」

「預貯金っていうのは、自分の貯金ですから、それはそれで納得します。ただ、万が一すべての預貯金を引き出せなくなってしまっては困ります。タンス預金か隠し財産をつくらないとまずいですか？」

「いや融資銀行の口座のみが対象なので、生活費は別の銀行口座で管理すれば良いかと思います」

「よかった。ではそうします。その下の欄の**診療報酬債権**って初めて聞く言葉なんですが」

「**ファクタリング**といって診療報酬を債権化するという資金調達手法があります。２カ月後に審査支払機関から振り込まれる自己負担以外の保険診療費を担保として扱います」

「そんなことが出来るんですか」

「医療機関としては医業収入２カ月分の約７割を先に回せます。資金繰りに詰まった最後の手段くらいで、このファクタリングを利用することが多いものです。銀行もいざとなればその分だけでも最低限回収できますから」

「担保としての価値はありそうですね」

「審査支払機関といっても国がバックにあるわけですから取りっぱぐれはまずありません。融資の際には診療報酬の払込の口座を自分の銀行に開設することを求めてくるのはそのためです」

「その要求は一般的なことですか？」

「借入の要件に入れてくる銀行もあれば、口座開設のお願い程度の銀行もありますが、程度の差こそあれ一般的なことでしょう」

誠が影虎のパソコン画面に映しだされている表の『**根抵当権**』を指さした。

「これも初耳です」

「抵当権とは不動産担保のことで、『**根抵当権**』は借り入れ限度額を設定してその範囲内でしたら融資が何度も可能です。『**抵当権**』は借り入れた金額が設定され返済完了されれば終わりです」

「むずかしいですね」

「一般的な融資であれば、『根抵当権』が設定されるはずです。ちなみにこの抵当権設定登記にはいくらか費用がかかります」

「どれくらいですか?」

「登録免許税として物件評価額の0・4%程度、契約書に貼る収入印紙が数万から10万円程度、それから手続き代行費用として、司法書士にもよりますが、これも数万から10万円程度になります」

「**物件評価額**ってどうやって決まるんです?」

「担保物件の評価額の決め方は各銀行それぞれですが、おおよそ土地だと購入金額の6から8割、建物で5、6割を目安としておけばいいでしょう。ただクリニック専用の建物は他の用途に使い回しができないので低めになるはずです」

「清宮さん、もうお腹いっぱいです」

「内容が専門的過ぎましたね。すべて理解する必要はありませんが、融資交渉の流れは頭に入れておいてください」

影虎がカバンのファイルから1枚の用紙を取り出して誠へ手渡した(図表23)。

「先生の動きと、金融機関側の動きを、時系列で並べています」

「初回面談の時には、清宮さんも同席していただけるんですよね」

「もちろんです。金融機関側も良い意味で構えてくれますし、横に私がいることで話も早いですか

図表23 融資交渉の流れ

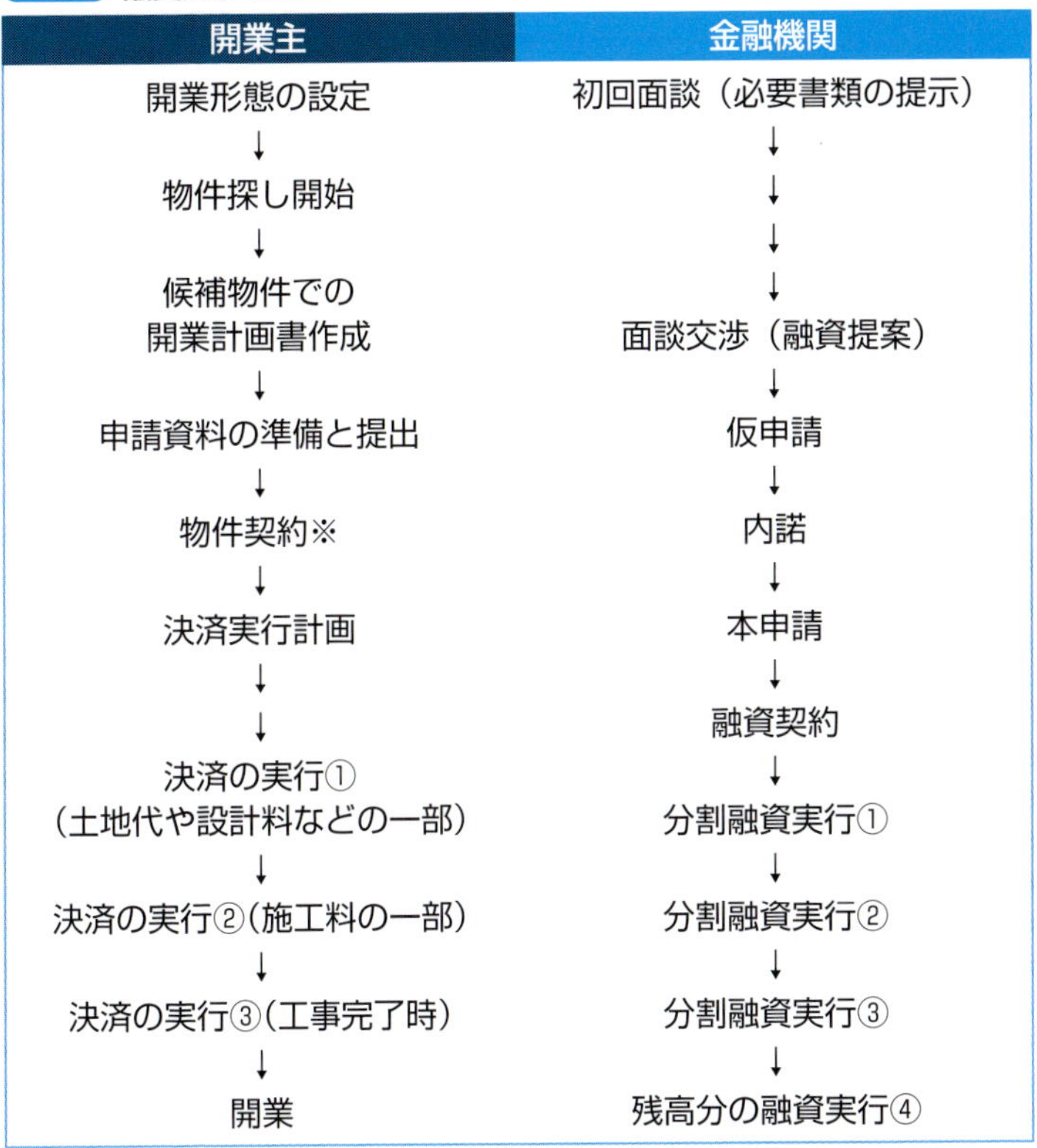

※物件契約においては融資不実行の場合の契約破棄についての特約条項をつける

ら」

「では自分は黙って座っています」

「基本的には私が対応しますが、先生ご本人の口からなるべく説明するほうが印象も良いので、開業計画書の中身はしっかり頭に入れておいてください。ただし、初回はあたりをつける程度なので、そこまで詳しい話にはならないはずです」

「あたり？」

「開業計画の概要

と予算、現在の進捗と融資実行のおおよその時期を伝えます。金額の大きさなど必要に応じて担保の有無など担当者からの質問に答えるような感じです」

「そこで、借りられそうかはわかるものですか?」

「契約前でも良いので、対象物件の契約書類や建物や設備の概算の見積り等が揃ってこないと具体的な話にならないので、取り急ぎ、仮の見積書を準備していきましょう」

誠は、椅子に深く腰掛け直して、ふっと一息ついた。

お金の動き

「先生、再開しましょう」

「えっと次は、『**損益収支計画**』ですかね」

「説明の前に、見ていただきたい図があるのでご覧ください」

影虎がパソコンの画面を誠のほうへ向けた。『**損益分岐点グラフ**』と記されたグラフが描かれていた(図表24)。縦軸は収入と費用の金額で単位は円、横軸は患者数であると影虎がまず説明した。次に水平に伸びた線を影虎が指さした。

「この部分は**固定費**といって、患者数の増減に関係なくかかる費用のことです。家賃などがこれに

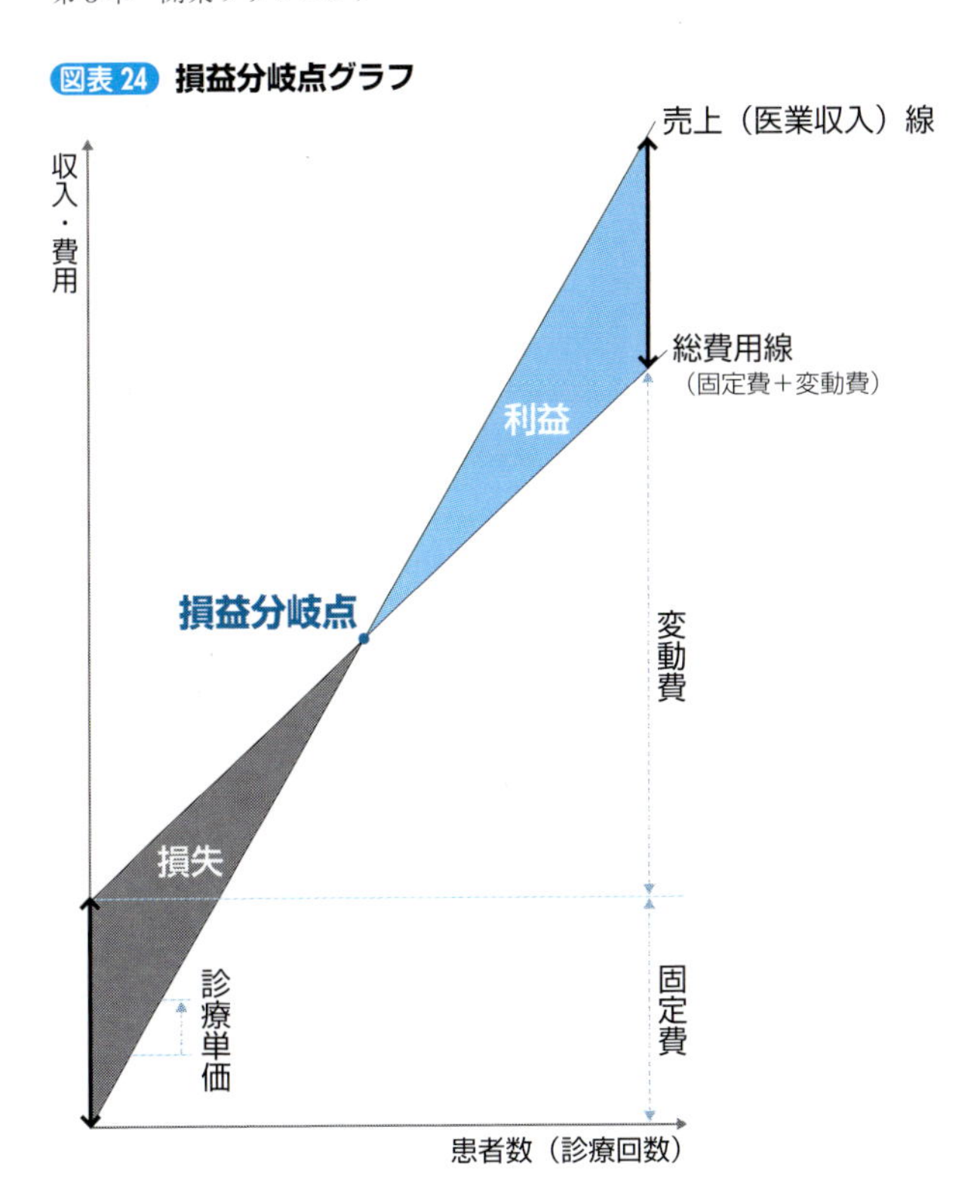

図表24 損益分岐点グラフ

相当します」

　その説明後、固定費線の左端でグラフ縦軸と交わるところから斜め上に伸びている線を差し示した。

「**変動費**と合わせた**総費用線**です。変動費というのは患者数に比例して増える費用のことで、患者数によらない固定費と変動費を合わせたものになります」

「清宮さん、変動費というのは医薬品とか医療材料ですか?」

　影虎がその質問に頷くと、今度は、縦軸と横軸の交わるゼロ点から斜め右上に伸びている線を指でなぞった。

「**売上線**または**医業収入線**とも言います。この2つの交差する部分が**損益分岐点**と言います。よって、患者数が損益分岐点よりも左だと赤字で、右にいけば黒字です」

「つまり、その損益の大きさが、医業収入線と総費用線のY軸方向の幅となって表されていくということの理解で良いでしょうか」

影虎が誠の言葉にまた頷きながら、別の画面に切り替えた（図表25）。

「あの図をそのまま表にしたのがこの『**損益計画表**』です」

「わかりやすい」

「標榜科やその特色などに合わせて『損益計画表』も変えていきます」

図表25 損益計画表

			1カ月目
		一日平均患者数	
		診療単価	
		診療日数	
売上	社保・国保診療収入		
	自由診療収入		
	その他収入		
医業収入計（医業外含む）			
変動費	医薬品費		
	診療材料費		
	委託費		
変動費計			
固定費	人件費		
		看護師給与	
		その他職員給与	
		法定福利費	
	一般管理費		
		賃借料	
		リース料	
		広告宣伝費	
		接待交際費	
		その他営業諸経費	
		減価償却費	
		繰延資産償却	
		租税公課	
		支払利息	
		その他営業外諸経費	
固定費計			
総費用計			
経常損益			

「案外オーダーメイドなのですね」

「そういうことです。経営するにあたって、どこに重点を置いて計画し、それを管理していくのかを理解できていないと、それもできません」

「どこを変えるのでしょうか？」

「まずは一番上の部分です。一般的なビジネスプランを作成するにあたっても一番大事になるところが**収入構造化**になります。つまり収入を因数分解しておく必要があります」

「収入も因数分解するんですね」

「例えば、損益分岐点グラフの医業収入線を方程式に変換したらどうなりますか？」

「y＝axです。つまり、縦軸の医業収入がyとすると傾きである診療単価がaでxは当然患者数です」

「正解です。つまり『**医業収入＝診療単価×患者数**』となるわけです。それをさらに細かく因数分解します」

「どうやってここからさらに分解するのでしょうか？」

影虎がパソコン画面を切り替えた（図表26）。

「例えば、①のケースは内科と小児科を標榜した場合です。特に診療単価が違ってくる標榜科を設定する場合に使います。②は専門外来を設置したクリニックの例です」

「この例では糖尿病患者を対象にされているわけですね。確か診療報酬は高めに設定されているはずですよね」

図表26 医業収入因数分解例

①

内科	一日平均患者数
	診療単価（円）
	診療日数
小児科	一日平均患者数
	診療単価（円）
	診療日数

②

専門	DM インスリン	一日平均患者数
		診療単価
	DM 経口	一日平均患者数
		診療単価
	DM 食事	一日平均患者数
		診療単価
一般	一般内科	一日平均患者数
		診療単価
		診療日数

③

専門	診察・検査	一日平均患者数
		診療単価
	手術	一日平均患者数
		診療単価
一般	一般内科	一日平均患者数
		診療単価
		診療日数

④

保険	一日平均患者数
	診療単価（円）
	診療日数
美容	一日平均患者数
	診療単価（円）
	診療日数

「一般的な内科標榜のクリニックでは稼ぎ頭と言ってもよいかもしれません」

「確かにプライマリケアが中心になるわけですから、高血圧、糖尿病、脂質異常症の生活習慣病の患者が多くなりますからね」

「医業収入の柱ですよね。しかも、このように糖尿病患者に絞ったプランニングをするということは、立地選定から設計施工などすべてに反映することができるわけです」

「となると私の場合は、内視鏡も使いたいので消化器疾患に的を絞ることが必要ですね」

「それが③の表になります。最近では内視鏡手術や白内障手術など入院施設がなくても可能な施術が増えていますからね。あと自費診療で何か特別にやろうと考えてはいないですよね」

「インフルエンザとかの予防接種くらいでしょうか。あとは健診とか…」

「でしたら③のままでよさそうですね。ちなみに④は皮膚科などで美容皮膚なども同時に標榜し、自費診療の割合が高い場合を想定したものです。つまりこの因数分解は、患者ターゲットの設定と医業収入をリンクさせて、損益計画にもマーケティング思考を取り入れているということなんです」

「うまく作ってありますね」

「医業収入をより具体的にイメージさせる大事なポイントです」

影虎がまた別の画面を示して言った（図表27）。

「次は『**収支計画表**』です。『損益計画表』の下の部分です」

「ここでなぜ、**経常収支**と**財務収支**とを分けているんでしょうね?」

「経常収支というのは、『損益計画表』と直接連動している数字です。一方で、財務収支というのは損益計画には盛り込まれていない収支になります。例えば運転資金が足りなくなって追加の融資を受けたとしますよね」

「あまり想定はしたくないですけど。確かに現金は増えます」

「それと個人で開業すれば、先生は個人事業主となりますが、事業主に対しては給与という概念がありません」

「院長に給与がないんですか」

「給与ではなく所得という扱い

図表27　収支計画表

経常収支	収入		
		窓口収入	
		保険請求収入	
		自費・その他	
	支出		
		変動費支出	
		固定費支出	
		変動固定費買掛金	
財務収支	収入		
		自己資金	
		長期借入金	
		短期借入金	
	支出		
		借入金返済	
		生活費	
		所得税・住民税等	
現金増減額			
現金期首残高			
現金期末残高			

です。その所得から生活費を賄う必要がありますので、財務支出として生活費という項目をここで設けています」

「予定する大きな出費もあわせて確認してくれと言われたところですね」

「はい。そして経常収支と財務収支の合計金額が現金増減額となり、月初めに手元にある現金量を示す現金期首残高を合わせたものが現金期末残高になって表されます」

「一番下の欄のことですね」

「ここがマイナスになったら、つまり？」

「倒産ということですね」

「そうならないように医業収入と医業費用、そして現金期末残高にもある程度の余裕をもたせて現金収支のバランスをとりながら**シミュレーション**していくことになります」

「これって表計算ソフトを使っていますよね」

「もちろんです。先生ご自身でも数字を入れてみてください。そうしないと計画途中で突然不安にかられることがあります」

「その不安は、シミュレーションすることで多少なりとも解消できるものですか？」

「不安の要因は知らないことによるものです。ただ未来は誰にもわかりません。でも予測しておくことで、だいぶ緩和できるはずです」

「シミュレーションの際の注意点はありますか？」

「私がまず妥当と思う3カ年分の数字を表にすべて入力してから表計算のデータを先生にお送りし

ます。そこで先生が理想と思う患者数を月ごとに入力してみてください」

「徐々に増えるイメージですよね」

「そうですね。例えば開業12カ月後の１日平均患者数を40人と設定すれば、初月に７名で毎月３名ずつ増やしていけばその数字になります」

「そんな単純でも良いのですね」

「私が行った診療圏調査の予測患者数は覚えていますか？」

「１日80人でした」

「それを３年から５年で達成する数字だと捉えてくださいと申しました」

「現実的な理想で考えれば１年目40人、２年目60人、３年目80人でもいいでしょうか？」

「自分のイメージで結構です。あと季節変動も加味されてもいいかもしれません」

「内科や小児科の場合、風邪やインフルエンザなどで冬場は患者さんが増えますからね」

「繁忙期のある耳鼻咽喉科や皮膚科ほど差がでるものでもないので、気にならなければ結構ですが」

「了解しました」

「それと支出の部分ですが、患者が一定数増えればスタッフも増員しなければならないので、人件費は１日の患者数が何人か超えたら増員してください」

「だいたいでいいですか」

「ええ、私のお送りした内容を参考にしていただければ用は足ります。以前お話ししたとおり、理想のケースの患者数は希望的観測ではありませんから」

「目標数字ですよね」

「そうだ。先生の理想とする患者数のほかに、2つのシミュレーションをしておいてください。自分が最悪だと思うケースと、運転資金がゼロに近くなる採算ギリギリのケースです」

「最悪とは?」

「定義は特にないので、先ほどの半分くらいではどうでしょう。つまり12カ月後に1日20人と想定してみては」

「だとすれば初月は1日3・5人ですが、さすがにそんな数にはならないでしょう」

「脅かすつもりはありませんが、現実にあり得る話ですよ。鈴木先生がそれくらいだったはずですから」

「脅かしていますよ」

「しかも、その鈴木先生は、開業して1年経っても1日14人にも届いていませんでしたしね」

「脅しではないってことですね」

「ええ。もちろん立地条件が違いますから、その可能性は低いとは思います。とはいえ、最悪を想定して万事に備えておきましょう」

「それで採算が合わなかったら?」

「計画の一部見直しも検討しましょう」

「採算に見合った計画を考えてみます」

「とにかく先生ご自身でこの表の数字を、いじってみてください」

「自分で納得するところまで、やってみます」
テーブルに広げていた書類をまとめて、２人は喫茶店を後にした。

理想と現実のはざまの空間設計

それから1カ月の間には、交差点角の候補地の条件交渉も順調に進み、完成した**定期借地契約書**の正本が影虎から誠宛てに送られてきた。また予定した銀行との初回面談も済ませた。また誠は、影虎から**設計・施工業者の選定**についてアドバイスを受けていた。

その内容とは、設計がメインの建築設計事務所、施工がメインの建築業者、一般住宅を多く手がけるハウスメーカーの主に３つの依頼先があるというもので、各メリット・デメリットを確認した。

設計事務所を選んだ場合、自由な設計デザインが可能だが、設計料が工事費の5～10％程度必要となる。ただし、設計監理もその金額に含まれるため、施工業者が図面どおりに作業を進めているのか、また手抜き工事がないかなど、施工主に代わってプロの目でチェックしてもらえるという。

また、**建築業者**の場合は、自前で施工を行うため工事費用の把握は早く、通常、設計料としては請求されない。ただし、外壁や内装などの仕様の違いによる差分も、全体の工事費用に包括され、費用明細が曖昧になることもあるという。また設計士も社員であったり建築業者の息のかかった設計士を起用したりするために、第三者による客観的な設計監理を担保されない。また会社の規模が小さいことも多いため、業者が倒産してしまうことなどで、保証が維持されないリスクもあるという。

そして、**ハウスメーカー**の場合は、大手のメーカーがクリニック建築に力を入れており、保証やメンテナンス、品質においての信頼性が高い。また開業全般のコンサルティングも充実させているメーカーもある。一方でデザインは建築資材の仕様が限られているため設計の自由度は低く、仕様にもよるが全体的なコストは高めになる傾向がある。

以上の説明を聞いた誠は、そのなかから自由な設計が可能な設計事務所を選ぶことにした。実はその時点ですでにある設計事務所が頭のなかにあったからだ。以前、インターネットでその設計事務所のサイトを偶然見つけ、何となくデザインが気に入りブラウザのブックマークに入れておいた。クリニック設計の実績もある。早速、影虎へそのことを話して、設計事務所へコンタクトを取り設計士と実際に会った。誠はそこで設計士と意気投合し、その設計事務所へ依頼したい旨を影虎に伝えた。

その後、影虎を通じて設計料率など設計契約について話しを詰めてもらい、設計士も実際に候補地へ足を運び、簡易の**外観パース**※を契約前に描いてもらえることになった。

そして、設計事務所が行うパースを使ったプレゼンテーションに向かった。

※建物の外観を描いたもので手書きや最近ではCGなどを用いる

◇　◇　◇

「期待以上に良かったな」

誠は、プレゼンテーションを聞いた帰り道、小さく呟いた。

「もしもし清宮さん。設計はここでお願いしようと思います」

『承知しました。では、私のほうで**設計契約**の手続きを進めておきます』

「よろしくお願いします。自分では何かしておくことはありますか？」

『受付や待合の広さ、診察室数、処置室やエコーや内視鏡などの検査室、そしてレントゲン室など、自分の診療動線を考えながら間取りについてイメージしておいてください』

「ただ、まだ漠然としていますが」

『設計士は消化器内科の内装デザインの経験はあるようでしたか？』

「ええ。図面も拝見させてもらいました」

『私から連絡を入れた際、そのコピーをもらっておきますので、それで自分ならどうするという具合でイメージを膨らませておいてください』

「わかりました」

それから影虎と設計士との間で、**設計監理料**について交渉が行われた。数日経って、そこで合意した設計監理料についての見積書と、『四会連合協定　建築設計・監理等業務委託契約約款※1』を雛形とした『**建築設計・監理業務委託契約書**』の正本が誠の自宅に送られてきた。1週間後に、設計事務所に影虎も同行し、**重要事項説明**※2と契約書の調印と取り交しを行った。

※1建築設計・監理業務委託契約書／建築四会（日本建築士会連合会、日本建築士事務所協会連合会、日本建築家協会、日本建設業連合会）によって制定された契約約款のひとつで、契約時にはその雛形を参考に内容をチェックすると良い

※2**重要事項説明**／2008年11月に改正した建築士法施行により、新規に設計・工事監理の受託契約を締結する際、依頼主に対して重要事項について書面を交付し説明を行うことが義務付けられた

「清宮さんのおかげで、滞りなく設計契約も交わすことができました」

「設計士は土地の契約を決める前に、地盤や法令関係などを先に調べたり、コスト計算してもらったり、いろいろ一緒になって動いていく重要なパートナーです。これからたっぷりお世話になりましょう」

「資金調達と逆になりましたが、融資が下りなかった場合の**契約解除特約**をつけていただいたので、それは安心です」

「手付金は戻りませんが、この計画ならば融資が下りない可能性のほうが低いので提案しました」

「自分で判断したことなので、戻らなくても仕方がありません。それよりも、あのパースを見るだけでわくわくします」

「スケジュールにも配慮してくれるようですし、こちらの意見も柔軟に取り入れていただけそうなので良かったと思います。今回先生は借地ですから、工事期間中の賃料を抑えるために、できるだけ工期は短くしたいところですからね」

「工事スケジュールだと、開業が5月になっていましたっけ」

「それを建物の引き渡しから開業日までの時間を1カ月詰めましたから、4月1日オープンです」

「時間は間に合うのでしょうか?」

「建物引き渡しから開業まで、2カ月くらい時間をかけるコンサルタントもいるようですが、コス

トの無駄ですよ」

「賃料もかかります。スタッフも早く雇用することが前提になると、人件費もかかります。先生自身も退職後の無給の期間が増えるんです」

「確かに、それで百万単位のお金が飛んじゃいますね。賃料発生の時期を遅らせてもらえるよう貸主側とも交渉してくださって、最終的には開業前の2カ月分で抑えられたのは大きいですよ」

「通常、10月の工事着工から発生しますからね」

「4カ月分といったら月40万円かける4カ月で160万円ですから、さらに大きなコスト削減ができました」

「設計士がのちほど、変更した工事スケジュールを私のメールに送ってくれることになっているので転送しますよ」

その夜、影虎から工事スケジュールが送られてきた（図表28）。

その日以降、誠は勤務の合間を縫って幾度となく設計事務所へ足を運び、設計士との打合せを重ねた。その段階では、影虎から事前にあまりコストに捉われ過ぎず、自分の理想を設計士に伝えるようアドバイスを受けた。

影虎も何度かその打合せに立会い、マーケティングの観点から建物の配置、間取り、外観デザインについて設計士に依頼をかけていった。また、並行して医療機関の施工実績が豊富な施工業者を設計士から複数紹介され、影虎と一緒に面談を重ねた。

図表28 工事スケジュール

	20XX年											20XY年	
	3月	4月	5月	6月	7月	8月	9月	10月	11月	12月	1月	2月	3月	4月
施主	●銀行収支決済 ●設計監理委託仮契約	●設計監理委託本契約					●工事請負契約						●内覧会 ●開業準備 ●医療機器搬入 ●施主完成検査	●OPEN
不動産会社	●土地測量	●土地売買契約												
設計事務所	●法令関係調査	●基本設計		●実施設計	実施設計	●確認申請 ●実施設計図提出・詳細説明	確認審査約35日間 ●確認通知書			工事監理			●工事監理報告 ●設計完成検査	
施工会社						●相見積設計図渡し ●見積依頼先決定	●地鎮祭 （見積り調整） 施工会社決定 ●見積提出	●工事着工	●上棟式			●工事完成	●引渡し	
●●市役所		▼事前確認				▼提出前確認						▼完了検査		
●●市消防		▼事前確認				▼提出前確認							▼完了検査	

資金調達

まもなくして施行会社（工事業者）も決まり、設計士を通じて**建築費用の概算見積書**が送られてきた。

「先生、銀行提出用の書類もすべて揃いました」

「清宮さんには、いろいろな部分を削られましたけど」

誠は、笑いながら言った。

「でも清宮さん、この工事見積書の金額って予算よりも高くありませんか?」

「そのように、設計士へ依頼しておきました。あまりにギリギリだと、予算オーバーしてしまった時が困るので」

「最終の金額ではないってことでしょうか?」

「それはこれからです。設計士と相談して、もう1社くらい施工会社に見積ってもらいます。ほかにも、この前先生からいただいていた医療機器と什器備品類の見積書も、削り甲斐がありそうです」

誠と影虎は、銀行に面談に向かう道すがら話をしていた。誠は、普段締め慣れないネクタイとスーツを着用し、少し緊張していた。その日はまとめて3つの銀行に向かい、事前に打ち合わせたとおりに銀行担当者へ最終的な開業計画書を提出し、プレゼンテーションを行った。

「うまくいきましたかね」

「我々の**資金調達方針**も、しっかり伝わったと思います。あとは銀行から**返済プラン**を提案してもらい、彼らの提案力をこちらもしっかり見極めていきましょう」

2週間後、誠は各銀行から提出された返済プランについて影虎から説明を受けるために面会した。

「それぞれ特色のあるプランが出てきました。さらに私のほうで、3行の条件を競わせながら、各条件を先生に有利になるよう条件変更依頼をかけさせていただきました」

「楽しみです」

「ただ、銀行によって融資審査をパスしているものと、そうでないものがありますので、ご承知ください」

「何が違ってくるのでしょう?」

「パスしていれば、この提示ですぐ契約できますが、そうでなければ2、3週間程度回答を待つことにはなります」

「了解しました。それでどんな感じですか?」

「私が方針に従って交渉前につくったプランにほぼ近づけられたと言って良いかと思います」

影虎が誠へ、1枚の紙を差し出した(図表29)。

「それぞれの提案を、できるだけ比較しやすくするために1枚にまとめてみました。銀行に提出した計画書は、1億5000万円ですが、わかりやすくするため、表では1億2000万に換算するなどしています。リース利用を織り込んだ提案も出てきましたが、金利が低い状況を考えて、リースは

図表29 融資プラン比較表

調達候補先	使途	融資額	融資種類とその他	連帯保証と担保	返済年数	据置年数	利率と金利タイプ	返済方式	2年目月額平均元金返済額	初年度月額平均利息支払額	2年目月額平均支払額合計	利息総額（概算）
A銀行	建物	63,000,000	プロパー証書貸付	連帯保証 別途生命保険加入	15	1	1.6%（変動）	元金均等	375,000	81,250	456,250	8,073,000
	設備	28,000,000	プロパー証書貸付	連帯保証 別途生命保険加入	7	1	1.6%（変動）	元金均等	388,888	34,481	423,369	1,776,406
	運転	26,000,000	信用保証協会証書貸付	無担保 無保証	7	1	2.0%（5年固定）	元金均等	361,111	40,223	401,334	1,845,310
	計								1,124,999	155,954	1,280,953	11,694,716

調達候補先	使途	融資額	融資種類とその他	連帯保証と担保	返済年数	据置年数	利率と金利タイプ	返済方式	2年目月額平均元金返済額	初年度月額平均利息支払額	2年目月額平均支払額合計	利息総額（概算）
B銀行	建物	63,000,000	プロパー（生命保険付きメディカルローン）証書貸付	連帯保証なし 普通抵当権 生命保険加入	20	1	2.0%（10年固定）	元利均等	229,456	102,904	332,360	14,038,024
	設備（一部運転資金含む）	32,000,000	プロパー（生命保険付きメディカルローン）証書貸付	連帯保証なし 普通抵当権 生命保険加入	20	1	2.0%（10年固定）	元利均等	116,549	52,268	168,817	7,130,396
	運転（一部）	20,000,000	信用保証協会証書貸付	無担保 無保証	7	1	2.0%（5年固定）	元金均等	277,777	30,787	308,564	1,586,076
	計								623,782	185,959	809,741	22,754,496

調達候補先	使途	融資額	融資種類とその他	連帯保証と担保	返済年数	据置年数	利率と金利タイプ	返済方式	月額平均元金返済額		月額平均利息支払額	支払回数別月額支払額合計	利息総額（概算）
C銀行	建物	63,000,000	プロパー証書貸付	無保証（ただし金利+0.2%設定） 団信加入 普通抵当権	25	1	1.9%（5年固定）	元金逓増 ※2、3年目通常元金50%	1～12回	0	99,750	99,750	16,233,315
									13～36回	105,000	97,838	202,838	
									36～60回	229,091	91,589	320,680	
	設備	28,000,000	プロパー証書貸付	無保証（ただし金利+0.2%設定） 団信加入 普通抵当権	25	1	1.9%（5年固定）	元金逓増 ※2、3年目通常元金50%	1～12回	0	44,333	44,333	7,214,807
									13～36回	46,667	43,484	90,151	
									36～60回	101,818	40,706	142,524	
	運転	26,000,000	プロパー手形貸付	代表者保証 普通抵当権	1	なし	1.8%（変動）	*	1～12回	0	39,000	39,000	2,340,000 ※5年で更新終了とした場合
									13～36回	0	39,000	39,000	
									36～60回	0	39,000	39,000	
	計								1～12回	0	183,083	183,083	25,788,122
									13～36回	105,000	180,322	331,989	
									36～60回	229,091	171,295	502,204	

外しました。ほかにも、もっと細かい違いがあることも承知しておいてください」

　誠はその表をしばらく食い入るように見つめていた。

「それにしても、まったく違いますね」

「それぞれ特徴を示します。A銀行は一番ノーマルなプランと言えるでしょう」

「どのあたりが？」

「一番は、使途別の返済年数です。**元金均等の変動金利適用で一般的な事業用ローン**です。連帯保証人も奥様でよいので必ずつけてほしいということでした。あと運転資金は、前に説明した信用保証協会の制度融資を使っています」

「金利はここが一番低いですね」

「変動金利は、固定金利よりも通常低くなります。金利変動のリスクを銀行側が負わないでよいので、固定金利より低く設定できるからです。あと別途、生命保険に加入する必要があります。先生に万一のことがあった時に、その死亡保障金で残金分をカバーします」

「なぜその分金利が低くなるのでしょう？」

「他の2行は、保険料分がすでに金利に上乗せされているからです。変動金利と保険料分を加味すると、逆に他の2行よりも高いくらいです」

「ということは、A銀行の保険料はこちら持ちですか？」

「変な話です。銀行のリスクをこちらの保険料で負担するわけですからね」

「そういうことなんだ。お金の話ばかり言って申し訳ないんですが、金利は高いとはいえ、利息支払総額は極端に低くなっているのは見逃せません」

「そもそもお金の話ですから」

「確かに」

「見かけ上の金利の低さ、返済年数の短さ、元金均等と、A銀行のプランは元金の減り方が一番早いからです。元金の減りが早いということはつまりどういうことでしょう」

「毎月の返済が多くなる」

「正解です。3行とも1年目は元金が据え置かれるので返済はほぼ同じです。しかし2年目以降の月額返済支払額の数字をご覧いただくと、はっきり違いが見えてきます」

「本当だ。2年目からA銀行は約１２８万円だけど、他行は１００万円を切っているみたいですね」

「ということで、資金調達の方針に従えば、A銀行は却下です」

「わかりました。でもこの利息総額だけでみると方針が揺らぎます」

「軌道に乗ったら、どんどん元金部分を返していけばここまで差は開きませんよ」

「繰上げ返済ってやつですね」

「銀行担当者は、あまり良い顔はしませんけどね。自分たちの実入りが減るわけですから」

「もう、揺らぎませんから次を説明していただけますか」

「B銀行は、**生命保険付きメディカルローン**という**無担保無保証の銀行独自の制度融資**を使っています。その融資上限が1億円になっていて、土地と建物ということで、この上限いっぱい使います。オーバー分はA銀行と同じように信用保証協会を使っています」

「2年目の支払いもA銀行より50万円くらい下がりますね」

「返済年数も20年と通常よりも長く設定してくれました。それから、1億円の部分は連帯保証も外してもらっています。メディカルローンがあるくらいですから、銀行としても開業医向けの商品を売りたいんでしょう。金利も低めに設定されていると思います」

「面談の時、開業医向けのサービスも充実していると、一生懸命PRしていましたっけね」

「実績もあるようです」

「都市銀ですし、安心な気がします。それだとB銀行プランで決まりですか?」

「方針に従えばC銀行です。2つ大きな特徴があります。1つ目が**元金逓増**の採用です」

「元金が段階的に上がる方式ですよね」

「1年目は、他行と同じ据置なので利息のみです。そして2年目と3年目が元金均等方式による返済の50%としているので、月ごとの支払額合計がかなり圧縮できます。しかも期間もB銀行よりもさらに長い25年ですから、さらに元金部分が下がります」

「そのうえ、無保証と記載されていますね」

「ええ。最初は連帯保証人をつけたプランを出してきたのですが、外せるか聞いたら、0・2%の金利をプラスすれば外せると提案してきたんです」

「妻が連帯保証人になる覚悟はすでにしてくれてはいますが、この前も心配を口にしていました」

「建物と設備合わせて9100万円の年利で0・2%ということは、初年度で18万2000円です」

「毎月約1万5000円で、連帯保証人が不要ならいいですね」

「それは先生の判断にはなりますが、精神的にも気が楽になるのであれば良い選択かと思います」

「ただ心配は、減らした元金は結局4年目以降のツケとなってきて、どれくらい増えるかです」

「そこで、運転資金については**手形貸付**となっています」

「手形貸付？」

「借り手側を振出人、貸し手側が受取人として、その融資金額分の約束手形を振り出し、貸し手はその金額分から割引料を差し引いて貸付する方法になります。つまり先生が一定期日までに定めた金額を支払うことを約束した手形という証文を銀行に発行して、利息を引いた融資額が借りられます」

「返済はどうなるんですか？」

「支払期日には手形が決済されて一括返済を求められます。もらった資料では、支払い期日は1年後です。ただ1年後に全額一括返済しなければ運転資金としての意味をなしません」

「ですよね」

「当初のプランでは、他と同じような**証書貸付**だったんですが、これは私から銀行側へ提案して変えてみました。手形貸付のデメリットとなりうる一つです。ただし、1年後も再契約を結ぶ前提で話は通しています。相手も貸しはがすことは考えていないでしょう」

「それこそ、つぶれてしまったら意味ないですものね。ちなみに1年後はどうなるんでしょうか？」

「使った分はいったん返済することになります。そして時間差なく運転資金としてまた手形貸付として、借りる契約をし直します。このときは、同額程度の運転資金から利息に相当する金額を先に引いた額面になります」

「2年目もまた運転資金として同じだけ手元に置くことが可能になるわけです」

「減った分はどこに消えたのです?」

「もちろんどこにも消えていません。短期で借入れていることになります。ただし、黒字になって利益が出てしばらくすれば、運転資金は自己資金でまかなえるようになりますから、借り入れる必要がなくなった時に返せば良いということです。しかも証書貸付では融資の契約時に必要な印紙も節約できます」

「そんなに都合良くできるものですか?」

「手形貸付は借り手側に信用力があってこそできる貸付形態です」

「つまり先生にはそれだけの信用力があるってことです。この銀行の過去のクリニックとの取引実績や、開業計画書や診療圏調査報告書、銀行内部が独自に行っている診療圏調査などから、手形貸付が可能だと判断したってことです」

「そこまで信用力があるとは知りませんでした」

少し笑いながら誠がいった。

「デメリットも理解しておいてください。1年後も貸してくれるとは思いますが、ただし、書き換えに応じてくれる保証はありません。金利もその時々ですから、上昇変動リスクは伴います。また返済が滞った場合には、訴訟することなく先生の財産を差し押さえられてしまいます」

「自分でも調べてデメリットを理解したうえで利用したほうが良いですね」

「そのとおりです。あくまで現状の私の判断では、メリットが大きいかなということです」

「それで結局、どれくらい月額の支払いが下がるのかな」

「**支払回数別月額支払額合計**という欄をご覧ください。他行と違い、3段ずつに分かれています」

「一番上の段が1年目、次が2年目と3年目、そして一番下が4年目から5年目という見方ですか。となると、初年度の利息負担はほぼ一緒ですね。そして2年目からだと約33万円って、低っ！」

思わず声のトーンが上がった。

「自分が心配していた4年目以降でも約50万円って、利息総額が上がるのは仕方がないけれど、これなら方針に一番近い提案ではないでしょうか」

「手形貸付が何年か後には、減らした分も含めて一括で返済することになるので、自分の口座に貯めておくことが必要です。実質は、B銀行よりは下がりますが、BとCの約30万円の差までにはなりません」

「つまり？」

「その頃までには、きちんと経営を軌道に乗せて、相応な利益が出ていることが前提ということです」

「そう甘くはないってことですね」

「それも含めたうえでの私の提案です。ただ、セカンド・オピニオンももらってきてくださいね」

「それって税理士の先生にですかね」

「詳しい方なら誰でもいいですよ。ただ、開業後には税理士は重要なパートナーになりますから、今から探しておいたほうが良いでしょう」

「清宮さんの知り合いで、良い先生いらっしゃいますか？」

「良い先生かどうかは、相性もあるのでわかりませんが、何人か紹介しましょう」

後日、紹介された税理士数名に誠は会った。話す内容や人柄、**税務顧問契約**のサービス内容と料金体系を比較して1人に決めた。そして影虎が持ってきた資金調達のプランの意見も聞いたうえで、影虎にC銀行で契約すると伝えた。

土地については、定期借地契約で仮契約はすでに済ませていた。設計事務所を通じて地盤調査を行っていた。調査結果しだいでは、地盤改良工事が必要となり、数百万円、場合によっては数千万円の負担増を強いられることになるということであったが、結果は良好で直接基礎（住宅の基礎と同レベル）で建設可能という判定だった。設計事務所でも以前に近隣で設計施工実績があり、地盤についてはある程度の予測がついていたことではあるが、改めて結果を聞いてコストの負担増がないことを知った誠は不安材料を取り除くことができた。

2週間程度で**融資審査**が終わり、C銀行との契約書類に判を押した。また銀行から**つなぎ融資**についての提案も受けた。

「清宮さん、つなぎ融資って何のことですか？」

「いきなり1億円以上のお金が必要になるわけではないので、資金需要に応じて段階的に融資を行うことです」

「そんなことができるんですね」

「うまくつなぎ融資をしてもらえれば、利息の負担が軽くなります。資金需要はこちらの表を使って管理していきます」

影虎が１枚の用紙を誠に見せた（図表30）。

「今は数字が入っていませんが、資金需要は３つの山があります。最初の山は**土地の保証金**や**仲介手数料**、**設計料**、そして建築会社に支払う着工時分の**工事費**となります」

「あの、この工事費や設計料、清宮さんへのコンサルティング費用は分割になっていますが、面倒なので最初に全額お支払いしてもかまいませんよ」

「ありがたい申し出なのですが、信頼関係があったとしても、そこはシビアにプロジェクトの進行に合わせて支払いを進めましょう」

「わかりました。そうなると、２つ目の山は建築会社に支払う中間時と書かれている**工事費**ですかね」

「これは中間金とも言いますが、戸建てなど施工期間が長い場合に、木造では上棟の頃、ＲＣ構造という鉄筋コンクリート造りの場合には屋根までコンクリートが打ち終わる頃がその時期です」

「医療機器などは最後の山になりますか？」

「はい。あとは分割分の残金と**運転資金**などになります。この支払計画書はこちらで作成して銀行に先生の計画を伝えておきます」

「よろしくお願いします。それでは参りましょう」

２人はこの日、仮契約としていた**定期借地契約**を正式に取り交わすことになっていた。土地の管理

図表30 資金需要予定表

払込先	細目	過去	○月	○月	○月	○月	○月	○月	○月	○月	○月	○月	○月	○月	払込先別計
土地主	保証料														
	賃料														
不動産会社	公正証書発行代行料及び実費														
	仲介手数料														
設計事務所	着手金（10%）														
	確認申請時報酬（着手金を引いた設計費）														
	工事完了時報酬（施工監理費）														
建築会社	着工時（33%）														
	中間時（33%）														
	引渡し時（残金＋追加工事費）														
医療機器	購入														
	リース														
	備品消耗品類														
銀行	融資手数料等														
	印紙代														
	担保取扱手数料														
	担保保存設定費用（司法書士）														
	利息														
開業支援費	着手金														
	初回融資実行時														
	開業時														
開業前運転資金	開業前賃料														
	開業前人件費														
	広告宣伝＆販促費														
	その他諸経費														
月別資金需要合計															

を行っている不動産会社の担当者も合流し、貸主の家に訪問して調印は滞りなく行われた。その後、担当の設計士と落ち合い、設計事務所で設計施工管理を行った物件の見学を行った。誠は実際の壁材、床材、間取りなどを見たことで、さらに具体的なイメージをふくらませることができた。その後、誠はさらに何度も設計士と打合せを重ねていった。

影虎も、以前と同様に、マーケティングの観点で設計士と議論を交えた。また予算が膨らんでくる頃合いを図って、顔を出した。

設計事務所もその予算は把握しているが、設計士は、〝作品〟への想いが強いこともあって、建築コストが高くなる曲線を多用したり、各種資材も高価なものを揃えたりしがちだということを影虎から説明を受けた。言われるように、そのようなデザインが多用されていた。影虎も、デザインに関しては、設計士のセンスを否定するつもりもなく、せっかくの自由設計なので、先生も楽しんでほしいということだった。適宜影虎は、マーケティングの観点からお金をかけるべき優先順位を誠へ示した。

高価なものは材料の質感や機能面において、安価なものと比べれば価格相応の差が出る。それは誠にも違いははっきりわかる。金銭感覚もマヒして、いつの間にかコストが上がっている。その頃にまた影虎がやってきて予算をコントロールし、結果予算内で建物の設計図は仕上がった。

その後、設計士によって建物を建てる際に必要な**確認建築申請書**が役所に提出され、無事に受理された。建築基準法や条例などに適合しているかの確認を受ける作業であり、2週間ほどで確認済証の交付を受けた。

そしてとうとう、地鎮祭の日を迎えた。

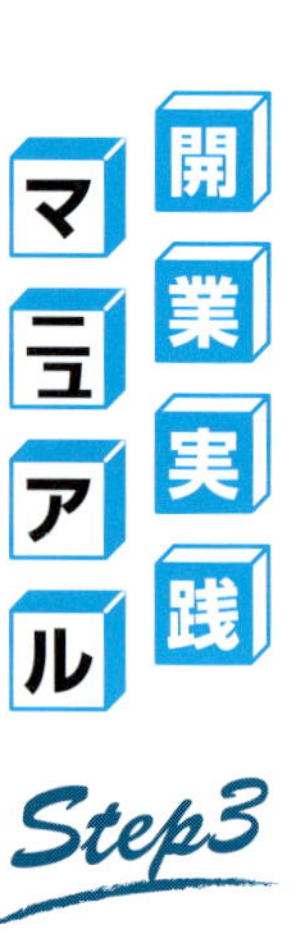

開業計画書の作り方

新たなことを始める際には、計画が必要となる。医師としてのキャリアという視点から論ずれば、開業医になることは勤務医からの延長線上にあるかもしれない。しかし、開業するということは新たな事業を興すことだということを忘れてはいけない。これから未経験の領域に飛び込むわけで、失敗の確率を下げるためには無計画ではいられない。第2章では、この未経験領域に突入した後でも方向性を見誤らないよう、また見失わないよう、**経営における指針を決めるためのプロセス**を記した。それが、**ポジショニング戦略の策定**、**開業パターンの選択**、**開業エリアの決定**、**候補立地の絞り込み**、そして**診療圏調査**という流れだ。方向性を示すものだけでは飯は食えない。そこで新規事業性について事前に評価することが必要となる。

新規事業性評価とは、簡単に言えばまずは採算が合うかどうかである。事業は、趣味やボランティアではない。採算が取れ、そのうえに利益を生み出していかなければ継続できない。それが小説にも登場している**『開業計画書』**（図表M7）である。

①計画概要

②開設者プロファイル

③コスト計画

④資金調達計画

⑤損益収支計画

以上が『開業計画書』の構成となる。これは、金融機関から資金調達をする際に求められる資料の一つとなるため、それも兼ねた構成になっている。

まずは表紙と目次だ。表紙はこの計画は何を目的とするものかを簡潔に示し、目次は見る側の利便性を高めるために用意する。

そして**①計画概要**では、誰がいつどこで何をどのように開始するのかを伝える内容となっている。

②開設者プロファイルでは、経営者となる医師本人の学歴や職歴、資格などの経歴および家族構成、そして保有資産の概要を記載する。新規開業においては、経営者本人が主力商品となる。その商品のバックグラウンドが事業とどれくらいの関連性をもつかが評価材料になるため、それを意識した表記をしていくと良い。ここには家族構成も盛り込まれている。これは場合によっては重要な融資判断の材料となる。パートナー（妻や夫）の職業や収入の状況、扶養家族の年齢などを明記する。開業当初は、勤務医時代と違って収入が安定しない。しかも支出も増える。そこで開業する医師を除く、世帯収支も融資の判断材料となるのだ。例えば、パートナーが同業者（つまり医師）で、しかも勤務

図表 M7 **開業計画書**

表紙

開 業 計 画 書

平成　＊＊年　＊月　吉日

施設名：

目次

1. 計画概要

項目	概要									
開設者										
施設名										
施設予定地										
開設予定日										
開業形態										
調剤										
診療科目										
休診日										
年間診療日数										
人員体制	医師	常勤	名	非常勤	名	事務	常勤	名	非常勤	名
	看護師	常勤	名	非常勤	名	その他	常勤	名	非常勤	名
	技師	常勤	名	非常勤	名					
不動産&施設概要	敷地面積									
	延床面積									
	建築面積									
	その他									
	薬局敷地面積									

2. 開設者プロファイル

2.1 経歴

年	月	学歴・職歴・専門医資格取得等	年	月	学歴・職歴・専門医資格取得等
		(学歴)			

2.2 家族構成

氏名	続柄	生年月日	職業	年収	氏名	続柄	生年月日	職業	年収

2.3 保有資産概要

資産種類	所在地	取得年	所有者名義	備考

3. コスト計画

		金額(千円)	備考
土地	保証金・敷金		
	仲介手数料		
	公正証書作成		
	小計		
建物	設計監理料		
	建物工事費		
	外構工事費		
	小計		
設備	医療機器		
	電子カルテ		
	什器		
	付帯設備		
	その他		
	小計		

項目		金額(千円)	備考
開業準備	租税公課		
	地代家賃		
	医師会		
	保険料		
	内覧会		
	広告宣伝費		
	その他		
	小計		
運転資金	賃料		
	人件費		
	医薬品材料費		
	生活費		
	その他		
	小計		
合計			

4. 資金調達計画

※初年度

調達種別	調達先	金額(千円)	利率	借入期間	(内据置期間)	償還方法	月額元金返済	利息返済

5. 損益収支計画　5.1　3カ年月次損益収支計画

■月次損益計画

区分		項目		1年目 1カ月目	2カ月目	3カ月目	～	12カ月目	年計＊平均
		(千円)							
	○○科	月平均患者数							
	○○科	一日平均患者数							
	○○科	診療単価（円）							
	○○科	診療日数							
	○○科	月平均患者数							
	○○科	一日平均患者数							
	○○科	診療単価（円）							
	○○科	診療日数							
収入	皮膚								
収入	外科								
収入	その他								
医業収入計									
変動	医薬品費	医業収入対比率%→							
変動	診療材料費	医業収入対比率%→							
変動	委託費	医業収入対比率%→							
変動費計									
固定	人件費								
固定		看護師給与							
固定		一般職員給与							
固定	一般管理費								
固定		賃借料							
固定		リース料							
固定		その他管理費							
固定		減価償却費							
固定		支払利息							
固定費計									
費用計									
経常利益（税引前）									

■資金収支計画

区分		項目		1カ月目	2カ月目	3カ月目	～	12カ月目
経常収支	収入							
経常収支		皮膚						
経常収支		外科						
経常収支		その他自費						
経常収支	支出							
経常収支		当月支出(減価償却費除、変動費2カ月サイト)						
経常収支		その他						
財務収支	収入							
財務収支		自己資金						
財務収支		長期借入金						
財務収支		短期借入金						
財務収支	支出							
財務収支		長期借入金元本返済						
財務収支		生活費						
財務収支		所得税						
当月現金増減額								
現金月初残高								
現金月末残高								

5.2　5カ年年次損益収支計画

■年次損益計画（1～12月）

		（千円）	1年目	2年目	…	6年目
	○○科	月平均患者数				
		一日平均患者数				
		診療単価（円）				
		年間診療日数				
	○○科	月平均患者数				
		一日平均患者数				
		診療単価（円）				
		年間診療日数				
収入	自費診療収入					
	保険診療収入					
	その他					
医業収入計						
変動	医薬品費					
	診療材料費					
	委託費					
変動費計						
固定	人件費					
		看護師給与				
		一般職員給与				
	一般管理費					
		賃借料				
		リース料				
		その他管理費				
		減価償却費				
		支払利息				
固定費計						
費用計						
経常利益（税引前）						

■資金収支計画（1～12月）

			1年目	2年目	…	6年目
経常収支	収入					
		窓口収入				
		保険請求振込収入				
		自費収入				
	支出					
		経常支出（減価償却費除く）				
		減価償却費				
財務支出	収入					
		自己資金				
		長期借入金				
		短期借入金				
	支出					
		長期借入金元本返済（年月等分換算）				
		生活費				
		所得税住民税（利益45%相当にて計算）				
当期現金増減額（剰余金）						
現金期首残高						
現金期末残高（余剰金累計）						

を続けているケースであれば、一方で収入がなくても通常生活は維持できる。また万が一の際も、まったく別の収入源をもつことで運転資金の調達が可能となる。よって事業継続の可能性が高まるため、金融機関の評価も高くなるというわけだ。評価が高いということは、貸したい金融機関も当然増える。そうなれば、交渉も有利な立場でのぞめるため、好条件を引き出しやすくなる。ただし、パートナーが無収入であるからといって、それがマイナスに働くことはない。なお、扶養家族の年齢を記すのは現在から未来にかけて必要となる生活費を予測するためである。

③**コスト計画**は、開業に際して必要となる初期費用とその内訳を示している。これは開業パターンによって、土地の購入費用や建物工事費用、内装工事費用といった項目が変わるためだ。なお、医療機器などはリース対象となりランニングコストに含まれるが、リースも融資の一つの手段として捉えているため、ここでは購入した場合の見積り額を記入しておく。また開業準備段階から、様々な出費を想定しておかねばならない。意外と見落としがちなのは、工事期間の賃料や人件費だ。テナントなどで内装工事が必要となれば工事着工から賃料が発生する（交渉によって工事期間はフリーレント扱い（無料）になったり、割引できたりする）。また医療機器やカルテなどのトレーニングや開業準備などで開業日前から職員を雇用することになる。それは当然奉仕とはならず、給与を払う必要がある。ほかにも開業コンサルタントに依頼すればそのフィーや諸経費がかかるので、それらも合わせて予定を立てておく。なお運転資金については、⑤損益収支計画で行うシミュレーションから算出することになる。ちなみに最近内科などは競合が増えていることもあり、患者が集まりにくくなっている。つまり損益分岐点に達するまでの期間が伸びることになるので、筆者が計画する際も準備する運

転資金量を年々増やす必要が生じている。

金融機関は、経営がひっ迫してからの追加融資はやりたがらない。そのため**最初にできるだけ大きな融資額を引っ張りだすこと**が必要となる。建物や設備などは実際に支払った金額以上の融資を受けることは通常できないが、唯一、運転資金の項目については、それを証明する必要がない。運転資金がショートするのを防ぐためにも、**可能な限り大きな融資枠を取る**ことが〝**失敗しない経営**〟においても重要となる。ただし、やみくもに増やしても融資審査は通らないので、シミュレーションを行い、金額の根拠を用意することが必要だ。

④の資金調達では、③で算出した資金量をどこからいくら調達するのかを計画する。自己資金、金融機関からの借入、そしてリースによる調達金額を決める。ここで一番注意を払うべきことは、**月額の支払額**である。多くの医師は、総支払額に目を向けてしまう。そうなると利息を少しでも抑えようと借入金額はなるべく少なく抑え、さらには返済期間までも短く計画してしまう。繰り返すが金融機関は雨が降ったら（経営状況が悪くなれば）傘は貸してくれない。雨が降る前（開業前）とは違うのである。不安定な立ち上がりを乗り越えるには、月の支出をなるべく抑えることが必要となる。そこで**月の元本および利息返済金額が低くなるよう計画する**と良い。なお、月額の支払金額が増えたとしても、**自己資金の設定については、なるべく低めにする**ことをお勧めする。金融機関から自己資金については最低これくらいの金額は準備してほしいという（審査を通すための）要望があるはずだ。自己資金は当然ながら自分の好きな時に自由に使えるため、保険としても心の余裕のためにも保有しておくことが良いだろう。借入金額が多くても借入期間を長くしても利益が出てきたら繰り上げ返済す

れば済む話である。もちろん利息負担は増えるが、〝失敗しない経営〟のための保険料として捉えることができる。その利息も経費として扱われるため、実質の負担額は少なくなる。

⑤損益収支計画では、売上を予測し費用を計画することで経常損益（売上から費用を引いた税引前の損益）をシミュレーションする。同時にキャッシュ・フロー（第1章　決心の時参照）もシミュレーションすることとなる。ここではシミュレーションのスパンとしては2種類を用意する。**3カ年における月次（月計）計画と5カ年における年次（年計）計画**である。つまり短期的な視点と中期的な見通しによる事業計画の資料となってくる。なお売上については、診療圏調査からはじき出された推定患者数、また競合医療機関の数などを加味したうえで、その数に達する期間を決めて、徐々に患者数を増やすように予測をすると良い。

金融機関によっては、独自に診療圏調査を行ったり推定患者数を出したりする。借り手側に公開することはないが、かなり固い数字（少ない患者数）でシミュレーションしていることが多い。貸し手側として融資が焦げ付かない（回収不能にならない）ための自衛策でもある。とはいうものの、〝失敗しない経営〟のためにはその〝**固い数字**〟がポイントとなる。今でも夢のようなシミュレーションを見かけることがある。そうなる可能性が低いであろう〝緩い数字〟（多い患者数）に基づくものだ。それも開業コンサルタントと名乗っている人たちが作成しているのである。それは、何か**を**売る**ため**の開業計画書の可能性もある。小説でも述べているが、必要患者数（第1章　良き相談者参照）であることが多く、開業コンサルタントやそれに準ずるサポートをする業者が何で利益を得ているのか（利益構造）を知ることで見極めることもできる。彼らも親切心で手伝っているわけではない。開業医のリスクを念頭においた十分に練られた開業計画書は、結果として金融機関からの信頼も得られることになるのである。

とはいえ、何が固くて緩いのかも、初めて数字を見る医師にとって判断はむずかしい。その場合には、複数の人に意見を求めることも必要だ。また、筆者が開業コンサルテーションを行う際にクライアントには、必ずご自身の手で**損益収支シミュレーション**をやっていただく。自分で数字を入力することで損益収支の構造や数字の動きを実感するためである。ここで開業時から毎月の患者数も自分で予測してもらうが、まずは何の情報も与えずに好き勝手の数字を入れていただく。そして次には、患者が思うように集まらないケースを想定したものを改めて作成してもらう。最初のシミュレーションは〝緩い数字〟である。そして次に行ったものが固い数字かと思われるかもしれないが、それでもそれよりもさらに低く見積もった数字くらいが、実は固い数字であることが多い。それくらい自分の見通しは緩いと考えておくことが、〝失敗しない経営〟になる。その固い予測数字がピッタリ当たるかというのは重要ではない。予測を下回らないことが一番のポイントとなる。ただし我々の立場としては、できれば予測が上方に外れることを願っていることはお忘れなく。

資金調達先の種類

個人で開業する場合には、当然ながらお金がかかる。そのお金は何らかのかたちで調達しなければならない。大別すると**内部調達**と**外部調達**とになる。内部調達とは自身の貯金や親など身内からの支援などで、返済についての義務や強制力、返済期限、利息などがないお金となる。外部調達は、公的もしくは民間の金融機関とリース会社など、契約に基づいた返済もしくは支払いを行う必要のある外部からの調達である。医師は、社会的に信用力のある職業である。社会的信用力というのは、他人がどれだけのお金を貸してくれるのかにつながる。仕事は探せばいくらでもあり、収入も高い医師は、貸し手側にとっては魅力的なお客様となる。また医業は他の業種に比べれば、経営の安定性もまだまだ高いと貸し手側は考えている。

一般のベンチャー企業や飲食店や小売店などの個人商店といった業種では、基本的には、民間の金融機関（市中の銀行）から融資を受けられることは稀で、公的金融機関（日本政策金融公庫など）から調達することになる。融資枠も小さく、自己資金もそれなりに準備しておくことが必要だ。一方、医療機関の開業となると様相が一変する。他の業種では開業融資がきびしいはずの銀行が、こちらの望む融資枠を受け入れ、低金利で借入期間も長く設定された担保や連帯保証なしの好条件を提示してくる。自己資金も小額でかまわない。

筆者は経営コンサルタントだが、ベンチャー企業の経営者でもある。会社を辞めて事業を興した頃、近所の全国展開している大型小売店舗に買い物に行った。その際店頭で系列会社のクレジットカードの入会申込みをしたのだが、後日、審査に落ちたという手紙が送られてきた。誰もが知っている、誰でもが持てるであろう年会費もかからないような一般的なカードである。おかげ様で起業時から一定の売上は確保できていたこともあって、起業直後からサラリーマン時代以上の収入も得られていた。それにもかかわらず、審査は通らなかったのだ。起業したばかりの経営者には、社会的な信用がまったくと言っていいほどないということになる。実は筆者は、審査が通らないことは起業経験者から聞いて知っていたため想定済であった。なぜ申し込んだかといえば、自分の社会的信用がゼロであることを実感することでの、危機意識をもつためだった。さらにはこれから経営者として実績を積み上げ社会的信用を得ていこうという動機づけにもしようとしていた。起業して10年以上になった今では、色の違うクレジットカードも持てるようになった。とはいえ、自社の経営においても新規事業のために資金調達することがあるが、開業コンサルテーションで扱っている融資条件を見れば、まだまだきびしい現実がある。

一方で、開業する医師は、こうした経験をせずに起業できてしまう。苦労は買ってでもしたほうが良いとは言わないが、通常の〝商売〟には簡単にはお金は出てこないということを頭に入れておいたほうがよい。なぜならば、簡単に融資を受けられるということは、別の言い方をすれば、**必要以上、実力以上の借金を抱えるリスク**を背負うことでもあるからだ。小説でも触れているように、医業経営には良き時代が過去にはあった。しかし今、新規開業にあたっては、その恩恵を受けにくい市場環境となっている。にもかかわらず、良き時代を知る**貸し手側は審査が甘いまま**となっている。これは銀行だけではない。リースによる資金調達も同様に〝甘い〟対応が期待できる。いずれにしても、その〝甘さ〟を理解しておけばよいだけのことなのだ。

ただし、これは保険診療を中心に行う場合の開業に限ったことであり、美容外科など自費診療が売り上げの大半を占めるような場合には一転して銀行の融資審査は〝固く〟なる。地方銀行などはこういった貸し付けの実績が乏しいため、一般的な企業と対応が変わらない。リースによる調達で賄おうとしてもリース会社も同様に〝固い〟。美容外科では、医療機器の種類も数も多く高額になるため資金調達はシビアになるので注意が必要だ。

◇　◇　◇

資金調達の難易度についてイメージをつけたら、次には**資金調達先**を探すことになる（図表M8）。まずは内部調達からの検討となるが、経営リスクを考えると開業にあたり**内部調達はなるべくならば少なくしておいたほうが良い**だろう。内部調達を少なくすれば借入総額が大きくなるため利息も負担増になり毎月の元利返済金額も上がる。また、誰しも借金が増えるのは嫌なものである。それでも少なくしたほうが良いとするのは、経営的リスクを下げるためである。何が起きるかわからないのが経営だ。開業後に思うように売上が伸びなければ運転資金が枯渇してしまうこともある。それ以外の不測の事態に備えるためにも、手元資金を一定量確保しておくことがリスクヘッジとなる。**手元資金**とは自由に使える流動性の高い資金の総称であり、現金や普通預金、そして満期3カ月以内の有価証券・定期預金なども含まれる。ただし必要以上に手元資金を保有することは逆に資金効率を落としてしまうため、損益収支シミュレーションなどで運転資金とのバランスをみながら手元資金量を決めていくことになる。

また、医師は、親族が医師や歯科医師であったり、経営者であったりと、経済的に裕福な場合が多い。その**資産運用**や、**相続税対策**とも合わせて資金調達の計画を行う必要がある。これには専門知識も必要となるので、自分だけでやろうとせずに、税理士や知識のあるコンサルタントへ相談したうえ

図表 M8 資金調達先

	調達先		メリット	デメリット	備考
内部調達	身内		・返済額や返済期間など諸条件が自由に決められる	・賃貸借契約があいまいになりトラブルとなるケースがある ・相続税、贈与税がかかるケースがある	明確な契約を取り交わせなければ、できるだけ借入は避けて、イザというときに備えておく
外部調達	公的	独立行政法人福祉・医療機構	・償還（返済）期間が長目 ・元金返済据置期間が長目 ・金利が有利	・自己資金が高めの設定 ・対象開業地域が限定	診療所不足の地域でなければ対象とならず自由度は低い
		日本政策金融公庫	・金利が有利 ・新規開業に対する融資が多い ・無担保無保証融資がある	・担保条件が厳しい ・手続きが煩雑	自由度は低いが、民間銀行よりも金利が低く小額融資ならば検討していく
		地方自治体制度融資	・利子補給（自治体が一部利息を負担）	・自己資金が高めの設定 ・信用保証料がかかる ・融資の実行においては自由度が低い ・制度が複雑	自由度が少なく制度も複雑であり、中小企業診断士による監査などもあって条件合わせが難しい
	民間	銀行	・自由度が高い ・プロパー（銀行独自）融資をつかえる ・交渉によって有利な条件を引き出せる ・開業医向けの特別融資を用意している場合もある	・交渉に知識が必要 ・担当者によって対応のばらつきが大きい ・診療報酬の入金口座として設定を要求される	交渉次第で条件は大きくかわってくるため、交渉経験のある税理士やコンサルタントなどに交渉を任せることが良い
		医師会提携融資	・医師のライフステージに合った商品構成 ・医師向けに特化した融資制度が豊富	・原則医師会に属する必要がある ・地域によって条件がまちまち	所属する団体によって名称もその対応もまちまちであり、地域に根差した税理士などから情報を収集すると良い
		リース会社	・リース契約のハードルは低め ・経費処理ができる	・リース対象が限定される（医療機器など） ・直接融資とは違う	リースという制度を理解し、更に契約内容についても十分読み込んでから契約する

で内部調達をするのが良いだろう。このような場合を除けば、貯金などから捻出する自己資金となる。この場合には、必要最小限で計画してみたらよいだろう。なお必要最小限にする理由は、外部調達の場合には、自己資金の投入が融資の条件となることもあるからだ。その額は調達元によって違う。自己資金ゼロから開業にかかるコストの1割程度が目安となるが、小説にあるように、それが準備できなければダメなわけではない。

ちなみに開業するにあたって、**どれだけ手元資金（預貯金など）があればよいか**という質問を受ける。過去に筆者が扱った、総額1億5000万円（内訳…設計施工費9000万円、医療機器・運転資金…各3000万円）のケースでは、自己資金500万円で残りは外部から調達した。それに生活するうえで必要な額をプラスすることになる。実際には、外部調達先からの初回の融資実行より先に支払いは発生する。例えば、**設計料**や**開業コンサルタント料**の一部着手金、その他土地やテナントであれば**保証料**や不動産会社に支払う**仲介手数料**、契約に関する**公正証書作成料**、不動産取得税など租税公課や工事期間に発生する**賃料**などである。これら諸費用は、一時的に自己資金のなかから捻出することになり、このときのケースでは、500万円ほど最初にかかった。生活するうえで必要だと言っても、開業までに特別な出費がなかったため、手元資金は1000万円程度でこのケースでは賄えた。実際には、開業を対象とした融資条件は一般の事業融資に比べて有利な設定であることが多く（特に民間金融機関）、他と比べて自己資金も少なくてよい。自己資金ゼロでも現在では何らかの方法で開業も可能だ。もちろん、自己資金は多いに越したことはない。他の開業本などでは総費用の2割を用意することが必要だと書かれている。自己資金が多ければ、その分だけ有利に融資交渉に持ち込むこともできる。ただ経営が軌道に乗りさえすれば、借金はすぐに返せる。医療機関の経営は、その軌道にのせるまでがある意味で勝負であるので、〝失敗しない経営〟においては自己資金の投入は少なくするという選択を提案している。

次に**外部調達では、公的と民間の2つに大別**される。この2つの大きな違いは、自由度である。条件面でも公的はハードルが高い。公的のなかでハードルが比較的低いのは日本政策金融公庫だが、中小企業向けに作られた制度であるため、開業には適合しないこともある。また独立行政法人 福祉医療機構も医療機関不足の地域の開業に限定しているため、使い勝手は良いとは言えない。

公的は民間と比べて金利やその他条件が有利だと言われているが、金利が低い水準の時には民間とあまり変わらなくなる。金利以外の部分でも、近年民間では開業医向けへの積極融資の姿勢を取っているため、無担保・連帯保証人なしや借入期間の延長など、公的よりも有利な条件を提示してくることもある。いずれにしても、**比較する意味でも公的と民間の両方から諸条件を求める**と良いだろう。なお、公的といっても窓口が民間の金融機関（代理貸付）であったり、民間の金融機関でも信用保証協会を通していたりと様々なので、窓口に行って直接担当者から説明を受けることをお勧めする。

また公的と民間の大きな違いは、条件が画一であるか否かである。つまり公的では、ほぼ条件は決まっているため交渉の余地はない。一方で民間は前段での条件はあるが、それも交渉で変更が可能となる。好条件を引き出すのは交渉の技量しだいともいえる。先の1億5000万円の開業ケースでは、医師が単独で条件交渉したあとに筆者が入ったことで、支払利息の合計額が1000万円程度下がった。これには個人の住宅ローンの借り換えなどが含まれているが、それでなくても交渉により相応の差が出るということを知ってから交渉に臨んでほしい。

資金調達交渉術

小説でも複数の金融機関を競合させている場面がある。なぜか一般の人にとって銀行という組織は、非営利の公的な機関のようなイメージであることが多い。公的金融機関を除いた民間の金融機関は、れっきとした営利企業であることを再認識するべきだ。言われるがままを受け入れてはいけない。交渉すれば確実に有利な条件を引き出すことができる。とはいっても、交渉というものは場数がものをいうため、有利に交渉を進めたいと考えるならば、税理士やコンサルタントなど、場数を踏んだ人に同席してもらったほうが良い。

自分自身で交渉しようと考えている方や同席をお願いできる人が見つからない場合、有利に交渉を進めるためのポイントとして、次のことを理解しておくとよい。

①相手の利益構造
②交渉要件
③相場
④相手側の決済システムと交渉人の社内的な立場
⑤選択権がどちらにあるのか
⑥落としどころの設定

⑦その他利害関係

まずは、**①相手の利益構造**を知ることである。この重要性はこれまで何回も触れているとおりで、融資交渉でも同じだ。ここで交渉の余地が多い民間銀行の利益構造について触れておく。銀行の基本機能は、お金を仕入れて金利をつけて販売することであり、いわばお金の流通業なのである。主なお金の仕入先は、個人や企業からの預金預かりとなる。それを別の個人や法人に預金よりも高い金利によって貸し付けたその利ざやが儲けになる。しかしながら、1990年代以降少し様相が変わり、この貸し付け量（貸出金）が減ってきた。主に企業などへ貸し付けていたお金を回収し、そのお金で国債を積極的に買い始めたのだ。これは**ゼロ金利政策**※が背景にあるのだが、専門的なことはさておき開業に関する融資に限り要約すれば、銀行は焦げ付き（融資したお金が回収不能に陥ること）リスクの低いところに融資先を絞り込む。

※**ゼロ金利政策**／翌日物金利（銀行同士が短期の資金取引を行うコール市場で借りた翌日に返す際にかかる金利）を実質ゼロまで下げ、お金の流通を活性化させる日本銀行が取った金融政策

医業は他の業種に比べて焦げ付きリスクは低い。統計的にみて倒産する確率は低い。また万が一、うまくいかなかったとしても医師ならば、開業時に必要な融資額程度であれば、勤務医として働ければ自己破産せずに返済も可能だ。また経営が軌道にのれば、取引量や預金量が増えてくる。新たな資金需要も見込める。よって、この本が発行される時点においては、どこの銀行でも、開業向けの融資は積極的に取り込みたいと考えている。ただし、これは保険診療に限ったことで自費診療となると途端に評価は分かれるので注意が必要となる。地方と都心部での違いや、その他諸条件で変わってはくる

図表 M9 交渉要件

交渉要件	説明	例
融資枠（目的別）	借入額の条件となり土地・建物（施設）、医療機器、運転資金と使途目的に設定される。	施設：最大1億円 医療機器：最大5000万円 運転資金：3000万円
金利	変動と一定期間の固定、変動と固定をミックスさせたパターンで金利が設定される。	変動金利：2.0% 固定金利：5年　2.3% 10年　2.8%
返済方式	元利均等、元金均等、元金逓増など複数の方式があり、その方式の選択によって利息支払総額が変わってくる。	元金均等
返済期間（据置期間）	目的別に完済までの期間が異なる。据置期間とは貸し付け時点から元本返済が始まるまでの期間を示す。	施設：15年以内（据置1年） 医療機器：7年以内（据置6カ月） 運転資金：6年以内（据置6カ月）
保証人・担保	人的担保である保証人（連帯）と物的担保である不動産担保がある。	保証人不要 団体信用生命保険加入（銀行にて負担）
その他	火災保険の質権第1順位の設定や、手数料、診療報酬振込指定などがある。	事務手数料　10万円 繰上げ返済手数料　無料 診療報酬当行振込指定

ものの、基本的には貸す側よりも借りる側のほうが選べる立場にあると言える。だから交渉しだいでより有利な条件が得られる。ここにも市場原理が働くのだ。

◇　◇

次に、**②交渉要件**である。基本的には、目的別借入枠（融資枠）、金利、返済方式、返済期間（据置期間）、保証人・担保、生命保険、その他となる（図表M9）。まず**目的別借入枠**（**融資枠**）は土地購入や建物・内装工事費など不動産に関する施設、医療機器、そして運転資金の3つに分かれ、それぞれに融資の枠を設ける銀行が多い。次に**金利**であるが、利息としての支払額に大きく影響するため、借りる側としてはコンマ何パーセントでも下げたい。とはいえ小説内でも述べているとおり、事業融資の金利は経費扱いとなるため、実質30～50％掛けとなり、金利の低さだけで決定するのは避けたほうがよい。また変動か固定かを選択できる銀行もある。この選択の正解はない。将来の金利変動は誰にも正確にはわからないからである。ただ、ゼロ金利時代であるうちは変動金利が固定金利よりも低いことや、経営が軌道に乗れば返済期間よりも早く完済できるため、近年は変動金利を薦めることが多い。もちろん、リスクを低くするのであれば固定という選択肢も考えられる。いずれにしても銀行によっては変動のみというところもあるし、変動から固定（その逆）に乗換を制限しているところもある。どれだけ柔軟に対応できるかということも銀行選択の際の決定要件の一つになる。

返済方式については、「第3章　開業プランニング　開業の値段」のなかで説明しているので参照していただきたい。またどれを選択するかは、貸し手側の都合と、資金調達の方針に従いながら決めていくことになる。なお、**返済期間**については、使途別に決められていることが一般的だ。通常は、耐用年数といわれる減価償却期間の長さによって建物などの不動産購入費用については15年を、医療機器や運転資金などは7年程度を設定している場合が多い。なお、運転資金については手形貸付という方法もある（第3章　開業プランニング　資金調達　参照）。**返済期間の設定のポイントは、長くすること**である。開業当初の売上が安定しない時期には、なるべく月額の元利返済額を減らすことが大事になる。そのために金利を下げること以上に、この返済期間を長くすることでその金額は下げることが可能ともなる。ここも銀行によって対応がまちまちであり、交渉の余地がある銀行を選びたいところである。据置期間も同じ理由で、元本部分の返済をできるだけ遅らせるよう交渉していきたい。その間金利がかかると思われるかもしれないが、〝失敗しない経営〟のための保険料と考えよう。軌道に乗ればすぐに返せばよいだけのことである。

保証人・担保については、銀行側が債務不履行の際の弁済確保に備える理由で要求されるものだ。人的担保と物的担保があり、人的担保とは連帯保証人のことをさす。また物的担保とは、土地や建物、医療機器や預金が対象となる。土地は資産性もあるため担保価値としては高いが、建物は医療機関向けに特化していることもあって流用性が低く担保価値は低く、医療機器も中古となれば価値の目減りははげしく価値は低い。とはいえ、一応の担保として要求してくる。また預金については診療報酬の振込口座を自行に指定されることが多い。何かあれば銀行は口座を凍結することができ、担保となるからだ。なお開業向け融資の場合、団体信用生命保険やその他の生命保険の加入を条件として保証人が不要となることが多い。

その他には**手数料**なども項目によっては交渉できるため、借入から返済にかかる手数料の項目と金額を事前に明確にしておくとよい。また個人の住宅ローンの借り換えも含めた検討をしたり、生命保険料をどちらが負担するか（結局は金利などに跳ね返ってくるが）といった交渉まで、変わる余地は多い。そのためにも条件の内容や、契約書の細かい文章も見逃さずに読み込むことが必要だ。

交渉要件を知ることで何について交渉していくのかを理解できたら、**③相場**をチェックする。この交渉に勝ち負けは基本的にはないが、交渉結果に差はつく。希望の上限と下限を設定してから、交渉の場につくことが必要だ。その前に把握しておきたいのが相場だが、この類の情報は知る由がなかなかない。地域や時期、その他多くの要因が絡み合って形成されるのが相場であるから、本やネットで調べたところで限界がある。そうなると手っ取り早いのは、相場を掴んでいる人に聞くことになる。地域に根付いた税理士などが、そのあたりを一番把握しているだろう。契約を予定している税理士が最初からいるのであれば、情報はすぐに取れるはずだ。また自身でも相場観を掴む方法はある。

筆者は、全国各地で開業コンサルテーションを行っているが、地域ごとにその相場は微妙に異なることもあり、全国津々浦々まで把握しているとは言えない。結局、筆者もその地域の相場を知る作業が必要となる。その方法とは誰でもやればできることで、**複数の金融機関とコンタクトする**ことだ。数が多ければ多いほど良い。最初にコンタクトする際には、2つポイントがある。

1つ目は、**できるだけ開業計画書の項目を埋めておく**ことである。金融機関も、何も決まっていないものに条件提示はできない。また開業計画書の完成度が高ければ高いほど、借り手の本気度も伝わる。開業計画書がなくても最低限、開業タイプとその不動産物件情報は必要だ。また、それすら決まっていない段階でただ相場を調べることが目的であれば、自分のイメージに近い仮の物件情報でもよい。

2つ目は、**この時点で交渉は絶対しない**ことだ。あくまで情報収集に努めて、相場を把握してから後日改めて交渉を行おう。時々、値引き自慢をされる医師がいる。しかしながら実際に確認すると、ほぼ100%相場内で収まっている。それどころか借り手に有利な条件になってはいないことも多い。ある程度の値引きは相手も想定済なのである。せっかく気分よく、納得して契約したばかりの医師にその現実を伝えることはしない（あまりにも条件が不利で借り換えたほうが良い時は別である）が、次があれば是非アドバイスしたいと思うのだ。

交渉が進んでいくと、④**相手側の決済システムと交渉人の社内的な立場**を把握しておくことも必要となる。ご存知だとは思うが、直接話をする金融機関の担当者が融資判断をするわけではない。担当者と審査する部署は別だ。しかし担当者の立場としては、取りたい融資であるだけに、絶対に契約に持っていきたいと考える。そこで、稟議が通るギリギリまで貸し手側の希望条件に近づけようとする（当然ながら借り手側が希望を明示しなければ貸し手側に有利な条件で決めたい）。融資金額や条件項目によっては支店長決済となったり、本部決済が必要になったりする。決裁権者が近いほど、交渉の影響を及ぼしやすい。開業医向けの融資であれば、支店長クラスが交渉の場に出てくることもめずらしいことではない。担当者では通らなかった条件でも、支店長があっさりと了承することもよくある話である。とはいえ、最初から最後まで支店長が窓口担当になるケースは少ないので、**担当者の社内的立場を知る**ことは有利に交渉を進めるために必要になる。そこでわかりやすいのは名刺に書かれている肩書（役職）となるわけだが、注意することが一点ある。それは〝代理〟肩書だ。これまで筆者も多くの支店長代理と名刺交換してきたが、支店長の決裁権はない。借り手側も高いランクの肩書のほうが安心感や優越感を覚える。院長、副院長、診療科部長、医長など〝長〟肩書を乱発している病院があるが、それも患者が同様の感情をもつことを知ってのことだろう。一点、医療機関と銀行が違うのは、医療の場合には肩書に関係なく、臨床では各医師に最終決定が委ねられていることだ。しかし金融機関という組織はお金を扱うという性質上、一担当者に決定権を集中させることはない。重要な交渉の局面には、支店長に同席を依頼するなどしておくとよいだろう。ただし担当者をないがしろにするということではない。優秀な担当者とそうでない担当者では、相当結果が違ってくる。前述のとおり交渉は勝ち負けではない。だから優秀な担当者だからむやみに高い条件に持っていかれることは、本書の交渉のポイントを押さえている限りはない。その逆で、優秀な担当者ほど決裁権者から信頼を得ている場合が多く、またその交渉力は自分の組織内で発揮してくれる。つまりは、こちらの常識的な範囲内での希望が通りやすくなるのだ。担当者の所作や身だしなみ、会話、そして業務対応などを観察してほしい。万が一相性が合わないと感じた場合には、担当者の変更を主張するとよいだろう。

そして、⑤**選択権がどちらにあるのか**ということになるが、これは、要するに借り手側が金融機関を選べる状況にあるかどうかである。そうであれば強気の交渉が可能で、これは、複数の金融機関との交渉で、相手の反応を見ていればわかるようになる。交渉を進めていくと、だんだんと妥結点が見えてくるが、相場がわかってきた段階から、常に⑥**落としどころの設定**をしておくことも必要だ。最終的な交渉は足し算引き算で、ここはこちらが譲歩するから別のところは条件を受け入れてといったことになる。だからこそ、譲歩できる部分とそうでないところをしっかりと判断しておく必要がある。

交渉は、⑦**その他利害関係**との関連性にも影響される場合がある。税理士、工事業者、各種業者はどこかで金融機関とつながっているので、そこを通すことでスムーズに交渉を進められることもある。また金融機関には関連会社も多い。損害保険や生命保険、リース会社などの利用を前提に、適用金利の引下げに応じるケースもある。また親類で過去に金融機関と重要な取引（ただ普通預金口座を開設しているレベルでなく）がある、親が病医院や企業経営者であったり、パートナーが医師であったりすれば、交渉を有利にもっていける可能性が高い。交渉も、『彼を知り己を知れば百戦殆うからず』で、情報収集が大事なのである。

なお、主人公の誠が採用した資金調達プランは、あくまで彼のなかのベストなプランであって、これを読まれているあなたのベストプランとは限らないことは理解していただきたい。

リースと割賦の違いとメリット

開業コンサルテーションの契約を結ぶと、クライアントから年収（世帯年収）や支出、資産・負債、保険加入の状況、家族構成といった個人情報を提供していただく。これをもとに自己資金を含めた資金調達量を予測して、開業タイプや、開業から軌道に乗る数年間の家計における支出（生活費など）額も参考に、開業計画書を作成していく。個人事業であるため、結局は開業プランニングといっても開業後の事業プランニングも盛り込まれていなければならない。つまり一個人のライフ・プランにこの事業プランが含まれてくる。しかも〝ライフ〟のなかで〝事業〟の占める割合は大きい。そのためにもクライアントの**ライフ・プランを明確にしておく**必要がある。開業プランを医師一人で進めていこうとすれば、自身でライフ・プランを描くことになる。しかし、頭のなかでイメージするだけではなかなか具体的な内容に落とし込むことはむずかしい。そこでファイナンシャル・プランナーのような資格をもつ人へアドバイスを求めることになる。

しかしながらファイナンシャル・プランナーが作るものは、収入部分がある程度予測できていることが前提条件となる。医療機関の場合、軌道に乗ってしまえば、通常収入は安定する。ただ開業前の時点では、どれくらいの期間でどれほどの収入に安定するのか予測はむずかしい。よって、両方を見据えてアドバイスができる知識と経験を有するコンサルタントや相談相手を見つけることがリスク低減につながることになる。筆者の場合、**最悪のケースの患者数を想定しても、ライフ・プランが描けるよう事業プランニング**するようにしている。つまるところ、開業後5年間程度の月額キャッシュアウト（現預金の支出）量をどれだけ抑えるのかにかかっている。5年もすれば、多少の差はあれど数字自体は安定してくる。そこまでどうやって損益分岐点を超えてライフ・プランどおりに実行できうるだけの利益を上乗せするかを考える。また同時に個人開業の場合には、医師本人に万一のことがあれば事業継続はむずかしくなる。よって、資産形成（保有）と保険商品などで、万一に備えておくべきだ。ただし、この備えの時点では正解がない。誰にも将来に何が起きるのか正確に知る術がないからだ。そこでいくつかの想定のもとに備えるのであるが、正解がないから回答は最終的にその人の考えに依存することになる。

話が逸れるが、住宅は「持ち家」か「賃貸」どちらが得かという議論がしばしば起きる。住宅ローンの金利、不動産価値（土地評価額など）や流動性、景気動向、入居期間、その他多くの変動要因がからんでくる。また住宅購入が不動産投資といった論点になるか否かでも違う。何度も繰り返すが、結局は正解がない。つまりは、定量的に決まるものではないため、感情や考えで結果が変わるのだ。このようなことは、開業にも当てはまる。開業パターンはそれこそ「持ち家」か「賃貸」かの議論に通じる。また資金調達もそうで、特にリース利用割合でプランニングするコンサルタントの〝考え方〟が表われてくる。

◇　◇　◇

これまで様々なコンサルタントが作成した開業計画書を見てきた。資金調達先には、ほぼ確実にリース会社が含まれていたが、それが契約者にとって有利だから選んでいるかと言えばそうではなさそうなものも多い。無償サービスを提供している企業所属のコンサルタントほど、リースの割合が高い傾向にある。つまりは利害関係に絡むからである。その企業の親会社がリース会社であるケースもある。銀行も利息を下げる特典を付けて関連のリース会社へ誘導することもある。またリース会社が仲介料（紹介料）としてコンサルタントへ支払っているケースもある。ただそれ自体は悪しきことだと言っているのではない。だましているのではなく、それがビジネスなのだ。

ただしコンサルタントの行動として、一つ批判する部分はある。その契約の中身を理解したうえで意思決定している医師があまりにも少ないことだ。医師が患者へのムンテラに求められる力量と同じように、専門家でなくてもわかるように説明する義務はコンサルタントにはあると思っている。その力量がないのは、コンサルタント本人の問題であってクライアントが不幸である。こうしたことには医師自身が利害関係者の利益構造を理解して自己防衛するしかない。

もちろん、リース利用の割合は高かったとしても、それによって契約者が一方的な損失を被っているとは言えない。様々な要因によって結果は良くも悪くもなる。だから余計に、コンサルタントの〝考え方〟に左右される。筆者の〝考え方〟としては、損益分岐点越えの時期が早いと予測し、**低金**

図表 M10 リース、割賦、借入の違い

	リース	割賦販売	借入による購入
契約取引タイプ	賃貸借契約	売買契約で、代金についてはファイナンス会社と契約	売買契約
所有権	リース会社	完済までは販売会社が留保し、完済後に購入者に移転	購入者、ただし返済完了まで担保対象となったり、借入先抵当権になる場合がある
契約（返済）期間	法定耐用年数を目安にして交渉のうえ決定 ※例 ・法定耐用年数10年未満→法定耐用年数×70%以上 ・法定耐用年数10年以上→法定耐用年数×60%以上	購入者の希望からファイナンス会社の審査を経て決定	金融機関が設定する動産物件の返済期間が上限 ※医療機器では7年が一般的
頭金	不要。ただし月額リース料の2カ月程度の前払いを求められる場合もある	購入金額の20～30%程度を求められる場合がある	なし
計上扱い	全額損金計上	資産計上。ただし、利息、関連保険料、減価償却費、固定資産税は損金計上ができる	資産計上。ただし、利息、関連保険料、減価償却費、固定資産税は損金計上ができる
事務処理 ※減価償却、固定資産税申告・納付・保険料支払いなど	リース会社	購入者	購入者
物件管理	保守・消耗品管理は基本的に利用者が費用負担。廃棄はリース会社であるが、費用負担は契約内容による	すべて購入者	すべて購入者
契約完了（完済後）後の扱い	リース会社へ返還もしくは再リース契約（通常年間契約料として月額リース料の1カ月分）	購入者へ所有権移転	特になし

利の時期がその返済期間まで続くという読みのもとであれば、リースよりも借入による購入を薦める。その逆であればリースという選択もある。またそもそも銀行からの借入額が融資枠を超えてしまえば、リースの活用となるのである。契約者はしっかりとコンサルタントから〝考え方〟を聞き説明を受けて理解していただきたい。それも〝失敗しない経営〟の要素となるのである（図表M10）。

損益収支計画の立て方

『開業計画書』は、あくまで計画なので未来を予測する作業でもある。とはいえ、初期費用を算出するための『コスト計画』や『資金調達計画』は、各業者からの見積りが出てくるため予測は立てやすく、誤差も少ない。しかしながら『損益収支計画』だけはそうもいかない。特に**売上を誤差なく予測することは極めて困難**である。

「**売上＝患者数×診療単価**」である。このなかで診療単価については標榜科ごとにある程度の予測は可能である。**誤差が最も出てくるところは患者数**だ。その誤差を少しでも埋めるべく『診療圏調査』を行う。最近では、診療圏調査用のソフトウェアも市販されており、現地を見ずに机上ですぐ把握できる。しかし、筆者はそのソフトを利用していない。現地に赴き現地の地勢や文化、人や車の流れ、そして競合調査やその施設との距離などを感じながらデータと付合せて予測を立てる。また、それこそ人任せにせず、開業する本人のその足で現地を観察していただきたい。それも平日と休日、さらには朝昼夜それぞれの時間帯で周囲を確認するのがベストだ。併せて人口と受療率から診療圏内の

日数	1日あたりの点数	1件あたりの点数	1件あたりの日数	
3,434,359	721.3	1,199.4	1.66	7225.301205
392,566	489.3	835.7	1.71	4887.134503
121,000	581.1	901.5	1.55	5816.129032
228,462	581.0	1,327.9	2.29	5798.689956
1,013,314	354.4	1,121.0	3.16	3547.468354
436,879	388.3	525.3	1.35	3891.111111
73,892	587.3	1,024.1	1.74	5885.632184
111,115	539.7	897.4	1.66	5406.024096
552,566	637.7	776.8	1.22	6367.213115
551,565	382.0	682.8	1.79	3814.52514
97,269	1,249.0	2,022.1	1.62	12482.09877
60,703	990.1	1,435.4	1.45	9899.310345
88,374	2,429.4	9,493.8	3.91	24280.81841

推定患者数と自院のシェア設定から予測することとなる（第2章　診療圏調査のすゝめ　参照）。

開業初日からその患者数が来るわけではない。〝失敗しない経営〟において患者数予測が上方に外れる分には、財務上、問題ないが、下方に外れることだけは避けたい。そこで**開業から3年間かけて予測値に達するように設定**するくらいが良いだろう。目安として全国平均の平均患者数を図表M11に示しておく。ただし筆者が取引きしている全国のクリニックと比較すると、この数値はかなり（1・5倍から2倍程度）少なく感じる。とはいっても、これが現実（平均）ということになる。

平均診療単価についても同様に示

図表 M11　全国の平均患者数

	2010年度	件数
内科	247,708	2,065,335
小児科	19,208	229,835
精神科	7,031	77,990
外科	13,273	99,958
整形外科	35,907	320,314
皮膚科	16,965	322,969
婦人科	4,340	42,376
産婦人科	5,996	66,817
眼科	35,236	453,581
耳鼻咽喉科	20,571	308,625
泌尿器科	11,755	60,079
脳神経外科	5,652	41,871
血液透析科	20,910	22,614

しておくので、参考にしていただきたい。設定の際に一つ誤差を埋めるコツとして、開業1年目は初診の患者数の割合が高くなるため、1〜2割程度増やしておくとよいだろう。

ただし、これは保険診療の場合だ。自費診療中心の経営を計画しているのであれば、医療機器メーカーや卸、電子カルテ業者など、その領域に特化した業者が必ずいる。その担当者へ自費診療の単価設定や平均診療単価、開業からの患者数の動向等について聞くことで、ある程度の情報は得られるであろう。

ちなみに保険診療中心のクリニックの自費率については、標榜科やどのような自費適用の診療を行うかによって異なる。内科系では、10月から1月にかけてインフルエンザワクチン予防接種の売上が見込める。積極的に告知しなくてもその期間で100万円以上、マーケティング活動をすればその数倍の自費診療収入となる。それ以外の月は、各種文書料などが中心になるためせいぜい数万円程度で、シミュレーションに影響を及ぼすような数字にはならない。もちろん内科以外でもインフルエンザワクチンの予防接種を行っているクリニックは少なくなく、ワクチン接種を取り入れるか否かによって適宜シミュレーションへ計上しておくことになるだろう。

なお小児科においては、乳児に対して多くの予防接種が行われるため、保険診療が中心とはいえ自費の割合が大きくなる。ほぼ公費助成がつくために未収になることもなく、小児科の経営においては重要な収入源となる。例えば、生後2カ月頃からワクチン接種が始まり、初回が肺炎球菌・ヒブ・B型肝炎・ロタ、2回目は肺炎球菌・ヒブ・B型肝炎・ロタ・四種混合、3回目に肺炎球菌・ヒブ・ロタ・四種混合、そして4回目で四種混合・BCGと、1歳半くらいまでにそれぞれ接種すれば、合計10万円前後の収入になる。つまり対象となる乳児患者を1人獲得すれば自費診療1年半程度でその単価が見込めることになる。定期的な来院が見込める慢性疾患割合の少ない小児科では、疾病予防に比重を置くことになってくるため、この点を考慮した売上シミュレーションを行う必要がある。

また、皮膚科に多いのだが、市販化粧品や院内調剤化粧品、栄養剤など物販を予定している場合は、販売数を予測することになる。ただし、よほど販売促進を強化するのでなければ、一般的には開業当初から大きな売上にはならないため、開業当初のシミュレーション設定としては、おまけ程度(数万から10万円)に考えておくべきだろう。

なお、今まで述べてきた内容は、院外処方を前提としている。院内処方を予定している場合はこの限りではない。医薬分業が進み、現在では診療報酬による薬価差益も微々たるもので、在庫確保のための薬剤購入費用や在庫管理、人件費などのコストを考えると、開業当初の経営を圧迫させかねない。そのため院内処方の場合は、シミュレーションはより慎重に行う必要がある。院内処方しなければならない理由がない限りは、**院外処方とすることをお勧め**する。

売上の次は費用となる。特にそのなかで大きく占めるのは**人件費**である。医療法人継承もしくは法人設立とはならない限り個人事業主となる。その際には、経営者である院長自身への報酬については、給与扱いにはならない（事業売上が所得となる）。ここでは看護師、事務職員などの給与を示す。ちなみに、事業実体があり一定の手続きと基準を認められれば、節税にもなる専従者（その個人事業者と一緒に生活をしている15歳以上の配偶者や親、祖父母、子供など）を含めることもできるが、なるべくわかりやすくするため、当初は看護師、医療事務、技師ほか、職種別の給与相場を設定して、それぞれの人数を決める。給与相場は、厚生労働省職業安定局が運営するハローワークのウェブサイトで地域と職種や経験年数、常勤、非常勤などを指定して検索すれば誰でもすぐに調べられる。なお、労働保険料を含む社会保険料となる法定福利費は、社会保険の加入状況により変わるが、給与費の10~15%を計上しておけばよいだろう（社会保険については第4章　パートナー選び　参照）。

また人数設定については、開業後の資金繰りにも大きく影響するため、慎重に行わなければならない。例えば、内科系では、看護師（准看護師含む）と事務職員ともに常勤換算2名に設定するのが一般的である。ただ確実に月額100万円以上の人件費がかかることになる。〝失敗しない経営〟のためには、売上（つまりは患者数）に比例させながら増やしていくことが望ましい。よって常勤1名ずつと非常勤0・5名（半日稼働など）ずつ、もしくは給与水準が低い事務職員を2名とするなどして、収支バランスを考えてシミュレーションしてみるとよいだろう。

その他の費用のうち、土地や建物の賃料、医療機器などのリース料、支払利息については、開業計画書を作成する段階には明らかになっている数字で、それを組み入れておけばよい。

また、筆者は**広告宣伝費**についてもある程度の予算を組み入れておくことをお勧めしている。競争がある地域では、マーケティング活動の程度によって患者の伸びが確実に変わる。ただし、マーケティングにはそれなりに費用も掛かる。費用をかけずに自然増を期待するという経営方針でもかまわない。それも経営者の経営方針である。しかし、運転資金に限りがあることを考えると、のんびり待つことはできない。よって、〝失敗しない経営〟には増加を〝買う〟という発想をもつことが重要だと考えている。よって、予算を組むことで積極的に広告宣伝媒体を利用してもらい、実際の反響を感じながら費用対効果を測って〝感〟を養うと良い。地域や標榜科、競争環境によって一概に何円とは言えないが、保険診療であれば**ホームページ作成費用を除いて100万円程度を予算**として組んでおけばいろいろと試すことができる。これ以外にも交通費や通信費、接待交際費などが発生するが、これらはまとめて表記すればよいだろう。わからなければ、10万から20万円の範囲で見積もっておけばよい。

また、開業パターンや資産状況によって設定金額が変わる**租税公課**という仕訳項目がある。個人事業主の場合には損金算入（経費算定）できるもので、個人事業税、固定資産税、不動産取得税、自動車税、登録免許税、印紙税、医師会費や町会費等がある。なお、火災保険や自動車損害保険料などは（損害）保険料などの名目で仕訳けられるが、医師賠償責任保険が医師会費に含まれている場合で、金額把握がむずかしい場合には、この租税公課に含むことがある。詳細は、担当となる税理士やコンサルタントに聞くのが確実だが、この段階のシミュレーションではあまり精度を上げておく必要はない。**減価償却費**（第3章　計画の中身　参照）についても同様である。

ここまで財務諸表でいうところの、「損益計算書」の部分について説明した。次に必要になるのは**「資金繰り表」**（もしくはキャッシュ・フロー計算書）となる。損益計算書の数字と現金の流れが異なることは小説部分でも述べた。シミュレーションであるため、資金繰り表よりも簡素化したのが損益収支計画表の下の部分である。損益計算書への計上時期と現金の収支の時期がずれる売掛金や買掛金、減価償却費といった帳簿上の項目は、表計算ソフトを利用して実際に近い状態にもっていく必要がある。資金調達の際の運転資金としての準備金額を見積もることができる。

また院長自身の報酬は、個人事業の場合に税務上給与扱いにはならないと前述したが、収支計画表で計上することになる。開業3年程度のスパンで生活費や子供の教育費、その他予定している出費を見積もっておく必要がある。その際には、他に世帯収入源があれば、それも考慮したうえで最低限必要な額を設定する。収支計画表には、借入金返済の元本は損金算入とはならず（それにかかる利息は損金扱い）、ここで計上することになる。以上で毎月の現金収支と毎月の繰越額が計算される。最終的には、損益収支計画表の一番下の「現金期末残高」がマイナスとならないよう、売上と費用、生活費、返済金額などを調整して、全体のバランスを取りながらシミュレーションすることになる。

ワーク・ライフバランスとリスク・マネジメント

一般的に起業するということは、市場で勝負する商品やサービスを練りあげて、相当のリスクを抱えて退路をたち、当初は人生すべてをささげる覚悟で臨むものだ。同様にクリニック開業も〝起業〟

と捉えて、経営に対するビジョンを有している志の高い医師も多い。一方で、経験的に一般の起業家のそれとは異なる志をもつ医師も少なくない。例えば、病院勤務や医局の派遣生活に疲れてきたから、そろそろのんびりした余裕のある生活をしたいからという開業動機である。そういった医師は、必ずそこそこ稼げればよいといったことを言う。一般の起業よりも倒産リスクは少なく、資金調達も容易に行え、勤務医にすぐ復帰でき、相応の生活ができる。筆者はそれを否定しているのではない。開業の動機は人それぞれで筆者が文句を言う筋合いのものではない。逆に**ワーク・ライフバランス（仕事と生活の調和）重視の開業**を応援していきたいとさえ思っている。

とはいえ現代の開業は、〝そこそこ稼ぐ〟ことさえも簡単なことではなくなっている。〝起業〟と捉えている医師は、自分自身でその目標に向かって動くため、今までの世界とはまた違った多くの人に巡り合える機会も増え、人を見る目も養われ、そしてより良いパートナーに巡り合える確率も高くなる。一方で〝そこそこ〟と〝のんびり〟のみを追求しようとすると、自分ではあまり動かず他人任せで物事が進んでしまう可能性が高い。その他人がたまたま良いパートナーだという幸運の持ち主ならば成功するが、そうでなければ余裕のない〝そこそこ〟か暇すぎる〝のんびり〟となってしまう。また最悪失敗につながるリスクも高くなる。〝そこそこ〟と〝のんびり〟にも程度があるということを理解し、そのうえで計画に落とし込む必要がある。そのさじ加減をアドバイスできるパートナー選びだけは怠らないでいただきたい。本書を手に取って読んでいただいている時点で、本書読者は他人任せにするようなことはしないと思うが…。

しかし、ワーク・ライフバランスを考えているかどうかは別の話である。他の開業コンサルタントやその類の仕事をしている人たちが実際にどのようなアドバイスをしているのか筆者は知らないが、他の開業本を見る限り、ワーク・ライフバランスや医師自身のライフ・プランまでを想定したアドバイスはしているとは思えない。

クリニック開業のタイミングに最も影響することの一つが、子供の受験だ。相応の学校に進ませようとすれば、親の労力も相応だ。ちょうど開業の頃と子供の小中学校進学に重なることも少なくない。受験を済ませて開業するのか、受験の前に開業してその頃には経営を安定させておくのか、考えておいたほうがよい。当然ながら教育費も相応だから、そこにも備えが必要となる。私生活とのバランスを取ること、これも開業の一つの形態である。

また開業すれば勤務医とは異なるリスクを抱えることになる。安定した収入源もいったん失い、収入も変動する。勤務医時代にはなかった、経費という概念も導入される。このような変化への対応が必要だ。対応といってもむずかしいことではない。知っていればできることがほとんどである。それは、**保険と税金に対する知識**だ。もともとリスクや老後に備えて何らかの保険に加入しているかと思う。ただし、自分自身の状況が変化すれば、備えるべき保険の内容も変わる。保険と一口に言ってもいろいろある。第一分野ともいわれる終身・養老・個人年金・定期保険など死亡保障や貯蓄性のあるもの。第二分野の災害や事故などに備える損害保険（火災・海上・自動車・傷害・賠償責任・所得補償など）、そして第三分野の傷害疾病定額保険（医療・介護・がんなど）となる。

まずは、開業に際してのリスクに備えて加入しておく必要のある保険を先に押さえる（図表M12）。事故や人為的ミスによって起こりうる損害は巨額になる可能性があり、損害保険を中心に付保するこ

図表M12 加入しておきたい保険

種別	補償概要
医師賠償責任保険	医療事故で医師側に過誤があった場合で賠償責任が発生した際に起こる損害賠償請求に対して補償するもの。日本医師会に加入する場合には、通常では自動加入となる。
施設賠償責任保険	施設内で安全維持管理の不備、構造上の欠陥、施設用法に伴う仕事の遂行などが原因となって対人事故と対物事故による損害を補償するもの。
動産総合保険	医療機関で使用する什器、備品、医療機器について運送中や使用中（施設外も保障）の破損、盗難などの偶発的事故による損害を補償するもの。なおリース物件についても同様に適用でき、リース会社によっては会社側で付保している場合もある。

とになる。

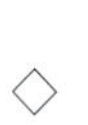

この他にも、**店舗総合保険、施設所有管理者賠償責任保険、生産物賠償責任保険、労働災害総合保険、個人情報流出損害に対する保険**なども、検討すると良い。最近では、医療機関で起こりうるリスクを網羅するように組み合わせた保険商品も売り出されている。開業を支援するパートナーがいるのであれば、その過程で何らかのアドバイスを受けることになるだろう。ただし上記以外の保険については、自らが能動的に付保していく必要がある。

まずは開業前に今一度、世帯全員の生命保険や損害保険の加入状況を確認する。例えば、世帯主のみの収入ならば、契約者が万一の時でも家族が生活レベルを下げないように設計されているはずである。しかし開業すると個人のバランスシート、つまり資産と負債、そして純資産が大きく変わる。開業時に自己資金を貯金から捻出することで目減りする。また事業用の借入によって負債が増える。その分、土地や建物、医療機器などが資産となる。しかし、クリニックの建物などは転用しにくいため換金性に乏しく資産価値がゼロに等しくなる。また医療機器も高額なものでなければ評価額の目減りが大きく評価額は低い。となると、土地くらいしかなく、バランスシートといいながらもアンバランスとなる。その部分をカバーする手段の一つが保険だ。通常、金融機関などから借入すると、団体信用生命保険などに加入することになる。そして、借り手が死亡、もしくは高度障害となり返済不能になった場合は本人に代わって保険から残高を金融機関に支払う。そのため事業用として入手した土地は、残された家族に残すことができる（ただし、担保条件等によって異なる）。このように、勤務医時代に設計した死亡保障額などが変わってくる。また毎月の家賃や借入金返済などが大きくなる。所得補償の金額もそれに合わせていくことになるかと思う。

このような保険は、税金とも関係する。別の言い方をすれば、保険を使った節税だ。保険は、保険の種類により全部または一部を経費扱いにできるためだ。なお、税率は、支払われる保険金の種類などによって異なってくる。そういった税制を利用することで、手元に残る現金に大きな差が出てくる。例えば、個人事業の所得税を納めるよりも、貯蓄性の高い保険などを利用して退職金として受け取るよう設計することで支払う税金は何分の一かで済む。このテーマは本題とは違うので詳細は控えるが、このようなことも可能だと知っておくと役に立つだろう。なお、開業後でも組み換え可能な保険もある。保険についても保険をかける時点での正解はないが、リタイア後も含めたワーク・ライフバランスを見通して設計することで、より充実したものとなる。

開業前夜

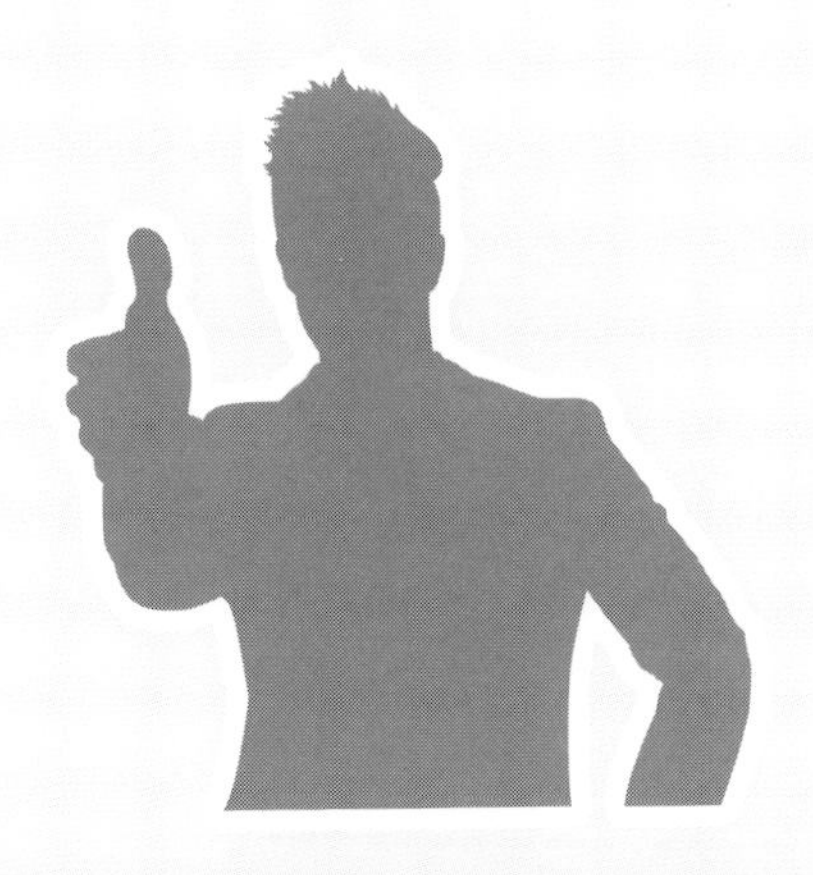

正直に自分の無知を認めることが大切だ。
そうすれば、必ず熱心に教えてくれる人が現れる。

（ウォルト・ディズニー）

パートナー選び

地鎮祭※からおよそ1カ月半、工事の安全と建物の無事を願って上棟式※が行われた。

※**地鎮祭・上棟式**／工事着工前および柱・棟・梁などの骨組みが完成した段階で行われる祭祀で任意である。また最近は、上棟式を簡易的に済ませることも多い

「清宮さん、骨格づくりが終わりましたよ」

「では我々も、建物と同じように肉付けしましょう。医療機器の選定は進みましたか?」

「どれだけの頻度で使用するのか具体的にイメージしながらいろいろ削りました。7割くらいまで下がったんじゃないかな」

「あとで一緒に、そこからさらに1割くらいを目安に見直しをかけて、当初予算に収めましょう」

「よろしくお願いします。ところで今日は、何の業者さんと会うんでしたっけ?」

「**ホームページ制作**の業者です。この近くの喫茶店で待合せしています」

「高齢者の利用も多い内科ですが、作ったほうが良いということでしょうか?」

「一般的な内科でも新患の3分の1から4分の1は、今時は閲覧しています。スマートフォンの普及で、さらに多くなりました」

「でも高齢者の方はどちらも持っていないのでは?」

「だとしても、その家族など周りにいる人達が代わりに医療機関を検索しますから」

上棟式を終えて、その足で2人は待ち合わせ場所へ向かった。

「清宮さん、まだ来られていないようですね」

「予定より早く到着したので、先にホームページにかかる費用について、簡単に説明しておきましょう。ところで、以前お話ししたビジネスにおける交渉のコツって覚えていらっしゃいますか？」

「相手の利益構造を知ることです」

「あと〝思惑〟というのもありましたね。交渉相手の保有するモノやサービスを、その相場のなかにおいて自分たちは最低いくらでどの期間で売りたいのかを把握しておくことが必要です」

「そうでした。まず**ホームページ会社の利益構造**は単純ですよね」

「本当にそう思いますか？」

「だって『ホームページを作成したらいくら』ではないんですか？」

「だったらこれは？」

影虎が自身のパソコンを誠に向けた。あるホームページ制作会社らしきサイトが映しだされ、大きく『初期制作費用0円』と謳われていた。

「先生、このような利益構造もあるんです」

「テレビ通販によくある頭金0円みたいなものでしょ。あとから分割支払いするような」

「そう単純でもないんです。この業者ではホームページを資産とみなして**リース契約**を求めています」

「初期費用がかからないし、リース契約ならば全額経費で落ちるんでしたよね。自分たちにとっても悪くないですし、会社だって利益構造はリース代として後から回収するから、そうむずかしく考えなくてもいい気がしますけど…」

「この説明を聞いても同じ意見でいられますか？」

過去の事例として影虎が話を始めた。あるクリニックが、初期費用無料でホームページを開設できるという文言に惹かれ、運営にかかる諸費用が月額5万円で5年間のリース契約を行ったという。ホームページは、基本フォーマットを変えなければ追加費用は発生しないというので、この医師は追加せずに立ち上げた。ほどなくして業者からデータが入ったＣＤ－ＲＯＭが送られてきた。しかし、開設から2年ほどすると、デザインも古臭く感じはじめた。また、ホームページからの患者を増やそうと、デザインの変更を考えたが、システム上無理だと言われた。変えることは可能だが、１００万円の見積もりが送られてきた。担当者の対応も満足できるものではなかった。そこで契約解除を申し出た。しかし、リース契約だということで**途中解約**には**債務不履行**を理由として、残りの期間のリース料相当額を請求されることがわかった。慌てて契約書を確認してみたが、後の祭りだった。

「0円につられて年間60万円、5年間で３００万円の契約をさせられていたってことですか」

「無理やりに、契約させられたってわけではないんでしょう。ただ担当者には、リース契約というのは、先生のためのシクミだと言われていたそうですけどね」

「私も知らなければ、親切な人くらいに思っていたかもしれません。結局その先生はどうされたのでしょうか？」

「残り3年間、毎月支払いを続けていましたよ。しかも、それとは別のサイトを立ち上げることにしました。しかも利益構造としては、ホームページ業者は、分割で受け取っているわけではないんです。すでに一括で現金を受け取っているんです」

「でも分割で支払っていますが」

「払い込み先は、クレジットや信販会社、リース会社ですから。彼らがホームページ業者から権利を買い取って、5年分の300万円から手数料を引いた額を支払っている。それが利益構造です」

「そういう仕組みになっているんですか。契約解除ができないなら、売り逃げだってできないはずじゃないですか」

「一応、文章や画像などの差し替えのようなちょっとしたサイト更新のサービスが契約に盛り込まれているので、逃げることにはなりませんが」

「でも、お金をすでに受け取っているなら、最低限のことだけで済ませようと考えてもおかしくないですね」

「また、インターネットに関する技術革新は日進月歩です。デザインにも流行り廃りがあります。陳腐化していきますから、通常であればそのスピードについていくために投資をしていくものですが、その先生が利用したホームページ業者の利益構造から考えれば、あまり期待できないと考えるべきでしょうね」

「リース契約はダメですね」

「いいえそれは違います。きちんと対応している会社もありますよ。またきちんと契約書を把握して契約のメリットを感じられ、〝思惑〟が一致すると納得できれば、リース契約でも良いと思います。ただ**デメリットを捉えておかないと痛い目に遭う**ということです」

「教えてください。リースの場合、デメリットは契約解除ができないこと以外に何がありますか？」

「そもそもクーリングオフが事業者間の取引なので適用できません。それと、このようなコンテンツソフトのCD－ROMがリース物件になること自体、法的にグレーゾーンだと言われています。仮にOKだとすれば、リース物件の所有権はリース会社にあります。つまりドメインやホームページのコンテンツの二次使用もできないんです」

「〝思惑〟か。経験がなければそこまで考えが及ばないでしょうね」

「そうでしょうね。いずれにしても、自己防衛のためにも、契約書はしっかりと目を通すことです。同時に最低限その費用を構成する要素と、相場くらいは頭に入れて交渉に臨むことでしょうか」

影虎がパソコン画面を誠へ向けた。

「こちらは、ホームページの制作と運営のための費用項目となります」（図表31）

「しかし初めて見る単語ばかりですね。今の知識量で私が1人で交渉しても、相手の意のままでしょうね。仮に悪意があったらと考えると、契約って怖いですよね」

「本当にそうだと思います。無知だということを認識し、無知で交渉に臨むことのリスクを知り、慎重にことを進めていきましょう」

ほどなくして、待合せしていた1社目の担当者がやってきて、**制作実績**や**サービス内容**、**初期費用**と**ホームページ開設後のメンテナンス費用**の料金体系について説明を受けた。それこそ影虎の話に出

図表31 ホームページ制作・運営費用項目

大分類	費用項目	
初期費用	サイト制作	トップ・下位ページデザイン費、フラッシュ・画像・イラスト加工制作費、コンテンツライティング、サイトコーディング費、システム導入費
	ドメイン取得	サイトドメイン（.com、.jpなど）取得費用
	携帯サイト制作	携帯電話、スマートフォン用のサイト製作費 ※必須ではない
運営費用	更新	サイト更新費用（定額、都度支払いがある）
	サーバー管理	ホームページを保管運営するサーバーレンタル業者に通常は依頼
	ドメイン維持	年間ドメイン維持に必要な費用
	広告宣伝	SEO（検索上位にするための対策）、有料広告宣伝費 ※ただし必須ではない

ていたリース契約が前提の会社だった。影虎が敢えて誠に聞かせるために呼んだという。

「先生、聞いてみていかがでしたか?」

「事前に情報を知っているだけで、話はまったく違って聞こえました。あのように説明されると、何も知らなければ、これでよいかなと思ってしまいます」

２社目は担当者が２人でやって来た。それぞれ別の会社の名刺を差し出してきた。１人は今回の窓口となるホームページ制作会社の社長という肩書で、もう１人は、Ｗｅｂマーケティングを行っている会社の役員だという。

まず制作会社の担当者が、サービスと料金について説明を始めた。初期費用がサイト製作費としてページ数別に明確に示されていた。また運営費用についても詳しく説明を受けた。

そのあと、影虎はＷｅｂマーケティング担当者に対して、誠が理解できない内容の質問を繰り返した。

担当者が店を出ると、誠は影虎に伝えた。

「デザインも好みに近い感じがしますし、料金もお手頃な気がするので自分は２件目が良いと思いますが」

「クリニックの制作実績もあって、業界のことはある程度知っている印象は受けました。料金も相場の範囲内でしょう」

「ところでマーケティング担当の方へ質問されていましたが、どんな内容だったんですか？」

「あれは、彼らの力量を測っていたんです。ホームページを公開しただけでは、効果は半分です。特に先生の場合は内視鏡を導入しますし、他にも日帰り手術や美容などの自費診療といった特殊性の高いものについては、公開後の手の入れ方でまったく違った結果をもたらすので」

そう言いながら、影虎は表（図表31）の一番下を指さした。

「**Ｗｅｂマーケティング**の分野は、相応の専門知識が必要です。今回２名で来たことについて、先生は不思議な印象を受けませんでした？」

「はい。今回は制作会社を呼んだだけなのに。しかも料金は制作会社だけの支払ですし」

「社長といっても数名の小さな会社だと言っていました。自分は制作でマーケティングは彼らに任せているということです」

「だからと言ってホームページを作る知識があるのに、別の会社に頼るなんて大丈夫なんですか？株式会社とかついていないような個人事業みたいですし」

「皆さん結構勘違いするポイントなのですが、制作する知識とＷｅｂマーケティングの知識は別物ですからね。発注側は素人だと思って、Ｗｅｂ広告も〝できる〟ようなことを言っておいて、公開後にふたを開けてみたらほぼ放置状態だったっていう業者も少なくないんです」

「ブラックボックス化されていて、自分たちには何をしているのかさっぱりわかりませんから、放置されても気づかないと思います」

「Ｗｅｂマーケティングは知識も必要ですが、思っている以上に手間がかかるサービスになります。ターゲットが入力するであろう検索キーワードをいくつも想定しながら、それに合わせた文章を組み入れていかなければなりません。またそれぞれキーワードが上位に来ているか、そもそも世の中で検索されているキーワードなのか、キーワードについてＷｅｂ広告を出すのであれば、それぞれの費用対効果を管理していくことが必要です」

「そう聞くと、いろいろあるんですね」

「ブラックボックス化されているからこそ、そこをきちんと素人でもわかるように説明できるところが良い業者かもしれませんね。今回はコンサルタントの私が横にいたので彼らはそのような説明を省いていますが、知識はしっかりしていると思いました。それとちゃんと役割をはっきりさせて二人で来たということは評価できるのではないでしょうか」

「そうですね」

「この内容については、ホームページ制作時や開業してアクセス数が増えてきた時などに、そのつど、お教えしますので安心してください。それと、会社が小さいことをご心配されていましたが、大きい会社ほど間接コストがかかってしまうので我々が考えるターゲットやホームページ制作のボリュームから勘案すれば、大きな会社の半分以下に抑えられますよ」

「会社が大きければ安心というわけでもないのですね」

「もちろん、個人でやっているところは個の能力に頼ってしまうので、バラつきは大きいかもしれません。また1人で経営しているところだとその人に何かあった場合に、困ってしまうかもしれませんが、先ほどの社長のところはバックアップ体制があると言っていたのでそこまで問題ないかと思います」

「わかりました。それでは、ここに決めます」

影虎が早速担当者へ連絡を入れた。

「先生、1割の値引きと3ページの追加を飲んでいただきましたが、それで契約されますか？」

誠は指でOKのサインを送ると、影虎がそのまま業者へ契約の意向を伝えて電話を切った。

「念のため正式に見積書を依頼しておきましたので、最終確認をお願いします」

「わかりました」

影虎は、それを聞くとメモを開き、何かチェックをつけていた。

「何をメモされたのですか？」

「**業者リスト**です」（図表32）

影虎は手に持っていたメモを見せた。

「開業に関わるパートナーリストです」

「こんなにあるんですね」

「科や開業形態によっては変わってきますし、これでもすべてを網羅しているわけではありません

図表32 パートナーリスト

- ☑ 開業コンサルタント
- ☑ 税理士
- ☐ 社会保険労務士
- ☒ 弁護士・司法書士・行政書士
- ☑ 不動産業者
- ☑ 設計士
- ☑ 施工業者
- ☒ 調剤薬局
- ☐ 医療機器卸
- ☐ 電子カルテ
- ☐ セキュリティー
- ☐ 医薬品卸
- ☐ 検査会社
- ☐ 医療廃棄物処理
- ☒ 清掃委託
- ☒ 給食・リネン
- ☒ 医療事務派遣
- ☐ 広告代理店
- ☑ ホームページ制作

けどね。さて、次は**電子カルテ**ですね。メーカーの選定は進んでいますか?」

「ネットの口コミと、知人の先生からの評判を聞きながら進めています」

「ある程度絞れましたか?」

「はい。業者が来てくれて、実際に触ってみました」

「見積はこれからですか?」

「そうです」

「設計の配線の関係で電子カルテの担当者からのヒアリングも必要になるので、連絡先をください。私から連絡を入れておきます」

「**医薬品卸業者**の方で、勤務先などでお付き合いのある担当者はいらっしゃいますか?」

「ええ。名刺を持っているので清宮さんに渡しておきます」

「次の**清掃委託**って、外部に依頼するものなのですか?」

「当初は、スタッフにやっていただきましょう。次の**給食・リネン**についても必要ないですね。シーツ類やスタッフユニホームのリネンについても洗濯機1台あれば院内でできますし」

「**検査**も自分でできるものなんですか？」

「設備だけでなく、検査技師などの人件費といった投資もかかるので、検査は外部委託が良いでしょう。何社かピックアップしておきますよ」

「これも会社によって違いが出るものですか？」

「価格だけでなく、対応可能な検査や回収スパン、電子カルテとの連動対応など、サービス面で違いが出てきます。何がどう違うのかを確認するうえでも必要なことです」

「次の**医療廃棄物処理業者**もそうですか？」

「信頼して処理を依頼できることが大前提です。こちらも直接担当者と会って、実績やサービス内容を確認したほうがいいでしょう」

「わかりました。次は…」

「医療事務や看護師を派遣等で考えているのなら、**人材派遣業者**や**有料職業事業者**とコンタクトを取る必要が出てきます」

「出来ればずっと一緒に仕事をやっていきたいので今のところ派遣は考えていません」

「承知しました。常勤や非常勤を問わず直接雇用でまいりましょう」

「雇用といえば、**社会保険労務士**という資格はご存じですか？」

「その名称は聞いたことはありますが、具体的に何をするのかはわかりません」

「読んで字のごとく社会保険と労務に関するプロです。社会保険や雇用保険などの事務手続きの代行や給与計算、就業規則の作成や改訂もやってもらったりします。**リスクヘッジ**として社労士を部分的に活用しても良いと思います」

「リスクヘッジ？」

「勤務医から経営者になって最も面倒に感じることって何だと思います？」

「患者さんからのクレーム対応ですかね」

「他には？」

「医事業務？」

「それ以外には？」

「経理？」

「もっと」

「役所などへの届け出とか？」

「案外出てこないのですが、実は**人事労務**に関することなんです」

「人事労務？」

「勤務医時代にはスタッフ募集も必要ないですし、辞めさせても代わりのスタッフを補充してもらえたりします」

「確かに、まずその辺は関わってないですよね」

「クリニック経営では、辞められたら新たに採用活動をしなければなりません。また、こちらから辞めさせようとしても簡単にクビにはできないんです」

「それは知らなかった」

「労働者保護の観点で法律は作られていますから、トラブルが起きたら雇用主が不利なことが多いんです。そこで**雇用契約書**や**就業規則**を整備しておく必要が出てきます。**労働安全衛生**や**労働条件**などの面で、知らないうちに規則違反を犯してしまっているなんていうこともあります」

「勉強しておかないと怖いですね」

「人が辞める時は、なにかトラブルを抱えている場合が多いものです。だから、労働基準監督署などに通告されることもしばしばです。だからその専門家である社労士も、適宜入ってもらったほうが良いでしょう」

「顧問料は？」

「彼らの顧問料の設定については職員の数によって変えることが多いです。通常クリニックだと１万から３万円程度が相場ではないかと」

「月額ですよね」

「常時アドバイスをもらう場合です。開業時にだけ利用することもできます。新規採用時に雇用契約の内容をチェックしてもらったり、採用に関する全般について相談にのってもらったり、就業規則の作成を依頼します」

「だったら、それだけにします」

「スタッフの**給与計算**も彼らの仕事の一つです」

「給与計算は一度してしまえば良いのでは？」

「**社会保険の計算**は、複雑ですし、ころころ計算の基準も変わります。**社会保険**や**雇用保険**などの申請や手続きもスタッフごとですから、結構面倒ですよ」

「清宮さんにはやってもらえないのですか」

「私はこれらの**業務独占資格**※を有していないので、労働保険、社会保険などの申請代行は法的にできないんです」

※**業務独占資格**／法的に決められた業務を独占的に行うことができる資格で、公認会計士、税理士、医師などもこれに該当する

「それでは、ご存知の方を紹介してもらえますか？」

「わかりました。私のほうで依頼すべき業務とそのタイミングはお伝えします」

「採用については、その社会保険労務士の方に相談したほうがよいですか？」

「社労士の得意とする仕事の一つです。ただ、採用に関する相談について特別な資格は必要ないので、私がお手伝いします」

初めての面接

「では、まず採用しようと考えている看護師や事務職員はいますか？」

「以前の職場で一緒だった看護師が１人います」

「興味を示してくれていますか？」

「はい。ただ、まだ具体的な話はしていませんが」

「ほかにはいらっしゃいますか？」

「ええ、候補者はいます。ちなみに、最初は何人くらい雇うことになりますか？」

「科によって違いますが、**看護師、事務職員それぞれ２名**くらいで始める先生が多いのではないでしょうか。ただその体制にすると人件費が１００万円以上になりますから、かなりの負担です」

「収入が少ない時は、シビれますね」

「開業当初ですと患者数も少なく、スタッフの手は空いてしまいがちです。患者数の増加に合わせて段階的に増やすという手もあります。ただし、雇用してすぐに戦力になるかはわかりませんから、その空いた時間をスタッフへのトレーニングに充てる先生もいらっしゃいます」

「どうすればよいでしょうか？」

「最初から人数をかけるか最少人数でいくかは、最終的には先生の経営判断になります」

「でも何の知識も材料もないので、判断しようもないのですが」

「一般的には、スタッフの人数を充実させて、トレーニング時間を増やすほどに、仕事の質は向上していきます」

「それはそうでしょうね」

「質が高いに越したことはないですが、お金もかかります。要するに、質と経営のバランスを考えて判断していくことになります。とはいえ、〝質〟といっても何の質なのかわかりにくいので、定義しておきましょう」

「質の定義？」

「まずは、**医療の〝質〟**です。ただ医療といっても、それでは定義が曖昧かもしれません。ここでは診療行為としましょうか」

「医者としての腕ということですか」

「ええ。個人の開業ならば、医師は院長本人のみであることが多く、自分のことですから質の把握やコントロールはできるはずです」

「そうなると、ほかには看護師の仕事ですかね」

「そうです。ただ看護師としての仕事は何か、そこで何をしてもらうのかは、ある程度イメージしておく必要があります」

「クリニックですから自分の診察補助です」

「具体的に言えば？」

「診察中、自分の横にいて介助してもらいます」

「患者さんの呼び入れは？」

「やってもらいます」

「注射は？」

「看護師のスキルにもよりますが、それはやってほしいかな。ただインフルエンザワクチンの接種は、任せるのは怖いので、まずは自分がやることになるかと思っています」

「処置や検査は？　いろいろありますよね」

「処置はケースバイケースですかね。検査については、内視鏡検査となれば準備と処置具の洗浄消毒など、後片付けはやってもらいます。心電図などは看護師にやってもらいますかね」

「エコー（超音波検査）はご自身でやられますか？」

「理想を言えば、出来る人がいたらやってもらいたいのですが技師を雇う余裕はありませんよね」

「人数が増えてくれれば、**臨床検査技師**に週に半日程度来てもらうケースはありますが」

「まぁだったら自分でやります。」

「検査の説明はご自身で？」

「ケースバイケースですかね」

「薬剤管理業務はどうしますか。院外処方ですから業務量は多くはありません。材料管理も含めて看護師に任せる場合が多いですよ」

「そうやって考えるといろいろな業務が出てくるものですね」

「看護師だけではなく、先ほど名前が上がった**臨床検査技師**や**放射線技師**のほか、リハビリを行うような場合は**理学療法士**や**作業療法士**、**言語聴覚士**、さらに眼科では**視能訓練士**が必要になります。**臨床心理士**などのカウンセラーを置いている診療所もあります」

「自分の場合は、それなりに経験のある看護師さんがいてくれれば、他科ほど特殊なトレーニングは必要ないと思います」

「あとは**事務職員**です。開業して初めて事務の大切さを実感する先生は案外多いんですよ」

「病院勤務だと一緒に仕事をする機会が少ないので、何をやっているのかなかなか見えにくいからでしょう」

「誠先生ならば、どのような質を求めますか?」

「クリニックで行う基本的な医事は、教えなくてもひととおり出来る知識と経験はほしいです。あとは患者さんへの対応がしっかりできることも大事だと思います」

「しっかりというのは、高級ホテルのフロントや航空会社の客室乗務員のような高いレベルを想定していますか?」

「いえ、そこまでは必要ないかと思います」

「ここ最近では、患者〝様〟と呼ぶ傾向がありますよね」

「勤務先でもそうしています」

「先生のクリニックではどうされますか?」

「自分の場合は、地域に根ざしたクリニックにしたいので、もうちょっとフレンドリーな感じでしょうか」

「では、患者〝さん〟のほうで?」

「ですかね。笑顔でフレンドリーな感じで接してもらえればよいですが、ただし不快に思わせない程度の距離感を保てるような器用な人がいいですね」

「ほかに何か求める質はありますか?」

「それ以外には思いつきませんが何かありますか?」

「今の時代は、**〝営業〟センス**です」

「〝営業〟ですか。でもクリニックですよ。必要ありますか？」

「〝営業〟って言葉にどのようなイメージをもっていますか？」

「口八丁手八丁で心地よい言葉を並べながらモノを売りつけるって感じですかね」

「ずいぶんイメージが悪いですね。過去に何か騙されて買わされた経験があるので？」

影虎が笑った。

「隅田さんは、まさにそんな感じだったので…。断れないので、押し売りに近いくらいの圧をかけられるのは、うんざりです」

「ただそれって本質の営業とは違いますよ。本来の営業は売る側の商品やサービスとそれを買う側のニーズとをマッチングさせることです」

「そんなものですか」

「私も経営コンサルタントとして様々な業界や業種のトップ営業マンと言われる人たちとお会いしてきました。彼らにはある共通点があるんですが、何かわかりますか？」

「口が達者とか？」

「お話が上手な人が多いのも事実ですが、口下手な人もいらっしゃいます」

「じゃあ何だろう？」

「話し上手の逆で、とても**聞き上手**なんです」

「人の話しを聞くってことですか？」

「しゃべっていることをただ聞いているわけではありません。相手に話させることができる人たちなんです」

「それってつまり相手に話を振るのが上手ってことですか。なんだか売り込んでいるイメージとは真逆ですね」

「トップ営業マンの行動を見ていると、営業中の会話の8割くらいの時間は聞く側に回っています。客がしゃべっているということは、その間は客の情報を営業マンが得ているわけです」

「診療圏調査の時に、清宮さんがお話しされていた『孫氏の兵法』の体現ですね」

「客はもちろん敵ではありませんが、『彼を知り己を知れば百戦殆うからず』ですよ」

「我々消費者もそこまでバカではないですし、ほしくないものを一方的に売り込まれても財布の紐は緩めないですものね。確かに、イソップ童話の北風と太陽みたいに自分からマントを脱ぐような営業をされると気持よい買い物ができるように思います」

「成績の悪い営業マンほど、自分の言いたいことばかり喋ってしまいます。客が聞きたいことかどうかなんて関係ありません」

「確かに、そんなMRもいますよ」

「それでは相手のニーズと自分の商品サービスのマッチングなんてできませんよね。例えば、自動車ディーラーのトップ営業マンには、必ず顧客がついています」

「自分も結婚前からずっと常に同じ営業マンにお世話になっています」

「でしたら定期的にコンタクトがありますよね」

「まぁ、車検などで行った時に話をします」

「何を話していますか」

「雑談が多いですね」

「どんな雑談ですか？」

「あまり覚えていませんが、家族のこととか、プライベートのこととか。転職とかそういったことも話したかな」

「ちなみにその方から新車フェアなどに誘われますか？」

「何度かはありましたが、ほとんどありません。だから良いんです。昔、別のディーラーへ試乗しに行ったことがあって、それから一時期しつこく営業されて鬱陶しかった記憶があるのですが、その人は違いました」

「それがいいんですよね」

「ええ」

「でもその何度かのお誘いのなかで一度や二度、新車を買い替えていませんか？」

「おっしゃるとおりです」

「例えば家族が増えた時とか、子どもが入園した時とか、職場が変わった時に近い車検時では？」

「言われてみればそうですね。でもそんなことがなぜわかるのですか？」

「趣味ではなく道具として車を所有するのでしたら、生活に合わせて車の使い方が変わってきますよね。それが私の申し上げた〝時〟なのです」

「子どもの送迎が必要になった頃と車検が重なった時に、そのお誘いがありました。これって偶然かと思ったのですが、そうではなかったってことですよね」

「その営業マンは、先生との雑談のなかで情報収集しているはずです。だからこそ先生のニーズに合わせた提案ができるというわけで、高い販売成績を示す営業マンだと思います」

「なんか〝深い〟ですね。ただその**〝営業センス〟とクリニックの事務職員のスキル**とがまだ結びついていないのですが」

「まだ開業医が少ない時代は、誰が何をどこでいくらで何時やろうとも、開業月から待合室に患者が溢れたものです」

「良い時代だったのかもしれませんね」

「今は、患者側の医療ニーズに合わないと苦労する時代です。クリニックですから院長の影響力は当然大きくなります。しかし、経営も昔よりやることが細分化されてきています」

「診療だけやっていればＯＫではないと言いたいのでしょうか？」

「そうです。何もかも自分でなく、**任せられる人材を先生の傍に置いておくこと**が必要になっています。つまりは、何をやるのも大事だけど、〝誰と〟やるのかも大事になってきていると思うんです」

「それは理解できますよ。だから自分は清宮さんに傍にいてもらっているのですから」

「信頼していただきありがとうございます。ただし、毎日先生の傍にいられるわけではなく、傍にいるのはスタッフです」

「確かに。でも看護師は看護師資格の範疇の仕事、事務職員が医事の仕事を高いレベルでこなしてもらえれば良いと思っていたのですが」

「それ以外にも競争時代の今は、**患者ニーズと医療機関とをつなぐ役割**も求められています」

「そんなに影響があるものなのですか？」

「大ありです。**営業センスのあるスタッフがいれば売上に直結**しますから」

「自分が頑張れば、それで良いわけではないと？」

「それが一番ですが、医師と患者との**タンジェント・ポイント**は診察室だけなんですよ」

「タンジェント・ポイント？」

「簡単に言えば患者との接点のことです。患者はスタッフとも接しますし、医師よりも時間的には長いときもあるかもしれません」

「そうかもしれませんね」

「接点が長い分、患者に与える影響力が大きくなっても不思議ではありませんね。医療機関は病気を治すために来院するわけです。しかしそれだけではなく、誰かと雑談するとか優しくされたいとか、ほかの悩みを聞いてほしいとかもあるわけです」

「忙しいと医者は聞いていられませんからね」

「日々患者と接しているスタッフだからこそ、そういった**相手の別のニーズを知る**ことができるわけです。それは**マニュアルには落とし込めない部分**で、それこそ営業センスに依るわけです」

「なるほどね」

「思いやり、おもてなし、気配りってサービスの現場では多用される言葉なのに、何をすればそうなるのか定義付けされることはないですからね」

「そうですね。ただ、開業後も清宮さんにコンサルティングをお願いするつもりなので、その部分は指導してくださいますよね」

「先生と経営やマーケティングの戦略を一緒に決めていきます。それを具現化する戦術も指導します。ただし実際に戦闘するのは先生とスタッフですからね」

「確かに、動かなければ単なる絵に書いた餅ですね」

「患者以外にも医療機関や地域のコミュニティーなど無数のタンジェント・ポイントが存在しています。アプローチもそれぞれですから、より営業センスは問われてきます」

「わかりました。営業センスという質も頭に入れて面接に臨みます。それと先ほど、質と経営のバランスで判断すると言っていましたが、経営のほうはどのように考えればよいでしょう」

「質の次は**スタッフに任せる業務量**をイメージしてみましょう」

「看護師と事務職員が2人ずつだとコストがかかるというお話でしたが、実際にはどれくらいをイメージしましょうか?」

「『損益収支計画』で採算が合うことが前提です」

「何人でシミュレーションしていましたっけ?」

「看護師と事務職員が、それぞれ1・5人です」

「そうでしたか。0・5って、非常勤職員のことですかね?」

「はい。最初から常勤をそろえるのではなく、段階的に増やしてみてはいかがでしょう」

「それだと人件費はどれくらいですか?」

「地域や標榜科、年齢、経験で人件費の相場は変わってきますが、看護師常勤1人当たり40万円、事務職員で25万円を目安にして計算してみましょう」

「2名ずつで130万円、1・5名だと97万5000円です。結構な差がありますね。1・5名で考えてみます」

そのタイミングを見計らうように、影虎は1枚の紙を差し出した（図表33）。

「**労働条件通知書**の例です」

「いろいろ決めなければならないことがあるものですね」

「お金に絡むことなので、明確にしておく必要があります。先生の知り合いをスタッフに迎える場合はとくに、あいまいになってしまいがちで、揉める原因になりかねません」

「知り合いに、お金のことって話しにくいですからね」

「もともとは友人や職場の仲間であっても、今度はあくまで雇用主と被雇用者のビジネスの関係であると考えなければいけません」

誠が影虎の言葉に頷いた。

誠は、『労働条件通知書』の各項目について影虎のアドバイスを受けながら、常勤・非常勤別に、看護師と事務職員の労働条件について設定していった。

「清宮さん、一番下の『その他』の欄の**社会保険**って加入する必要はあるのでしょうかね。知り合いの先生のところでは、雇用主がスタッフの社会保険料の半分も負担しなければならないからと、加入していないということでした」

図表33 労働条件通知書

労働条件通知書

<table>
<tr><td colspan="2">年　月　日
＿＿＿＿＿＿＿殿
採用者　所在地
採用者　名称</td></tr>
<tr><td>契約期間</td><td>試用期間　　年　月中旬より3カ月
本採用　　試用期間終了後より9カ月（更新）</td></tr>
<tr><td>就業の場所</td><td></td></tr>
<tr><td>従事すべき業務の内容</td><td>クリニックの窓口、受付業務、会計、案内・診療報酬請求業務など医療事務全般及びクリニックの運営上必要な管理業務</td></tr>
<tr><td>労働時間</td><td>1　労働時間　(44時間／週)
2　始業・終業の時刻等
診療曜日：　月　火　水　木　金　土
就業時間：　　時～　　時　※但し　　曜日は　　時～　　時とする
3　休憩時間　　時～　　時
4　所定時間外労働の有無
5　その他</td></tr>
<tr><td>休日</td><td></td></tr>
<tr><td>休暇</td><td></td></tr>
<tr><td>賃金</td><td>賃金合計（　　　　円）
内訳
1　基本賃金　月給（　　　　円）

2　諸手当の額及び計算方法
イ（　通勤　　手当　　　　円　）
ロ（　業務　　手当　　　　円　）
ハ（　皆勤　　手当　　　　円　）
※やむを得ない事由を除いた無断欠勤及び無断遅刻がない場合に支給
3　所定時間外勤務
4　賃金締切日
5　賃金支払日
6　労使協定に基づく賃金支払時の控除
7　給与の見直し（年　回　面接、当人業績等により決定）
8　賞与（　　）　退職金（　　）</td></tr>
<tr><td>試用期間の設定と更新の有無</td><td>1　試用期間　　　カ月
2　契約更新　年次面接により更新
※契約の更新は、次のいずれかにより判断する
・　契約期間満了時の業務量
・　従事している業務の進捗状況
・　有期契約従業員の能力、業務成績、勤務態度
・　会社の経営状況
・　事業内容などによる業務内容の変更</td></tr>
<tr><td>退職に関する事項</td><td>1　定年制
2　自己都合退職の手続（退職する　　カ月前に届け出ること）
3　解雇の事由及び手続は都度通告</td></tr>
<tr><td>その他</td><td>・社会保険の加入（　　　　）※厚生年金　　健康保険　　厚生年金基金
・雇用保険の適用（　　　　）</td></tr>
</table>

「5人以上の職員を常時雇用している場合は、社会保険の加入が義務となります」

「となると、開業時点では必要ないですかね」

「法的にはその条件からは外れるので必要はありません。しかし、以前と違い、最近では5名未満の個人開業のクリニックでも社会保険完備のところが多くなってきます」

「加入したほうがいいですかね」

「**人事労務管理の面からも加入することをお薦め**します」

「どういうことですか?」

「条件を良くすれば、それだけ良い人材が集まる可能性が高くなります。採用後の定着率にも影響します」

「ケチらないほうがいいということですか」

「そう思います。ただ今回は、スタッフに特に専門性の高い特殊なスキルは必要ないので、それ以外は待遇を良くしていく必要はありません。よって相場条件は最低限クリアしておけば、まずは良いでしょう」

「社会保険はつけることにします」

うなずくと、影虎はまた別の紙を差し出した（図表34）。

「職員5人未満の個人事業の加入パターンですが、医師国保ですから基本的には医師会加入が前提となります。**医師会**には入られますか?」

「そのつもりです。ただ最近は入会しておられない先生も多いと聞きますが」

図表34 社会保険加入パターン

	健康保険	年金	労災保険	雇用保険
院長	医師国民健康保険組合	国民年金	○ ※ただし特別加入	×
職員	協会けんぽ	厚生年金	○	○
	医師国民健康保険組合	国民年金	○	○
	医師国民健康保険組合	厚生年金	○	○

「都心部に行くほど入会せずに開業される傾向は強くなっているようですね」

「加入するメリットとデメリットって何でしょうか?」

「よく聞かれるのですが、何がメリットでデメリットなのかは個々人の価値観にもよるので、あくまで一般的な事実だけ申し上げます。まずは入会金と会費がかかります」

「どれくらいでしょう?」

「地区医師会によってまちまちですが、開業医ですと日本医師会、都道府県、市区町村の医師会の入会金を合わせ、数十万円から数百万円かかります」

「問い合わせてみないとわからないですね。ちなみに年会費は?」

「これもまちまちですが、数万円から20万円前後ですかね。医師会に加入すれば、医療訴訟に備える**医師賠償責任保険**が通常より安価で加入できます。会費に保険料が含まれているケースもあります」

「医師国保と医師賠償保険料で入会金や会費を賄えるのであれば、経済的なメリットはありそうですか？」

「ええ。ほかにも**自治体が行う予防接種や学校健診、各種健（検）診**は医師会が窓口になって受託することがほとんどですから、それらの仕事が割り当てられることになります。ときには産業医や介護施設などへの訪問診療の仕事がまわってくることもあるようです」

「それならいいですね」

「ただし、何もしないで美味しいところだけをもらえるかは疑問ですけれど」

「というと？」

「休日夜間の当番医や、医師会での細かい仕事などを積み重ねていかないとね」

「会合や行事も頻繁にあると聞いたことがあります」

「活動の密度は医師会でまちまちなので、評判などはMRやMSに訊いてみてもいいですね」

「この地域の医師会で知り合いが開業されているので、その辺りいろいろ聞いてみます」

「それはいいですね。では、健康保険に話を戻しましょう」

「ええ。もし医師会に加入しなければ、自分は通常の**国民健康保険**になるんですか」

「はい。職員は、**協会けんぽ**と呼ばれている元々は国が管理していたところに加入することになります」

「なんだかよくわからないですね」

「今は、職員の労働条件に社会保険を完備するかどうかだけ意思決定してください。医師会に入るかを決めた段階で、最終的にどうするのか決めましょう」

「わかりました。**募集**はどのようにしますか?」

「**求人媒体**は、ハローワーク、新聞広告やその折込広告、求人誌もしくはＷｅｂ求人サイトの利用も一般的です。地域の特性によって使い分けることになります」

「あまりお金をかけずにできそうですか?」

「有料広告媒体だと数十万円の予算が必要です。ただし**ハローワーク**でしたら無料で求人可能なので、まずこちらで求人を出していきましょう」

「営業センスのある良い人材が応募してきてくれますか?」

「ハローワークというと、求人媒体としてあまりよいイメージを抱かない方もいますが、そんなことはありません。ただ良い人材を採用できるかどうかは〝縁〟ですから、何の保証もありませんが、縁の確率を上げることは可能です」

「何か手立てがあるんですか?」

「先ほどの話のように、今回は、〝営業センスのある人〟がターゲットだとしましょう」

「どうやるんですか?」

「事務職員については職種に、**医療事務**だけでなく**〝営業〟**という言葉を入れてみてはいかがでしょう?」

「医療機関に〝営業〟ですか?」

「違和感ありますよね。逆にそれが求職者の目に留まることもあります。医療事務だといくつもの医療機関が出てきますから、我々が選ぶ前に求職者から選ばれなくてはなりません」

「選ぶことばかり考えていましたが、確かにそうですね」

「〝営業〟だけでなく、それにかっこ書きで**地域医療連携**と追記しても良いと思います。最近では、この世界では知られてきた言葉ですし、その言葉に反応する求職者が我々のターゲットでもあるので」

「営業経験者厚遇とか条件に書くことも可能ですか」

「それいい案ですね」

「でも、実際には医事経験も営業経験もある人って少ないですよね。営業ができても医事ができないとなると、きびしいですよね」

「そうでしょうね。では先生に質問です。医事経験の豊富な人で営業センスゼロの人と、営業経験が豊富で営業センスも持ち合わせている人で医事経験ゼロの人ならばどちらを優先しますか？」

「後者が良いのかもしれませんが、現実は医事ができないと困りますから前者になるのかもしれません」

「私ならば、事務１・５人体制で考えているわけですから、前者の営業センスのある事務を常勤にして、０・５人に医事経験豊富な人材をもってきます」

「でもパートですから半日しかいないんでしょ」

「クリニックの医療事務のだいたいの流れは、数カ月でつかめるはずです。細かいところは経験豊富なパート職員がフォローできるはずなので、それほど問題ないと思いますよ」

「そんなにうまいことやれるものですかね」

「〝やりくり〟するのですよ。つまりそれをマネジメントできればコスト削減ができます。もしお金を掛けてもいいのであれば常勤2名でもいいですし、もっと増やしてもいいわけですからね。これは最終的には、院長である誠先生の経営判断です」

「わかりました。そのイメージをもっておきます」

「まだ誰が応募してくるのかもわからないわけですから、面接をしながら固めていきましょう」

「確かにそうですね。とりあえずハローワークに行っていろいろ聞いてきます」

「求人情報を出すには事業所登録が必要になりますが、開業前だとそれができません。ただ開業前であっても求人は可能で、管轄のハローワークによって対応が微妙に異なりますので聞いておいてください」

「了解です」

「あと**助成金**についても、どのような種類があるのか確認しておいてくださいね」

「助成金って何ですか？」

「国や自治体などから支給されるお金です」

「支給ってことは返さなくていいってことですか？」

「ええ。要件を満たせば受給できます。ただ申請しなければもらえませんから」

「知っている人が得するってわけか」

「そうなんです。しかも申請の期間も決まっていたりします」

「情報収集が大切ですね」

「そのとおりです。開業時に申請できそうな助成金は、雇用に関するものが多くなっています」

「それでハローワークで聞けということですか」

「助成金に関する窓口もありますし、他の管轄の関連も入手できるはずです」

「とりあえずよくわからないですが、それも個人事業主として経験してきます」

「そうしてください。取り急ぎのちほど代表的な助成金についてはリストアップしておきますので」

工事はほぼ当初の工程表のとおり順調に進んでいった。開業予定日まで２カ月を切る頃になって職員の募集をかけた。求人媒体は、費用のかからないハローワークと比較的コストを抑えられパートでのニーズが高く、開業の告知効果も期待できる新聞の折込広告を利用した。さらには、工事中の建物の窓ガラスにも大きくスタッフ募集の文字を掲げた。

募集から２週間ほどの間に、パート希望の看護師が数名と常勤とパート希望の事務、合わせて十数名の応募があった。看護師は全員、また事務は影虎と相談しながら５名まで絞り込んだうえで、面接することとなった。

面接は、誠以外に影虎とすでに就職の内諾をもらっていた以前の職場の同僚の看護師の３名で行うことにした。誠も看護師も面接は初めてで、事前に影虎から面接の進め方や質問の方法、チェックするポイントを記した**面接シート**の記し方などの指導を受け、１人30分程度としっかりと時間をかけて面接を行った。

◇　◇　◇

「先生、お疲れ様でした」

全員の面接を終え、結果について話し合いも行ったあと、影虎が声をかけた。

「いやあ、疲れました。面接する側も大変ですね」

「仕草や挙動、言葉の一つひとつを観察しながらですからね」

「でも面接結果について、3人で意見が一致したので良かったです」

「早速、内定の連絡を入れておいてください。同時に就職の意志も確認しておいてください」

「そうか。ここからは選ぶ側から選ばれる側になるんですね」

「複数応募していることもありますからね。あとは就職の意志がはっきりわかった時点で、他の応募者に不採用通知を送りましょう」

「どのような文章がよいでしょうか？」

「一方的に断るのではなく、お礼と期待に添えなかった旨のお詫びを添えた文面でよいでしょう」

「あくまで低姿勢ってことですね」

「近隣の方も多いですし、ここで評判を落としても損ですから。あと、面接に来られた方には500円から1000円程度の図書カードやコンビニなどで使えるような金券カードを添えてはいかがでしょう」

誠はその帰り道に早々に内定者へ連絡をいれ、看護師、事務職員ともに内諾を得ることができた。

ダッシュ戦術

「もう少しですね」

「おかげさまです」

誠と影虎は、外観がほぼ出来上がった建物の前に立って会話を交わした。

「先生、クリニック名は決定しましたか？」

「最初に言っていた『佐藤クリニック』はやめました。清宮さんからのアドバイスに従って、**どこの場所で、何をするところなのかがわかる名前**を考えて、２つに絞り込んでみました」

「名づけにも集患の視点を入れておくのが〝今どき〟だと思います。それで、候補は？」

「１つ目は、『まこと駅前通り内科・消化器内科クリニック』です。もう１つが、『桜交差点内科・小児科クリニック』です」

「交差点の名前ですね」

「地元の人にとっては誰でも知っているような交差点名だと聞きました。ちょっと長くなるので、専門の消化器内科を入れるか迷っているのですが」

「交差点名が良いですね。それとクリニック名自体は別に長くなっても構わないと思います」

「考えどころです。専門の内視鏡を売りたい気持ちもあるので１つ目の候補となります。そして経営のことを考えると、開業時は風邪などの内科全般と小児科で、最終的には生活習慣病の患者がメインになるだろうという予測もあって、2つ目の候補を考えました」

「なるほど」

「もちろん、内視鏡をウリにしていきたいし、そのつもりです。ただ、清宮さんもおっしゃっていたとおり、それだけではむずかしいとも考えています」

「内視鏡の患者を増やすには、それなりの時間もかかりますからね」

「内科の慢性疾患もそうだとアドバイスをいただいたので、小児科も標榜しようと思ったんです」

「乳児から診られますか?」

「そのように考えています。もちろん、専門の先生のようにはいきませんが」

「神経は使うでしょうが、経営的にみれば良いことです。乳児の3種・4種混合予防接種から幼児くらいまでが、小児科にとっては収入のボリュームゾーンですからね」

「むずかしければ、近くに受け入れてくれる病院があることがわかったので、そこは心強いです。あとは心療内科の標榜も考えているのですが、さすがにクリニック名には入れられないかなと思っています」

「ではどちらにしましょう」

「清宮さんが交差点名が良いと言ってくれたので、『桜交差点内科・小児科クリニック』かな。うーん決めかねる」

「何パターンか書いてみましょうか」

影虎がいくつか書き記してみた。

「清宮さん、これは良い感じですね」

『さくら交差点内科・小児科クリニック』を指さした。

「ひらがなにすると、やわらかい印象を受けます。でも、ちょっと小児科の色が強めに出ている気もしませんか」

「確かにそうですね」

今度は影虎が誠の書き記したその下へ追記し始めた。

「ではこれはいかがでしょう」

もう１つ書き出した。

「小児科も惹きつける必要性はありますが、やはり先生の御専門は柱にしましょうよ」

「『さくら交差点　内科・消化器内科クリニック』か」

「小児科の標榜は外してしまうのですか?」

「名前から外すだけです。その代り、ロゴマークは小児科に少し寄ったイメージにしてみたらいかがでしょう」

「ロゴマークで?」

「すこし子供を意識したデザインにします。キャラクターっぽくするとか」

「そうするとどうなるのです?」

「それだけで、小児科のクリニックだと認識します」

「そうかもしれませんね」

「建物の道路に面した大きな外壁を利用して、何メートルもの大きなサイズで、ロゴを掲げてみてはどうでしょうか」

影虎がパソコン画面を誠へ向けた。クリニックの外観の画像が映し出されていた。そこには、象をモチーフにした可愛らしいキャラクターが壁面に大きく載っていた。

「私のクライアントの診療所のロゴです。このキャラクターは、院長の似顔絵にもなっているんですよ」

「似ていますね」

壁面の前に、大柄な院長らしき人も写っていた。

「かわいらしいでしょ」

「まさに、小児科っぽいデザインですね」

「ここは、耳鼻咽喉科です」

「象なだけに耳と鼻か」

「ええ。そしてこのクリニックは、小児もターゲットとして当初から考えていました」

「なるほどね。風邪とか中耳炎とか、子供も結構多いですからね」

「患者の半分は小児です。看板だけ見て、小児科だと思い込んで受付にくる患者もいらっしゃるそうです」

「勘違いするのもわかります」

「先生の場合は、ここまでかわいらしくする必要はないとは思いますけど」

「ロゴは〝さくら〟をモチーフにして、少しだけ可愛らしくしたらいいですかね」

「そのイメージでいきましょう。『さくら交差点　内科・消化器内科クリニック』として、小児科はクリニック名から外しましょう」

「はい。いい感じだと思います。でも、さすがに設計士も嫌がるかもしれませんね。外観はシンプルかつセンスよくまとめてくれているので」

「設計士によっては、ロゴも合わせて担当することで、イメージを合わせたいと言いますからね。まぁ、彼らにとっては〝作品〟ですからね。余計なものは入れたくない気持ちもわかります。でもあくまで〝医業〟を行うための施設ですからね」

「最終的には全体のバランスを崩さずにセンスよくまとめてくださるでしょう」

「看板は目立ってなんぼですから。そこは、しっかり標榜科も含めて掲げさせていただきます。さくらをモチーフにしたロゴとなれば、ホームページのカラー配色も決まってきますね」

「ホームページといえば、制作会社がトップページのレイアウト・デザインを数パターン送ってきてくれていましたっけ」

誠が訊いた。

「ええ。一度案がでてきました。ただ、一番目立つところに内視鏡検査と糖尿病外来のボタンを置くよう変更依頼をかけています」

「まずはそれを待っていればいいのですね」

「ちなみに〝内視鏡〟ではなく〝胃カメラ〟にしようかと思うのですが、よろしいですか?」

「清宮さんのことだから考えがあってのことですよね」

「胃カメラのほうがしっくりくる世代があの地域は多いと思いまして」

「わかりました。それでお願いします」

「それと糖尿病外来ですが、当初は生活習慣病外来と申し上げましたが、まずは糖尿病に絞ったら良いかと思います」

「高血圧と脂質異常症は外しますか」

「いえ、ネット検索には引っかかるようにしておきたいので、下位のページに入れておきます」

「脂質異常症だと高齢の方にはわかりにくいので、高脂血症のほうが良いと思うのですが」

「いえ。ここは、高コレステロールにしましょうよ」

影虎が強く勧めた。

「浸透していないと思いますよ。検索されないのではないでしょうか?」

「胃カメラと違って、ターゲットは、健診で新たに罹患した患者です。健診結果には高コレステロールとなっていることが多いんです」

「それを見て、検索キーワードを入力するってことですか。いつもながら、清宮さんはいろいろ考えていますね」

「消費者行動を予測しながらマーケティングプランは組み立てます。ただ、もちろん外れることもありますからね」

「清宮さんでも、そんなことがあるんですか」

「そりゃそうですよ。だからこそ開設してからもマメに**アクセス解析**して、消費者行動に合わせて作りこんでいく必要があります」

「手間がかかるものなんですね」

「あと、上棟式の頃に**仮サイトを開設**したのを覚えていますか？」

「そうでしたっけ」

「Ｗｅｂ上にホームページを公開しても、検索に引っかかってくるには数カ月かかるので、その対策のために立ち上げた画像のみのサイトです」

「思い出しました」

「あれも時々、建物の画像を更新しているんです」

「だから工事中の写真を清宮さんに月１回、送っていたんですね」

「そうです。アクセスもあるんですよ。土地を借りた時、すぐに、**競合医療機関が近くにこないよう牽制**するために『内科・小児科開設予定』と**看板を設置**しましたよね」

「はい」

「掲げた直後からアクセス数も増えているんですよ」

「あと工事現場の周囲に設置していた仮囲いにも、**横断幕を制作**して掲げました」

「ええ。そこでも増えたんですか？」

「目立つように設置したのでさらに増えました」

「そんな効果があるんですね」

「よく、工事中の仮囲いに○○工務店とか○○ホームといった垂れ幕がかかっていますよね」

「つまり、あれも広告宣伝なんでしょうね。家の近くで建売している工事現場で見ました」

「CMは15秒とか30秒という短い時間ですが、会社名を連呼したり、リズム感のよい曲を繰り返し流したりすることで視聴者の脳裏に印象づけています。それと垂れ幕が連動するようになります」

「名前を知っているということでの、安心感や信頼感も出ますよね」

「診療所の開業でCMを流すってわけにはいきませんが、広告宣伝は行いますから、どこかで連動します。また一般的な医療機関は診療圏も限られているので、建物そのものの直媒体の広告価値は一番高いといってもいいんです」

「そうなんですか」

「建築中であっても**建物は重要なタンジェント・ポイント**であり、その媒体でもあります。ここにいつから何科のクリニックができるのかという告知の良し悪しは、立ち上がりの患者数にも大きく影響します」

「開業前から、すでに対策は打たれているということですね。先日、清宮さんと一緒に街中をまわって、**ロードサイン**の設置場所を探しましたね」

「あの後、広告代理店業者に連絡を入れて、制作費と月額費用の見積りを依頼中です。ほかにも候補を3カ所出してくれました」

誠は、その内容が書かれた書類を影虎の前に差し出した。

「３候補とも捨てがたく、どれも良さそうなのですが、清宮さんの評価はいかがでしょうか？」

「私達が見つけたところ１箇所でまず始めてみてはいかがでしょう？」

「でも今を逃すと他の人に取られてしまうかもしれませんと、この提案書を持ってきてくれた担当者が言っていましたよ」

「心配しないでください。多分営業トークですから。効果が確信できるようなよっぽど良い場所でなければ、**ロードサインの設置は開業後様子を見ながら**でよいと思います」

「様子を見ながらって具体的にはどうするのでしょう？」

「新患の住所を地図上にプロットして患者の分布を調べます。いわゆる『**新患マッピング**』を行うことで、〝**引き**〟**の強い地域**が見つかります」

「〝引き〟？」

「つまり集まりやすい地域がそこからわかります。これは競合医療機関や、道路環境によるアクセスの良し悪し、文化圏における上り下りなどの要素によって決まってきます」

「診療圏調査で最初に予測するわけではないのでしょうか？」

「予測はしますが、生のデータが一番正確ですから」

「なるほど。それで〝引き〟が悪いところにロードサインを設置するわけですか」

「いいえ。そう思いがちですが、効率を考えると、クリニックでは〝**引き**〟**の強いところからさらに**〝**引く**〟というのが鉄則です。資金に余裕があるのでしたら、最初からいくつもロードサインをつければ良いですし、そうでなければ開業後でも私は良いと思っています」

「**電柱広告**も空いている電柱が書かれた地図を業者さんからもらいましたが、これも開業後でよいでしょうか?」

「電柱広告には2つの目的があります。広告はもちろんですが、クリニックまでの**誘導案内板**の役割にも使います」

「あの立地でしたら目立つ所にあるので、誘導案内は必要なさそうですよね」

「はい。電柱広告の効果は、月に数人程度でしょう。月2名、レセプト単価8000円ですと、月単位で1万6000円です。継続する人を勘案しても2万円といったところです」

「1本の費用が2000～3000円だと言っていましたから、最初は5本～10本程度が損益分岐の目安ですか」

「先生の場合はそのように予測しています。空いている電柱から効果のありそうなところを選んでいきましょうか」

誠と景虎は候補の電柱を地図上で選び、そのまま車に乗り込み現地に赴いて、街路樹などで塞がれていないか、見えにくい場所に立っていないかなど、視認性をチェックしながら最終的に5本を選定した。

「やっぱり現場を実際に見るというのは大事ですね。資料の情報だけではわからないことがありました」

「そうですよね。面倒くさがって、広告代理店業者が持ってきた資料だけで決めてしまう先生も多いですが…」

「自分も業者さんに丸投げしていただろうと思います」

「**3ゲン主義**という言葉を聞いたことありますか？」

「初耳です」

「工場などの生産現場でよく使われますが、現象や物事の本質を捉えるための考え方です。『**現場**』に足を運び、場を確認する。『**現物**』を手に取り、物を確認する。『**現実**』を目で見て、事実を知る」

「この3つの現（ゲン）を徹底しろということですね。当たり前のことですが、意外とそれってやれていないかもしれません」

「凡事徹底です。臨床医師は、常に最前線にいますので、このようなことを唱える必要もないかもしれません。ただ、経営者になると自分ではなく他人に任せることが増えてきます」

「自分を戒めるためにも3ゲン主義を忘れるべからずですね」

「さらに『原理』、『原則』を加えた**5ゲン主義**なるものもあります」

「2つの言葉の意味は？」

「『**原理**』とは物事の根本的な理論で、『**原則**』は原理から由来するルールです。〝3ゲン〟が行動の教訓であって、プラス〝2ゲン〟は意思決定の基準です。マーケティングもマネジメントも不確定要素が大きいなかで意思決定します。だからこそ、自分自身の2ゲンを確立してみてください」

「身に付くものなんですかね」

「2ゲンの柱となる、マーケティングやマネジメントにおける基本的な理論はお教えします。そこから、先生なりの原理原則が構築されてくると思います」

「清宮さんのお話を聞いていると経営に対する興味がとても湧いてきます」

「それはよかったです。〝興味〟が成長の入り口ですからね。これってマーケティングにも同じような理論があるんですよ。**消費者購買行動モデル**と呼ばれるものです」

「むずかしそうですね」

「いいえ。普段の自分の行動と置き換えると理解できると思います。我々一般消費者がどのようなプロセスで商品やサービスを購買するのかをモデル化したものです。ちなみに、先生は、日本のスポーツタイプの車に乗られていましたね」

「ええ。車は好きです」

「その車を選んだ最初のきっかけは何ですか」

「テレビのＣＭで流れていた気がします」

「それを見ていきなり購入しようと思いました?」

「当然、それだけで買おうとは思いません」

「そうなると興味をもつきっかけがあったはずですが?」

「雑誌の誌上レポートを読んだとか、自動車ショーで実車に触れる機会があったとか、あと街中で走っているのを見かけたとか、そんな感じです。それでスタイルがだんだんと気になってきて」

「それから?」

「家の近くのディーラーにその車が展示されていたので、寄ってみました」

「いかがでした?」

「カタログをもらって、試乗もさせてもらいました」

「その場で購入しましたか?」

「見積りしてもらいました」

「その時点で購入の意思はあったんですか?」

「まだそこまではありませんでした。ただその日以降は、カタログをちょくちょく眺めていましたね」

「かなり購入へ気持ちは向かっていますね」

「そうです。カタログのスペックや仕様のページも一字一句なめるように見ていた時期です。オプションまで頭に入っていましたから」

「気持ちは完全にほしいと思っていましたね」

「ディーラーからキャンペーンのハガキが送られてきましたし、担当者からも電話をもらいました」

「それで?」

「特別仕様があるとか、値引きしてくれるとか、今なら無料でこのオプションをつけるとか、下取りも高く設定するとか、いろいろ言われまして」

「それで購入に至ったわけですね」

「そうです。そんなことを聞いてどうするんでしょう?」

「今のお話が、消費者購買行動モデルそのものだからです。先生の話を聞きながら、まとめてみましたので、ご覧ください」

図表35 消費者購買行動モデル（AIDMA）

Attention（認知）	Interest（関心・興味）	Desire（欲求）	Memory・Motive（記憶・動機）	Action（行動）
認知段階	感情段階			行動段階

〈佐藤先生の消費者購買行動〉

TVCMで車の発売を偶然知り、潜在意識下に抱く	誌上レポート、自動車ショー、街中で見かけて興味を持つ	試乗やカタログによって特定モデル車が欲しいと思うようになる	特別仕様車、値引きなどが購入の強い動機となる	購入

〈マーケティングの視点〉

消費者接点を設けてサービスや商品、ブランドをまず知ってもらう	興味を惹かせるための仕掛けづくりを行う	興味からより強い欲求へ消費者の気持ちを引き上げる	購買動機付けを行う	最終意思決定を引き起こす

景虎がパソコン画面を誠に向けた（図表35）。

「**AIDMA**といいます。**認知**、**関心・興味**、**欲求**、**記憶と動機**、**行動**の英語の頭文字から取っています」

「そのまんま当てはまっていますね」

「売る側としては、消費者を次のプロセスに移行させるようマーケティングプランを組んでいるので、先生がそのプランに乗ったのはある意味当然です」

「大仏様の手のひらで動き回っている孫悟空の気分です」

「まぁ、気持ちよく動き回っていればいいじゃないですか。買ったことは後悔されているわけではないのでしょうし」

「そうですけど」

「これだけではないんですよ。ネット環境が劇的に変化したことで、この消費者購買行動モデルもそれに合わせて変化しています」

　景虎がパソコン画面を切り替えると誠へ向けた（図表36）。

「ＡＩＳＡＳです」

「ほう。確かにその流れにも乗っかっています。ＡとＩの後に自分も確かにネットでいろいろ検索（Ｓ）して車について調べましたから」

「他メーカーや別モデルとの比較（Ｃ）もされましたよね」

「ええ、同じ価格帯で。この次のプロセスの検討（Ｅ）というのはどういうことですか？」

「口コミサイトやネットや雑誌などの車に関する情報と、試乗をすることによって購入動機を高めていかれたはずです」

「良くご存知で」

図表36　消費者購売行動モデル〔AIS(CE)AS〕

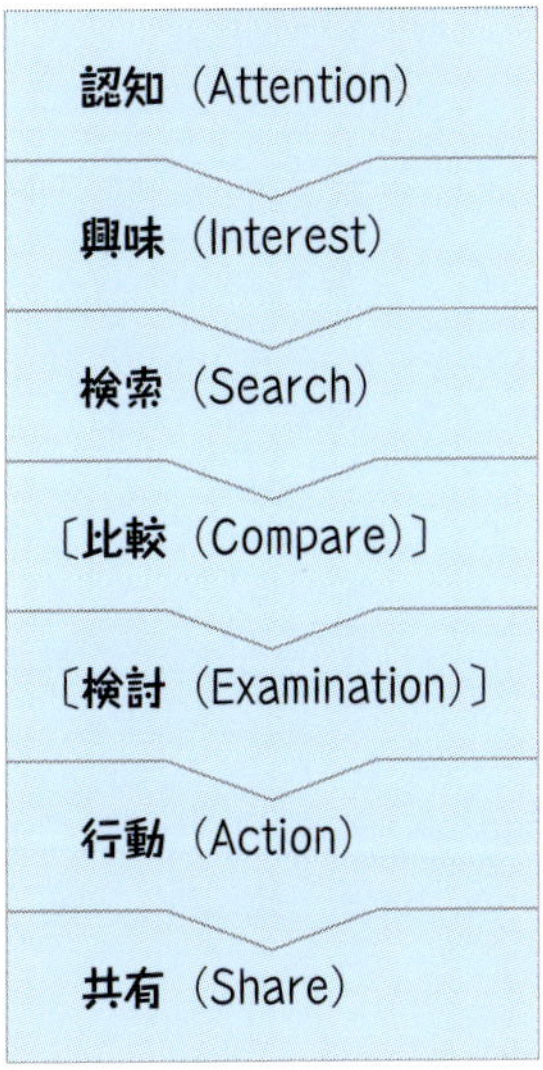

認知（Attention）
興味（Interest）
検索（Search）
〔比較（Compare）〕
〔検討（Examination）〕
行動（Action）
共有（Share）

「そして購買という行動（Ａ）です。ただこのモデルは、そこで終わりではなく、共有（Ｓ）されます。今は、簡単に自分のコメントや意見などがブログ、ＳＮＳサイト、口コミサイトなどを通じて発信することが可能な時代ですから」

「自分も、結構他の人の意見を参考にしていますよ」

「購買者がその商品やサービスについてコメントしたり、ネット上で意見交換をしたりすることで良くも悪くも評判がたちます」

「わかります」

「このシェアされる情報の影響力は大きくなるばかりです。ネット上でも良い情報が流通する仕組みや仕掛けを構築することが、企業側として重要になっているんです」

「それも納得です」

「誠先生のマーケティングプランは、ＡＩＳＡＳモデルを適用しようと考えています」

「今の時代に合わせたってわけですね」

「クリニックの場合、**口コミの影響**が昔から大きくて、広告宣伝をいっさいしなければ新患の6、7割が口コミとなることもありますからね」

「ということは何もしなくても集まるってことですよね」

「はい。何もしなくても集まります」

「えっ、意外な答え」

「実際に、今の時代に自院のホームページでさえ開設していないところもあります。必要に迫られていないのかもしれません」

「では清宮さんは広告宣伝の重要性を説いておきながら、実際には口コミだけで勝負すれば良いと？」

景虎は首を横に小さく何度か振った。

「あくまでも割合の話ですから。例えば新患１００人中全員が口コミというクリニックの場合は、当然口コミは10割です。でも、広告宣伝を行うことで患者とのタンジェント・ポイントが増えることによって口コミと同数の１００人の新患がさらに増えたら、口コミの割合はどうなりますか？」

「５割です」

「口コミだけでも経営するうえで必要な新患数は賄えているクリニックも数多くありますので、必ず広告宣伝をやらなければならないとは言い切れないのです。広告宣伝費もかけず何もしないのに患者が集まるということは、それはそれで理想ですよ」

「確かに」

「クリニックのマーケットは結局〝パイの奪い合い〟だと、お話をしました。パイを独占していれば、患者にとっては一択ですから自然と患者は集まります。ただしクリニックも競争時代に入ってくると、独占できることは少なくなりますからね」

「不思議なんですが、今なお必要に迫られていないクリニックもたくさんありますよね」

「それは、積み上げがあるからです。開業して時間が経つほどにカルテの数は増えてきますよ」

「ええ」

「つまり利用する患者が多くなれば、それだけ口コミが広がる機会も増えてきます。それに定着している患者も増えてきます」

「必要数は賄えますね」

「実際にある話ですが、近くに競合クリニックが開業すると、それまで広告宣伝なんかしなかったクリニックが急に町中に看板を掲げ始めたりします」

「危機意識の表れでしょうね」

「それすらしないクリニックは、どんどんパイを奪われて新患数が減って新陳代謝が行われず、売上が下降線をたどるケースも多いんです」

「先手必勝ですか」

「そうですが、誠先生は後手に回っています」

「ああそうか。パイの奪い合いにこれから参入する新参者ですからね」

「だからこそ攻めなければなりません。歴史のあるクリニックには時間がありました」

「どういうことです？」

「口コミが発生するには時間がかかるということです」

「確かに言われてみればそうですね。口コミの主な発生元となる既往歴のある患者さんが少ないうえに、開業直後はその時間もないという意味か」

「広告宣伝には即効性があります。一方で口コミには持続性があります。それぞれの特徴を理解したうえで、広告宣伝対策と口コミ対策を施すことでスタートダッシュを図ります」

「開業当初はほぼ新患だけですからね。名づけてダッシュ戦略というのはいかがです？」

「具体的なところなので、ネーミングとしてはダッシュ戦術かな。まず広告宣伝対策を行う際には〝媒体〟について学んでおくと整理がつきやすいと思います」

景虎が1枚の用紙を誠に差し出した（図表37）。

図表37 広告宣伝媒体分類

広告宣伝媒体		タンジェントポイント	広告宣伝対策
アナログメディア	紙媒体		
	鉄媒体		
	直媒体（立地）		
	人媒体（患者の口コミ除く）		
デジタルメディア	電子媒体		
	電波媒体		

「患者とクリニックのタンジェント・ポイントの１つが媒体です」

「いろいろありますね」

「まず**アナログメディア**と**デジタルメディア**の２つに大別されます。それから各媒体に振り分けますが、例えば**電柱広告**は鉄媒体の分類になります」

「検討した**ロードサイン**もここですよね」

「ええ。ほかにも電車の**ホーム**や電車やバスの**車内広告**などが入ります」

「バスなどの**車内アナウンス**でも医療機関名が流れたりしますが、あればどの分類になるんです？」

「〝鉄〟ではないですが、鉄媒体に含めます。基本的には自院の敷地外で括り付けられているものや、交通広告全般が範疇です」

「では、工事中に垂れ幕を取り付けましたが、あれは敷地内という認識でいいのですか？」

「敷地内はすべて**直媒体**（じかばいたい）という分類となります」

「あれも媒体と捉えるのは意外な感じです」

「クリニックにとって立地の重要性は常々お話ししてきました。施設自体が目に留まるということが重要になるということです。一般的なクリニックならば、最も重要な媒体の一つと言っていいくらいです」

「設計段階からそれはずっと言ってましたよね」

実際に、建物は視認性を最優先に考えて、道路から建物が最も見えるところに配置した。また外観デザインも壁面を看板として利用できるようになっていた。

「洗練されたデザインも決して悪いわけではありませんが、自己満足でしかありません。あくまで医療施設であって、デザインや雰囲気まで楽しむおしゃれなカフェではありませんから」

「清宮さんの持論に同意です。洗練されたデザインに惹かれてくる患者はそれほどいそうにありませんしね」

「鉄媒体、直媒体の次は、開業時には重要となる**紙媒体**です」

「**新聞折り込み広告**や**フリーペーパー**など雑誌の広告ですか？」

「**電話帳**や、**市報**、ポストに投函する**ポスティング広告**などもあります。詳しい話は後ほどにしますが、開院告知や内覧会の開催告知には、新聞折り込み広告やポスティングを利用することが多いです」

「**人媒体**とは？　口コミは除くとありますが？」

「ここでいう人とは、コミュニティーのことです。例えば、ロータリークラブやライオンズクラブのような集まりもあれば、集合住宅の**自治会**もある。**町内会**などもコミュニティーです」

「**婦人会**や**老人会**などもそうですか？」

「はい。幼稚園や小学校などに関連する集まりもそうです。結局、コミュニティーやその活動自体が媒体となります。その下の欄にあるデジタルメディアの**電子媒体**ですが、これはインターネットが媒体です」

「**ホームページ**や**SNS**ですね」

「はい。そして**電波媒体**です」

「**テレビCM**とかですよね。個人のクリニックでそこまで活用できるものでしょうか？」

「さすがにCMの広告宣伝費は大きすぎます。ただ地方であればケーブルテレビや小さなFM局などには出せるかもしれません。実はタダで活用できる方法もあります」

「それは無理でしょ。彼らも商売ですし」

「いいえ。**取材**ならばタダです」

「なるほど。でも取材なんか来ますか？」

「マスコミは取材ネタを探しているので、アプローチをかけて彼らにとって良いネタを提供できるのであれば実現しますよ。その可能性は高いわけではないのですが、影響力のある媒体ですから、可能性を捨てるわけにはいきません」

「抜け目ないですね」

「予算と費用対効果の範囲内で、可能な限り媒体と機会を使うことを念頭に置いて計画を立てていきましょう。次、ダッシュ戦術のキモとなる**イベントマーケティング**の企画を進めていきましょう」

「それって新しい方法か何かですか?」

「文字どおりのイベントを効果的に利用したマーケティングです。開業時のイベントと言えば?」

「**内覧会**です」

「正解です」

「一度知り合いの先生が開業する際に、招待されて内覧会に行ったことがあります」

「いかがでしたか?」

「自分が伺った時には大勢の方が院内にいました」

「それは盛況でよかったですね」

「ただ、一般の方はいなくて、業者や関係者ばかりでしたよ」

「その先生は、地域住民向けにも内覧会の告知をされていたんでしょうか」

「ポスティングしたって言っていました。でも自分のところのスタッフや卸の業者さんにやってもらったということです」

「配布数にも限界がありますよね」

「その先生は、安く上がったと喜んでいましたよ。チラシも先生が自分で作られて、自分たちで1000枚ほどコピーしたそうですよ」

「先生、それってどう思われますか?」

「安くできてそれはそれでよかったのではないでしょうか」

「そうでしょうか。それってすごくもったいないことだと思うんですが」

「コスト削減できたのに?」

「でもせっかくの機会を損失してしまっています。クリニックでは、堂々とチラシをまく機会って開業後は少ないはずです。だからこそ、内覧会の告知をもっと積極的にやっても良かったと思いませんか?」

「そうかもしれません。でもご近所に1000軒も配られているので、数としては十分だと思うのですが」

「〝**センミツ**〟という言葉をご存知ですか?」

「初めて聞きました」

「広告業界で言われるのですが、チラシを1000枚配っても反響があるのはそのうち3つだけだという意味です」

「たったそれだけ」

「単なる経験則で言われていることなので条件しだいですが、ただ〝それだけ〟しかないという認識をもっていれば、たった1000軒にはなりません」

「でもその数を配るのは大変ですよ」

「それこそ新聞の折り込みやポスティング業者を利用すればいいじゃないですか」

「でもお金はかかりますよね」

「もちろんです。ただ広告ですからね。そこで投資した金額は回収を前提にしています」

「回収できるんですか?」

「もちろん、計画を立てて上手にやらないと回収できずムダ金に終わってしまいます。ただこれってお金だけの話ではないんです。スタッフにいきなりポスティングさせるっていうのは、あまりやらないほうが良いかと思います」

「すでに給料が発生している勤務時間内であってもですか。何がダメなのです?」

「面接のときにそれも仕事内容だと承知されて、スタッフが納得できていたらまだいいですが、クリニックに入職する人たちは、一般的にポスティングのような仕事があるとは思っていませんよ」

「内心、すごく嫌だったでしょうね」

「ポスティングって大変ですし、それをいきなりやらされたスタッフの気持ちを考えると、プラスに働くとは思えません」

「経営者のイメージって、俺の言うことを黙って聞けみたいなところがあったのですが、そうでもないんですね」

「今はそれをやってしまうと、なかなか人が定着しません。特に職探しにまだあまり苦労しない看護師や、職種関係なく優秀な人材ほど離れていってしまいます」

「清宮さんのおっしゃられた〝経営者脳〟を早めにもたないといけないな…」

「まあ、焦らないで下さい。いずれにしてもこの内覧会というイベントを上手に利用して集患につなげていけば経営的に立ち上がりが楽になります。イベントマーケティングの方法をしっかりマスターしておけば、開業後であっても効果的な宣伝を行うことができますからね」

「なぜです？」

「きちんとした理由があればクリニックでも開院時広告のように堂々とチラシを撒けます。開業後でも理由があればできますよね」

「そうですが、他に理由ってありますか？」

「それがイベントです。ある病院は**市民公開講座**の案内と銘打って定期的に新聞折り込み広告を入れているのをご存知ですか？」

「ある民間のグループ病院でやっていると聞いたことがあります。でもあれって広告なのですか？」

「立派な広告です」

「でも特に参加費はとらないですよね」

「単なるボランティアで、医療啓蒙活動の一環だと思っているのですか？」

「そう思っていましたが」

「民間病院ですよ。もし先生が所属している病院から公開講座の講師を依頼されたら何を話します？」

「うーん、何を話しましょうか」

誠は少し考えた。

「やっぱりピロリ菌かな」

「なぜです?」

「そもそもピロリ菌は胃に炎症を起こし、胃潰瘍や十二指腸潰瘍の原因にもなります。さらには胃がんを引き起こす危険因子にもなります。しかも感染率は高くて40歳を超えると6割を超えるともいわれているので、市民公開講座のようなところで啓蒙活動は必要かなと思います」

「ピロリ菌の診断や除菌などの治療は最近になって保険適用※されましたよね」

※2013年

「ええ。ただし除菌治療は血液検査と呼気テスト、内視鏡下での検査で陽性であること。それと内視鏡による慢性胃炎の所見がないと適用になりませんが…」

「講座のあとは確実に自分のところに患者が集まりますよね」

「やはり危険性を訴えるわけですから」

「それって集患だと思いません?」

「なるほど」

「だから市民公開講座の告知としてチラシをまくのは、結果的に広告になるわけです」

「以前に在籍していた病院でも同じようなことをしていたのですが、結構な人数が集まっていたと記憶しています。でもそれは病院がやるからで、クリニックのような小規模施設でそんなに集まるのでしょうか」

「自分の施設に足を運んでもらうためでもあるので、講座は待合室を使いたい。となると、クリニックであれば定員はせいぜい10から20名くらいです」

「その数では費用対効果が出ないのでは？」

「いいえ。参加者を募ることが最終目的ではありません」

誠が不思議そうに景虎の顔を見た。

「もし参加しなかったとしても、この病院ではピロリ菌の検査や治療をやってもらえるということは伝わります。ただあくまで広告活動ではなく、啓蒙活動ですからね」

景虎は少し含みをもった表情を浮かべながら話した。

「年1回、**病院祭**を行っているところもありますがこれもイベントマーケティングの一種です。広告宣伝が法的にも立場的にも制限されている医療機関にとって、こういったやり方は都合が良いのですよ」

影虎は話を終えると1枚の用紙を誠に差し出した（図表38）。誠はそれを手に取ると、顔に近づけ、少しの間それを読んでいた。

「こういうことを決めていくのですね」

「今回、誠先生の標榜科や立地、時期などを考慮すると、このスタイルの内覧会が合うかと思います」

「何か普通のやり方とは違うのですか？」

図表38 内覧会プランニング項目

0. 目的

イベント開催の告知を通してのクリニックの認知度アップと開業直後の患者獲得

1. 日時

1.1 特別内覧会： 月 日（ ） ： ～ ：
1.2 一般内覧会： 日（ ） ： ～ ：
日（ ） ： ～ ：
日（ ） ： ～ ：
日（ ） ： ～ ：

2. ターゲット

・見込み患者の誘導（生活習慣病）
・季節患者の誘導（ワクチン接種）

3. 目標人数

来場数 ______人、小児科、内科診療予約______人

4. 対象者

4.1 特別内覧会
・関係者
・地主及び地域キーパーソン（ ）
・開業に関わってくださった関係者様
・近隣病院・クリニック・医師会関係

4.2 一般内覧会
・地域住民

5. 集客方法

5.1 新聞折り込みチラシ
5.1.1 折り込み数______部
5.1.2 折り込み地域

5.2 ポスティング
5.2.1 世帯数______部
5.2.2 配布地域

6. 予算

6.1 チラシ
6.2 ポスティング
6.3 印刷
6.4 開催諸費用

7. プログラム

7.1 特別内覧会
・クリニック紹介（施設見学）
・先生とのご挨拶

7.2 一般内覧会
・施設見学
・健康診断（血圧・脈・酸素濃度）
・ピロリ菌チェック
・院長による無料健康相談
・予約取り
・記念品プレゼント

「簡単に言ってしまえば、開業直後の診療枠を埋めることに重点を置いたプログラム構成にしています」

「直後に患者さんが来てくれるのはすごくありがたいことです。ただどうやるのです?」

「他院の内覧会に行ったときに、そこの院長先生はどうされていました?」

「まぁ、普通に院内をぷらぷらしていたと思います。知り合いの方や業者さんが来たらそのつど話をしている感じです」

「患者さんとは、話はしていました?」

「私が伺った先生は、自分からしゃべりかけるのがあまり得意な方ではありませんから、特に話はされていなかったと思います」

「誠先生は、積極的に話ができるタイプですか?」

「自信はありません」

「そうですか。ただ、お話が上手な先生であっても院内ぷらぷら型の内覧会だと、患者と話したとしてもコンサルトできるほどの〝濃い〟会話はなかなかできません」

「そりゃ、立ち話ですからね」

「ぷらぷら型だと話せる人数も限られます。しかも濃い会話ができなければ『であれば一度受診してください』とはなりません。この一言が結果受診につながるということです」

「人数もこなせて、清宮さんのおっしゃる〝濃い〟話ができる方法っていうのがこの企画書ということですか」

「ええ、この〝**無料健康相談**〟です。具体的に言うと、先生は内覧会の時には診察室に籠りっきりです」

「ほう。それは聞いたことがないパターンですね。ただ友人やお世話になった方への対応も必要ではないですか」

「それで特別内覧会と一般内覧会に分けたんです。特別内覧会は、売上には直結しないお世話になった方々もしくは今後お世話になる方々への挨拶の時間です。一般内覧会は商売に徹する時間だと考えてください」

「でも無料と言っても健康相談となれば、それなりに時間はかかりますよ」

「来場者が多ければ1人5分で入れ替えます」

「5分だと何もわからないですよ」

「もちろん、診断する必要なんてありません。見立てくらいで、あとは開院後にきちんと診せてくださいとなればいいわけです」

「なるほど」

「またツールを活用すれば、5分をより効果的に使うことができるようになります」

「ツールっていうのは」

「まぁ、そんな大げさなものではありません。問診のようなものです」

影虎はカバンから何かを取り出して机の上に置いた。

「これって、**製薬会社が配っている冊子やチラシ**ですか」

「ええ。病院内にもあるのでは？」

「待合室などに置かれています」

「製薬会社が自社の薬の販促を目的として、啓蒙活動を行うために使うものです。先生のところに関連するものを、いくつか選んでおきました」

影虎が冊子類を広げると、誠は1つを手に取った。先ほどの話にもでていたピロリ菌に関するものだ。ピロリ菌についてのリスクや感染率などの概要、症状、検査方法、そして治療方法がわかりやすく書かれている。

「ピロリ菌検査ニーズ喚起のための冊子です。その冊子の裏を見てください」

誠がその冊子を裏返した。

「ピロリ菌危険度チェックリストとあります」

「患者にセルフチェックさせて、啓蒙していく方法です。例えばこれを健康相談の時に、事前にチェックしておいてもらえば、効率よく5分が使えるのではないですか」

「あるのとないのでは、まったく違います。まずは話のきっかけになりますから」

ピロリ菌以外にも逆流性食道炎など誠の専門領域である消化器疾患で内視鏡検査につながる冊子がいくつか用意されていた。そのほかにも糖尿病や高血圧症など生活習慣病に関するものが何冊かあった。

「先生、ターゲットに合うようにここから選んでください」

「清宮さんが用意されたもので良いと思います」

「看護師にも健康相談ブースを作るなどして協力をしてもらいます。内覧会と言えども受診につながる話になるような仕掛けを企画しましょう」

その後、影虎から内覧会の企画書に従ってレクチャーを受けながら、対象者、集客方法、配布する地域の設定とおおよその予算、当日のプログラム内容などを決めていった。

その日以降も誠は、施工現場での定期打合せや、ホームページ制作のための打合せ、医療廃棄物処理業者の面談と選定、スタッフ面接やフォローアップ、防火管理者※講習会の受講、医療機器の搬入に関する段取り打合せ、各種申請手続きなどで、連日のように予定が埋まり、日々を忙しく過ごしていった。

※消防法により、多数の人を収容する施設などには法定資格である防火管理者（法廷資格）の選任が必要。クリニック開業の際には、院長となる医師が資格取得する場合が多い。通常は、資格講習の受講（2日程度）により資格取得が可能。講習会については都道府県、市町村の消防局などで開催される

そしていよいよ建物工事や外構工事も終了し、施工業者から誠へのカギの引き渡しの日を迎えた。

「清宮さん、ようやく自分の城をもつことができました。自分の肩にいろいろなものを抱えてしまいました」

「いい緊張感ですね」

「建物引き渡しから開院までの時間を最短にしたので忙しくなりそうです」

引き渡しから開院までは一般的には１カ月程度と聞いていた。ただし、誠の退職のタイミング、地代家賃のこと、スタッフの初出勤日の都合、スタッフ教育のボリュームなども考慮して、その半分の２週間程度にしていた。そのために物件の引き渡し前から並行して、搬入作業や各種申請手続きを進めていた。

それから２週間、医師会長への挨拶から日々搬入される医療機器や医薬材料、文具、什器などの整理、内覧会の準備を行いながら、医療機器メーカーによる操作トレーニングや電子カルテのトレーニングに加えスタッフの教育まで、多岐にわたり日々あわただしく過ごした。さらに、その合間を縫っては、町会長や老人会など人媒体となるコミュニティーへの挨拶回りも実施した。

開業日３日前、特別内覧会を催した。企画書どおりに、招待客のみではあったが誠の恩師、友人、知人、親族も駆け付けた。また近隣の介護施設のケアマネジャーや地主、そして挨拶に回った地域コミュニティーの会長も何名か来院してくれた。その日も胡蝶蘭や観葉植物が続々と届けられた。誠もスタッフもその間、そして夜遅くまで翌日から２日間行われる一般内覧会の準備を行った。

開業日２日前、一般内覧会の日を迎えた。

「本日は、『さくら交差点　内科・消化器内科クリニック』内覧会の運営のためにお集まりいただきありがとうございます。各持ち場の担当リーダーの皆様、事前打ち合わせのとおりとなりますので、よろしくお願いします」

誠は内覧会開始５分前、スタッフ、業者関係者、そして影虎が入っている輪の中心で声をあげた。あらかじめ影虎が、内覧会運営で必要な役割担当と人数を設定したうえで、手伝いを申し出てくれた

図表39 内覧会役割分担表

担当	役割	待機位置	最低人数	担当者所属氏名
呼び入れ	駐車場入口付近にて呼び入れ(賑やかし)、駐車場内誘導警備、及び受付までの来場客の誘導	駐車場入り口	2	
総括	全体の総指揮	全体	1	
受付案内	来場客の記名受付及び来場客のご要望を確認し無料相談（医師・看護師）への引き込み	施設入り口	2	
医師	簡易医療相談対応及び診察予約患者の獲得	診察室	1	
看護師	簡易健康相談対応及び診察予約患者の獲得	処置室	1	
医師補助	簡易医療相談者の引き剥がし、呼び入れ、予約受付担当までの引き継ぎ	診察室	1	
看護師補助	簡易健康相談者の引き剥がし、呼び入れ、予約受付担当までの引き継ぎ	処置室	1	
予約受付&院内案内	診察予約の調整及び記録、院内案内	予約口	1	

関係者へ指示を出しておいてくれたのだ（図表39）。

誠が診察室に入ると、内覧会が開始された。ドアを開けると、開始前から外で待っていたという数組の家族が入ってきた。受付担当のスタッフが、来場者名簿に記入を依頼し、あらかじめ来場者向けに用意しておいたノベルティグッズや製薬会社が用意した患者啓蒙のためのチラシ類一式などを入れたエコバッグを渡した。

また打ち合わせどおりに、スタッフが真新しい施設内を案内した。その間も、影虎から指示されたとおりに来場者の医療ニーズを雑談を交えながら聞き出し、無料健康相談へのきっかけづくりを積極的に行い、誠が待つ診察室へと誘った。

駐車場では、道路からよく見える位置に風船やのぼりなどをあらかじめ準備しておき、呼び込み担当も一生懸命に役割を果たしてくれたこともあり、通りがかりの地域住民の興味も惹き、内覧会へ誘引することができた。天気にも恵まれた。おかげでほどなくして、誠の無料健康相談にも待ち時間が生まれるほどになってきた。別の診察室で行われた看護師による血圧測定や健康相談も賑いをみせていた。

結局目標の２００名を大幅に超える来場者を数え盛況に終わった。

「先生お疲れ様でした」

「清宮さんのおかげで、特にトラブルもなく終えられました」

「いえいえ、先生がこれまでしっかりと段取りされたからです」

「自分なりに気合を入れてスタッフを巻き込みながら準備に準備を重ねましたから」

「段取り八分と言いますが、準備で仕事の８割は終わっていると言えるのかもしれません」

「内覧会に多くの方がこられて少しだけほっとしています。診察予約も多く入れてくれましたしね」

誠は開業直後の来院数確保のために**期限付きで診療予約制**を敷いた。期限が過ぎて患者動向を踏まえて、**時間予約制**を継続するか、予約枠を設けない**フリーアクセス制**かもしくはシステム導入を前提として行う**順番取り制**のどれかに変更を考えていた。

「あなたとの縁、この土地との縁、スタッフや多くの人達との縁で、ようやくスタート台に立つことができました。この開業だって段取り八分と言えるくらいの準備をしてきましたから、自信をもって明日からもっと頑張ります」

「この立地、ターゲット選定、資金調達など、開業時点ではこれがベストであると私も信じてアドバイスしてきました。明日からしばらくは、これまでの貯金を使っていけるはずです。しかし経営は生き物のように変化してきます。それぞれのステージでいくつもの課題や困難とも向き合っていかなければならないでしょう」

「まず目の前のことですね。まずは経営を軌道に乗せることを最優先で頑張ります」

誠は気持ちが高揚していた。これまで抱えてきた漠然とした不安を期待が超えた瞬間だった。

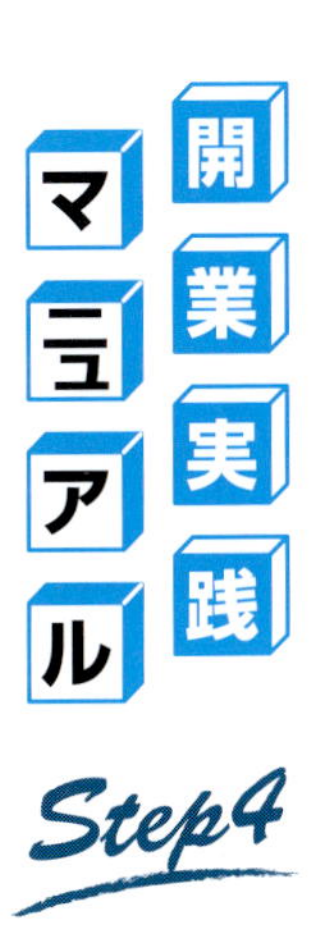

採用の流れ

医業は、**労働集約型産業**といわれている。臨床現場のほとんどの仕事が人の手によって行われている。そのため医業収入に対する人件費が他業種に比べて高い。人に依存しているため、必然的に医療機関経営者の悩みは、人事労務が多くなる。実際に日本医師会が開業医に対してアンケート調査を行った結果、勤務医時代に比べ負担に感じる業務管理は、「**スタッフの採用**」が65%にのぼる。以下、「**機器等のメンテナンス**」48・5%、「**スタッフの教育・育成**」48・3%、「**スタッフの処遇・評価**」46・8%と続く。なんと上位4項目のうち、人に関するものが3項目を占めている。

採用に関しては、募集から始まり、応募者対応、面接、選定、労働条件設定、内定通知、採用合意を経て採用決定となる。とても煩雑な業務の連続である。また、医療機関は医師、看護師など専門職の集合体だ。職種によって採用アプローチも異なるため、採用が複雑化する。そのうえ、医師や看護師は慢性的な人材不足（偏在）といわれる状況にあり、採用は困難を極める。個人開業では、最初から自分以外の医師を招聘するケースは多くないが、看護師については開業当初から採用を計画するケースが多い。

確実なのは、縁故採用である。以前一緒に仕事をしていた人材であれば、お互いの良いところ悪いところを知っている。そのうえでの採用なので、定着率は高い。よって開業を決心する頃から、看護師・事務職員問わずに声掛けしている医師も少なくない。

もし、そのような人材がいなければ一般から公募することとなる。ただし、募集をかけても応募すらない場合もある。一方で事務職員については、それなりに応募がある。一般的には景気が悪くなると応募も増えると言われている。２０００年に入り不景気と言われていた時期では、１人の採用に対し１００人を超えるクリニックもあった。しかし、景気が上向いた時期には30通程度ということもある。景気に左右されるだけでなく、標榜科によってもバラつきはある。一般論ではあるが、耳鼻科や精神科などは内科に比べて少ない傾向にある。それでも30通もあれば、良い人材が見つかるだろうと思われるかもしれないが、現実は甘くない。未経験者が大半を占め、書類選考の段階で半分以上は落とすことになる。そこから面接しても、気に入るかどうかはわからない。不確定要素が多い採用だからこそ、確率を上げるためのやり方に従うほうが良い。

そのやり方のヒントとなるのが、青春時代の甘酸っぱい記憶だ。それは、「求愛行動」である。どのようにして彼氏や彼女と出会い、知り合い、告白し、恋を成就させていったか、またフラれたこともあったかもしれない。そう、この恋愛プロセスこそが採用プロセス（やり方）と同じなのだ。

① 出会いの機会を増やしているか？

そもそも知り合わなければ、恋愛に発展することなどあり得ない。異性に出会う機会が多ければ多いほど、可能性は高まるものだ。昔は、親が決めた相手やお見合い相手など接点は限られている。しかし、今では合コンやネットを通じた出会いなど、過去にはない多くの接点がある。採用においても一昔前は、大学人脈、縁故、そして求人雑誌広告などに限定されていたが、現在はインターネット求人サイトからの直接応募、人材紹介業者など多様化している。

② 相手に自分の存在を知らせているか？

恋愛の始まりは、〝その他大勢〟から脱却し、自分を認知してもらうことである。つまり、相手にとって自分が〝その他大勢〟であるときに告白しても、失敗するのは目に見えている。募集をかけても反応がないのは、有名無名、人気のありなし以前に、求職者と接点が持てていないということなのだ。

③ 相手から惹かれる行動をとっているか？

世の中、ルックスの良い人だけが結婚しているわけではない。性格、年収、雰囲気や仕草、その他多くの諸条件の総合的な判断となる。だからいわゆる〝美女と野獣〟カップルも存在するのだ。求職者が職場に対して何を最優先するのか、何が妥協できるのかは人それぞれである。それを伝える技術であり表現力がとても重要だ。それを伝える媒体を開業前から用意することも必要となる。

そのためにも、開業前にホームページを設置するのが望ましい。当然、建物や内装などが出来上がっていない段階だから、仮設でも問題ない。ホームページの早めの設置はSEO（検索エンジン最適化）といって、ネット検索時に上位表示させるためにも必要なことである。内覧会の集客にも効果が発揮できるので、早い段階からホームページ制作業者へ伝えて計画しておくと良い。

このように採用プロセスとは、求職者との接点づくり、興味づくり、そして惹き付け、この３つのステップを踏んでいくこととなる。つまりマーケティングのプロセスとまったく同じなのだ。よって確率論であるから、母集団を多くしていくほど、それだけ縁に結びつく確率も高くなる。

筆者が医療経営にフィットさせたマーケティング戦略に、**タンジェント・ポイント戦略**がある。本章小説部分でも触れており、医療経営のマーケティングをテーマにした自著『集患プロフェッショナル』ではその詳細を描いている。ターゲットとなる患者（地域住民）との接点を最適化（興味を抱かせ行動につなげる動機づくり）するというマーケティング手法である（図表Ｍ13）。ターゲットが患者から求職者に替わっただけだ。このタンジェント・ポイント戦略は、求職者との接点づくり、興味づくりまでを「就職前体験」、惹き付けが「就職体験」、そして採用後の人的管理となる「就職後体験」の大別する３つのタンジェント・ポイントと、そのいずれにも関係する影響タンジェント・ポイントで構成される（図表Ｍ14）。

最初の求職者との接点づくりである**就職前体験**では、求職者とのコミュニケーション媒体を知る必要がある。まずはコストの発生しない**ハローワーク**（公共職業安定所）を利用するのが良いだろう。メリットは無料で募集をかける点だ。デメリットになるか否かは募集の状況にもよるが、閲覧者には失業者も多く、応募者の経験値が全体として低いことが予想される。また美容外科等の分野では美容

図表 M13 ターゲットとなる患者との接点を最適化する手法

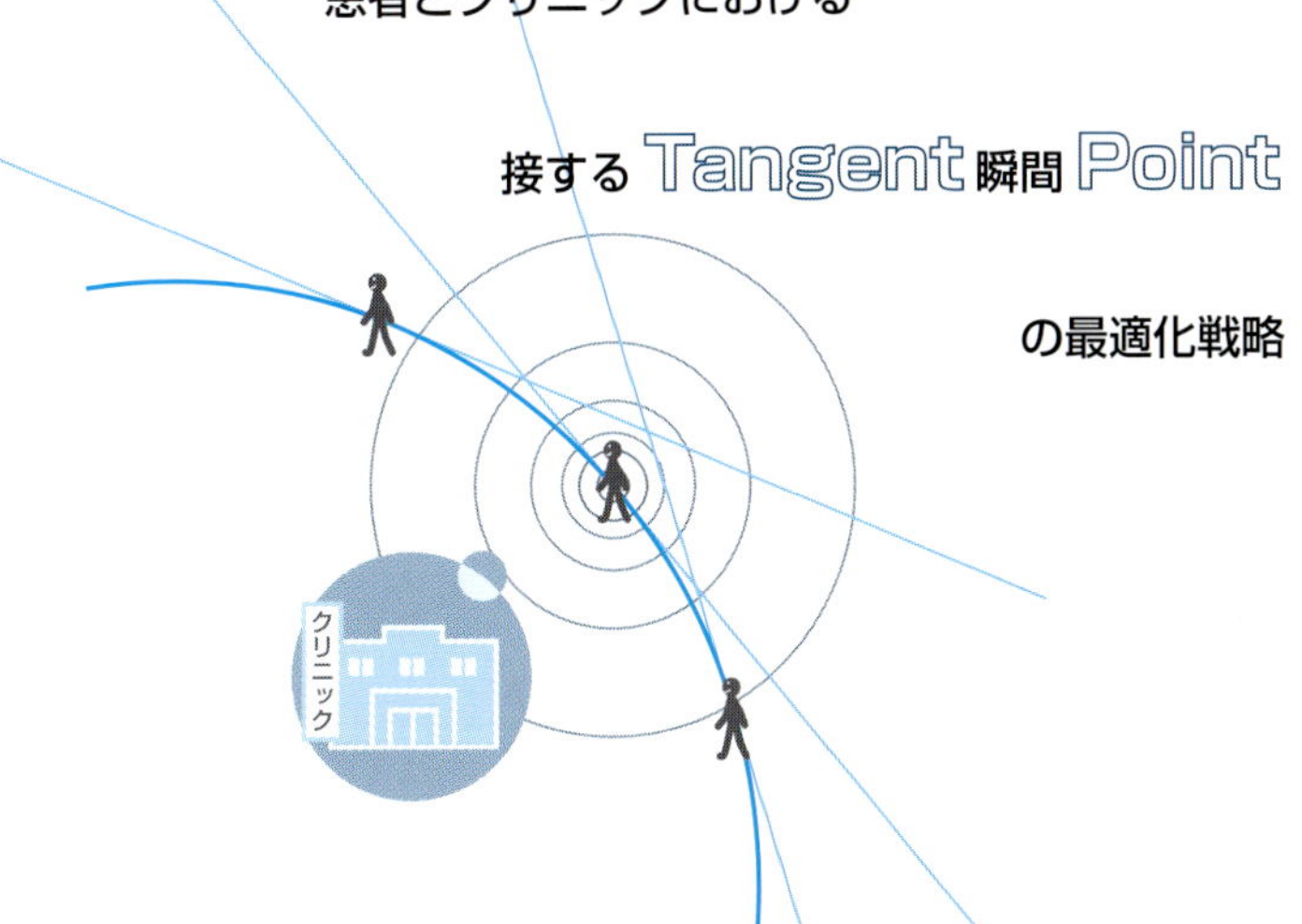

部員も採用することがある。また他の自費診療領域においても保険診療よりも高いレベルのサービスや接遇技術が求められる。このような人材は、ハローワークを利用して求職活動することが少ないため、接点とはなりにくい。なお、ハローワークで求人を掲載する際には事業者登録を行う必要があるが、開業前では事業所が存在しない。管轄するハローワークの窓口で一度相談するのが良いだろう。

また無料ということでは、**ナースセンター**がある。1992年「看護師等の人材確保の促進に関する法律」に基づき、47都道府県すべてに設置されたもので、都道府県の看護協会が都道府県知事の指定を受けて運営されている。無料職業紹介である一方で、売手

図表M14 **採用タンジェント・ポイント**

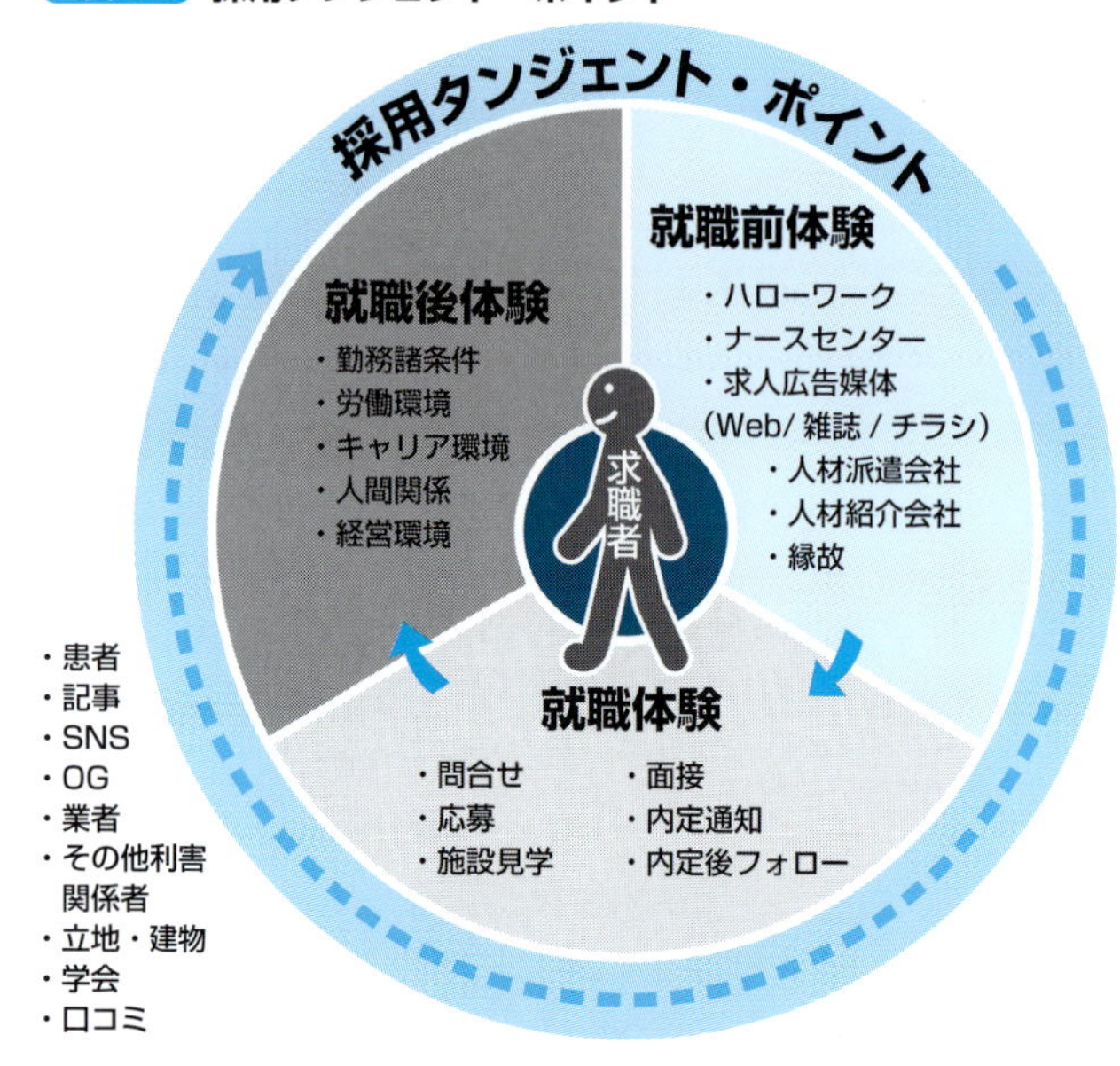

市場であるため、募集をかけても反応がゼロといったことも想定される。

次に、**求人広告媒体**の活用を検討することになる。筆者はデメリットとは考えていないが、広告宣伝は場合によっては10万円単位（安価なサイトもある）での負担費用が発生する。メリットは、ターゲットに合わせた活用が可能となる点だ。特に、美容部員の配置を予定している美容外科や美容皮膚科では、そのターゲットに合わせた媒体選択も可能だ。

求人広告媒体は、インターネット媒体と紙媒体とに大別される。**インターネット求人サイト**は、「医療事務　求人」などと検索すればたくさん出てくる。その上位に表示されるサイトほど、求職者の目に触れやすいので上位表示されているところから問合せして、費用に納得したうえで利用するとよい。紙媒体は、就職情報誌のような**雑誌媒体**と**チラシ媒体**となる。最近は**就職情報誌**自体が少なくなっている。そこで開業前には近隣の駅や商業施設などに置かれている**フリーペーパー**を入手しておくとよいだろう。

また、チラシ媒体には**新聞折り込み**や**ポスティング広告**がある。インターネットよりも申し込みから掲載までに時間がかかるので計画性が求められる。メリットとしては、地域などが限定されるので近隣住民へ訴求することができる。この媒体は集合と単独がある。集合とは、広告代理店などが求人をまとめて掲載するもので、単独とは印刷から配布場所までを自分で企画するものだ。集合は就職情報誌と同様で業者がすべてやってくれる。一方単独ではそうはいかないが、自院の情報のみの掲載なので、目に留まる可能性は高くなる。また開業後の集患につながるといった効果もある。配布枚数にもよるが、印刷代と折り込みもしくはポスティング作業代で15～30万円程度の費用となる。ただし、新規開業の募集は一般的には3カ月前くらいからとなるので、開業時期とのタイミングを考慮して活用していきたい。

正規採用とは違うが**人材派遣業者**を利用するという方法もある。メリットは採用活動を必要とせず、経験者が確保しやすいことだ。派遣人材を替えることができる場合もある。デメリットは、正規採用者に支払う人件費の1・5倍以上はかかることである。派遣以外に業務委託もできる。医療事務を業務請負業者へ丸ごと委託するものである。指示命令系統などが派遣と請負で異なる。また職種によっても対応が異なる。例えば、看護師は、次に説明する紹介を前提とする期限付き派遣しか法律で認められていない。活用する段階においては、理解する必要がある。

人材紹介業者とは、有料職業紹介事業免許を取得しており、求人側から受け取る紹介料を原資に活動している。職種やその時の相場で変動するが、紹介者の年収15～30パーセントが費用となるため相応な負担が求められる。とは言っても、完全成果報酬なので、採用しない限りいっさいの費用はかからない。また業者が職種に特化していることも多く、きめ細かな対応も期待できる。ただし、残念ながら業者や担当者しだいであることも付け加えておく。よって活用したことのある人から情報を得たり、実際に担当者と面談してみるのがよいだろう。

採用後の定着の確率が高くなるのが、**縁故**である。特に一緒に仕事をしたことがある看護師や事務スタッフは、お互いに仕事の進め方や性格など理解したうえでの採用・就職となる。筆者が携わる開業コンサルテーションでも、多くの案件で医師自らが元の職場からリクルーティングしている。開業するエリアや時期がおおよそ決まる頃に、話を持ち掛けていることが多いようである。ただし、開業直前の職場では注意も必要だ。開業することを上司に伝える前に、リクルーティングしたスタッフから先に情報がもれてしまうと面倒なことになるケースもある。常日頃からスタッフとのコミュニケーションを図り信頼の置ける関係性を作っておくことは当然のこと、伝えるタイミングにも注意しなければならない。

この世界ではよくある話とはいえ、優秀なスタッフを引き抜くわけである。そこでトラブルを起こして去るのも後味が悪いし、近隣の病院であればなおさら今後の医療連携に影響するかもしれない。引き抜き自体に気が引ける医師も少なくはない。ただし、スタッフにも職業選択の自由が保障されている。リクルーティングしても自分のところを選択するとは限らないし、その職場を退職して自分のところに就職したということは、スタッフ本人の意思である。引き抜きを強く推奨するわけではないが、その割り切りは必要だ。

なお、仕事をしたことがない縁故もある。個人開業では、ご夫人の関わり方も当初から考えておくべきことの一つである。

医師や看護師など（元）医療従事者である場合は、現場のことにもある程度理解があり、他のスタッフとの軋轢も起きにくい。注意したいのは、〝現場を知らない院長夫人〟の関わり方だ。常勤勤務ならば良いが、たまに顔をだして局所のみ的外れなことを言うようでは、軋轢が生まれて当然だ。関わり方については開業前に話し合っておいたほうが良いだろう。

また、知り合いの知り合い程度の縁故にも気を付ける点がある。依頼した手前、面接後には断りを入れづらいことだ。採用後でも何らかトラブルになれば、紹介者との関係にも影響がないとは言えない。紹介者から近しいほど、できれば避けたい縁故である。

面接のコツ

以上が興味づくりまでの「就職前体験」となる。次は求職者を惹き付けるための「就職体験」である。求職者は、求人の存在を知り興味を抱き求職者から接点を求めるようになる。つまり、問合せから応募となる。開業前は、その時点で施設が出来上がってない場合がほとんどなので施設見学は省かれるが、書類選考を経て採用面接となる。

問合せと応募、そして書類選考や面接で外れた求職者への対応には、ぞんざいにならないよう気を付けてほしい。これは就職体験すべてのプロセスで言えることである。求人者が選ぶ側の立場だと思い違いしてはいけない。**選ばれる側だという認識**をもって臨んでほしい。また開業は地域と密接につながってくる。求職者やその周囲の人たちが患者になる可能性があることを忘れてはならない。

とはいえ、書類選考という選定プロセスがある。そこで、**採用計画**と**選考基準**を明確にしておくと良い。採用計画によって人数をあらかじめ決める。そして次に選考基準となる軸をつくる。**経験、技術、**そして**センス**といった三次元で俯瞰してみると良いだろう（図表M15）。経験とはこの業界に属してきた時間量となる。しかし、時間量に比例してスキルが高くなるわけではない。また、同じような仕事に見えても専業化が進んでいる医療業界であるため、気をつけてみていかねばならない。例えば、長年大学病院で勤務してきた事務職員を採用してみたら、受付経験はあってもレセプト請求業務の経験がなくて、結局一から覚えてもらわなければならなかったというケースもある。勤務医時代は、看護師の働き方は近いところにいるためイメージできるが、事務がどのような仕事をしているのか知らないことが多いので特に気をつけたい。

センスとは、生まれもったその人の才能ともいえる。明確な基準などないが、参考となる尺度を挙げてみる。筆者が属したことのある大手コンサルティング会社の創業者は「素直、勉強好き、プラス発想」が成功する人の条件としていた。それ以外にも価値観からその人のセンスを感じ取ることはできる。

書類選考時には、履歴書や職務経歴書などから主に経験と技術をみていこう。ただ、書類の書き方や問合せ時の対応などで、その人のセンスも感じることができる重要な接点である。感じたことは都度メモに残しておくと良い。そして採用面接の際には、書面では確認できなかった経験や技術についてチェックするのと同時に、実際の会話のなかでセンスを感じていただきたい。以下にブロックごとの傾向を示す。

図表 M15 採用ターゲティング・マップ

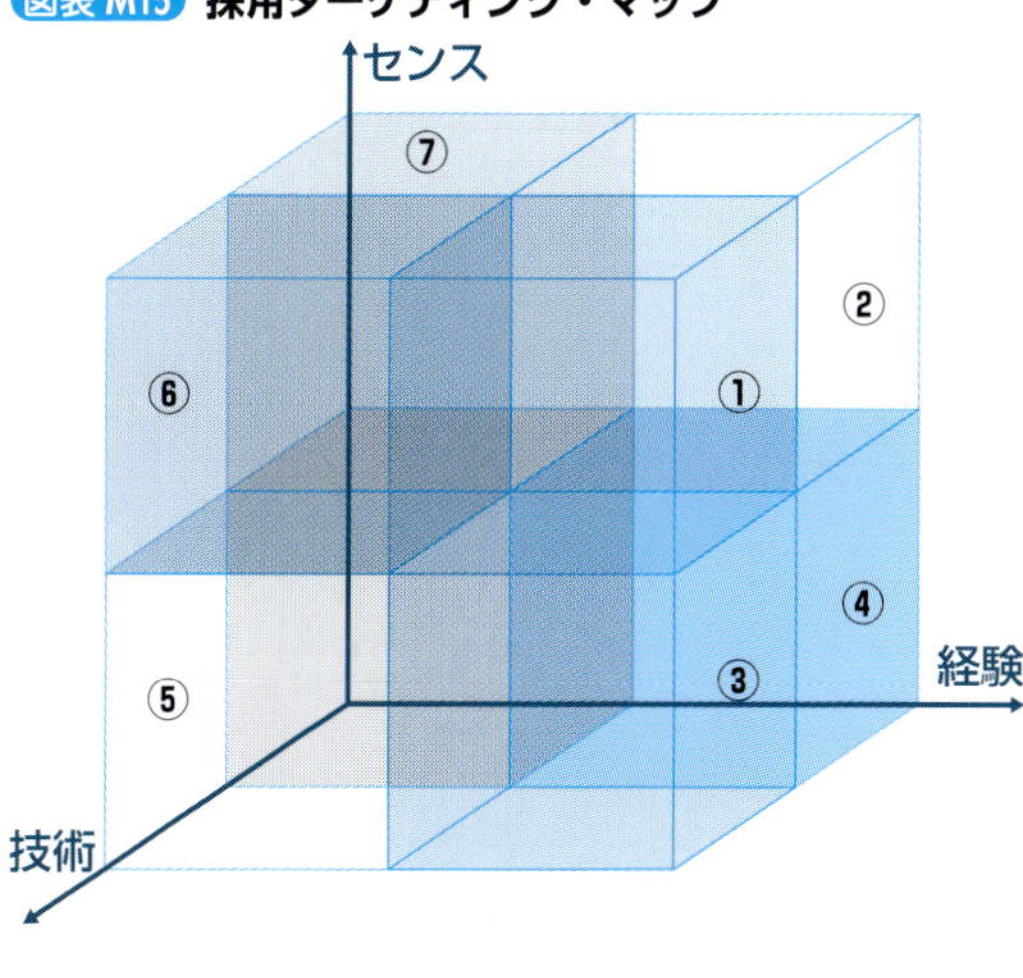

■経験量の多い人材

①即戦力で採用すべき人材
②このエリアにいる人材は存在しない
③即戦力だが職人気質
④要注意人材（経験だけで技術が伴わない→組織に悪影響を及ぼす可能性も）

■経験量の少ない人材

⑤このエリアの人材も存在しない
⑥天才
⑦ゴールデンルーキー

面接は、お見合いである。よって一番きれいな自分を演出しようとする。ネガティブな表現を用いれば騙し合いの場といえる。しかもクリニックの面接では、時間も限られている。1人20～30分程度、長くても1時間程度だ。それでその人の本質をすべて見抜けるわけはないが、その一端でも浮き出すためのテクニックを紹介する。

まず基本的な情報は、「過去の自分」とそこからつながる「未来像」で収集する。面接官の言葉に置き換えると**「自己紹介」**と**「志望動機」**となる。面接を受ける側は相応に緊張状態にある。そのようななかであっても、過去の職歴や経験、自己分析を簡潔に要点をまとめて表現できるかを評価することになる。面接に臨むにあたって自己紹介すらまともにできないのでは、一緒に仕事をするには心元ない。次に「志望動機」を聞いてみる。動機が明確であれば定着率はあがる。院長と想いが近ければ、組織への貢献度も高いだろう。また過去の自分とつなげて表現できている人は、論理的に物事を捉えることができている証である。

この2点の質問を終えたら、選考基準の3つの軸について優先順位づけしたものを面接ではチェックしていこう。以上をまとめたものが、**採用面接シート**（図表M16）となるので参考にしていただきたい。

採用タンジェント・ポイントの最後のプロセスが「就職後体験」だ。これは採用後の人的管理となり本書の目的からは外れるので説明は省くが、多くの開業医が頭を悩ます問題である。予防の意味で、就職後のフォローが大切であるということは気に留めておきたい。

図表 M16　採用面接シート

面接日：　／　／　　評価者（　　　）

基本分類	評価重点	要素	質問例	着眼点	評価 4	評価 3	評価 2	評価 1	特にいいね！	特記事項
第一印象		見た目	×	清潔感がある						
				入室時から第一声までスムーズな所作である						
				挨拶がしっかりできている						
		身だしなみ	×	TPO をわきまえた服装である						
				髪型、爪、足元が整っている						
				アクセサリー類、メイク（女性）、持ち物が適切である						
過去から未来への整合性		自己紹介 ※自己分析、自己アピール、2 分という制限下での対応力をはかる	自己紹介を 2 分程度でお願い致します	過去の経験や自分の短所長所から自分のセールスポイントにつなげて伝えられているか						
				長所、短所、性格など自己分析ができていたか						
				簡潔で要点がまとまって時間内で話せたか						
		志望動機 ※会話の構築力、ビジョン共有化、モチベーションをはかる	志望動機を教えてください	この職種と自院を選んだ動機が明確になっていたか						
				自己紹介から志望動機へ話しが展開できていたか						
				自分の将来像を持ちその過程に自院で働く意義が含まれているか						
センス		価値観 ※価値観（5 つとすることで本意を見ぬく）をはかる	あなたの大切なものを 5 つあげてください	価値観が自院の目指す方向と大きくズレてはいないか						
				価値観が理解できないということはないか						
				多少詰まっていても最後の 5 つ目まで言えたか						
		成功筋 ※成功の基本要素を持ち合わせているのかをみる	素直、勉強好き、プラス発想な自分や体験をそれぞれ話してください	素直な自分を表現できていたか						
				勉強好きである体験を話せていたか						
				プラス思考である自分を伝えていたか						
		ビジョン構築力 ※短期的、長期的にやりたいことがどれだけ構築できているのかをみる	余命半年だとしたら何をしますか？　またあと 100 年人生が続くと確定したら何をしますか？	短期的にやりたい優先順位は仕事のことが含まれていたか						
				長期的にやりたい自分が表現できていたか						
				考えながら話しを創りあげられていたか						
技術		技能 ※技能と雇用後の仕事の整合性をはかる	当院にて自分の看護師として又は事務職員として技能を一番活かせることは何でしょうか？	自分の技能を明確に伝えられていたか						
				自分の技能資格の活かし方を客観的に分析できていたか						
				将来的な展開も見据えた内容が含まれていたか						
		職能 ※職務遂行能力をはかる	看護技術や医事技術以外で職務を遂行する自分の得意とする能力は何でしょうか？	自分の職能について客観的に分析できていたか						
				自院にとって必要な職能と合致していたか						
				求めるポジションに合致していたか						

		一芸に秀でた才能 ※何かを極めた経験を持っているのかをみる	これだけは誰にも負けないものは何でしょうか？	自院にとって必要なものであったか						
				プロフェッショナルとして通用する領域を持っているのか						
				個性的なキャラクターを有しているのか						
経験		職務経験 ※職務経験と雇用後の仕事の整合性をはかる	仕事上で人よりも多く経験してきたことはなんでしょうか？	雇用後の仕事につながる事柄であったか						
				自己分析ができていたか						
				ひとりよがりな内容になっていないか						
		実現力 ※夢に向けての実行力と、夢と現実のギャップの軌道修正力をはかる	将来の夢を学校からの順に答えなぜ変わっていったのか教えてください。	急な質問にも考えながら答えられていたか						
				夢へ向かって具体的に行動を起こしていたか						
				現在の職業へたどり着く直前からの心境の変化は具体的であったか						
		失敗体験 ※成功体験だけでなく失敗から学ぶ姿勢を持っているのかをはかる	仕事の上でもっとも失敗したことは、又その失敗から何を学びましたか？	失敗経験をきちんと記憶しているのか						
				失敗を糧にできているのか						
				失敗をどのようにリカバリー（挽回）したのか						
対人能力		心配り ※家族をないがしろにしている人が他人を思いやれるのか	あなたの親族についてどこまで誕生日を覚えていらっしゃいますか？	家族に対しての思いやりを感じたか						
				エピソードに心配りを感じられたか						
				エピソードに思いやりを感じたか						
		人間関係修復力 ※人間関係がこじれたときの修復力をはかる	友人や恋人と喧嘩したら、どうやって仲直りしますか？	協調性（自分の意志を伝えながらも相手を尊重している）がかいま見えたか						
				曖昧な質問にも自分で答えを導いていたか						
				自己主張が強すぎてはいないか						
		コミュニケーション力 ※人とうまくコミュニケーションを取れるのかはかる	プライベートで、そして職場の同僚からそれぞれあなたは○○な人だねと言われたことがありますか？	○○な人だと言われていたか						
				良い評価であったか						
				エピソードがあったか						
終了時の印象		態度	×	礼儀正しく所作もよかった						
				表情や表現が豊かであった						
				やる気や意欲が態度に現れていた						
		話し方	×	ハキハキしていた						
				正しい言葉遣いであった						
				言葉に説得力があった						

【総評】

□積極的な採用を推奨
□条件付きでの採用を推奨
（　　　　　　　　　　　　）
□保留
□採用見送り
□その他

各種届出のポイント

開業するには、様々な申請や届出、各種手続きを適切な時期に速やかに行わなければならない。開業コンサルタントなどのパートナーがいれば、それらについては丸投げすることもできる。なお、その一部は、行政書士、弁護士、弁理士、公認会計士、税理士、社会保険労務士といった国家資格の独占業務となる。そのため、有資格者でないものは代行業務での報酬を得てはならないので、依頼する側もその点を理解したうえで丸投げ（依頼）することになる。ただし丸投げはあまりお勧めしない。特に、**保健所に関する諸手続き**はご自身も同行するほうが良いだろう。同じ法律なのだから保健所から出てくる見解や対応、各種進行については統一されていると思いがちだ。しかし、実際は所轄する保健所によって、さらには担当者によって変わってくることが意外と多い。なぜならば、法律の性質で定められる制限についてはポジティブリスト方式やネガティブリスト方式※1などがまだまだ混在しており、法律の隙間がどうしても発生してしまうからである。保健所や厚生局には、開業後も何かと見解や判断を求める機会が生じるため、クセを知っておくという意味でも同行しておくと良いだろう。またそれを批判するつもりは毛頭ないが、実際にある諸官庁・行政にあるレッドテープ※2を体験してみても損はない。また建築基準法など専門的な知識が必要となる場面も多いので、保健所の事前相談などには、設計士の同行が必須となる。

※1ポジティブリスト方式とは、原則禁止という前提で例外として許可されるものを示す方法。ネガティブリスト方

式とは、その逆で原則規制がないなかで例外的に禁止事項を示す方法

※2 繁文縟礼（はんぶんじょくれい）といって規制・規則が過度に細かくなって手続きなどが煩雑になり、非効率に陥っている状況

開業にあたっての手続きについては、対応機関ごとに解説していく。

①保健所

新規開設に際しては、開設する所在地を管轄する保健所へ開設届を提出することが必要となる。ファーストコンタクトの時期は、不動産契約等が完了して設計図面の素案が出来上がり（計画変更が可能な段階）、工事日程と開業時期がある程度明らかになってきた頃となる。手順と必要書類は次のとおりだ。

Step1…事前相談

開業の計画が具体化され、また変更可能の段階となったら、管轄の保健所へ連絡を入れ事前相談日時を設定する。流れとしては事前相談のこの段階で、ほぼ要件をクリアしておくことになる。

Step2…開設届

法律において開設日後10日以内の提出が義務付けられている。なおここでの開設日とは、診療が行える状態となった日以降となるため、実際に患者が来院する開院日とは異なる。

Step3…実地検査

開設届提出の際に検査日程が確定される。先着順のため希望どおりとならないことも想定してお

く。また開設者（もしくは施設管理者）の立ち合いは必須となる。

Step 4…副本交付

実地検査の結果をもって許可が下りれば、実地検査後数日中には、副本（原本の写し）が交付される。

②厚生局

保険診療を行うためには、保険医療機関としての指定を受ける必要がある。そのために開設する所在地を管轄する地方厚生局都道府県事務所へ必要書類を提出し、指定医療機関コードを取得する。提出する際の注意点として、毎月締切日が設けられており、翌月の1日以降の指定となる。またこの手続きは保健所の開設届受理後との決まりがあるため、その段取りがうまくいかない場合は、診療開始が1～2カ月ほど遅れてしまうこともある。

Step 1…事前相談（図表M17）

保健所への開設届作成の段階で、厚生局へ提出する書類についても同時に作成しチェックを受けておくとよい。また施設基準の届出に関する説明もその際に受けることとなる。

Step 2…申請書提出（図表M18）

開設届副本の発行をもって保険医療機関指定申請書を提出する。またそのほか保険診療に関わる加算などで施設基準の要件を満たしている場合には、その手続きも必要となる。

Step 3…申請受理

図表 M17 **事前相談**

標準提出書類　※地域や備え付けの設備、診療内容によって変わる

- □開設届
- □医師免許証の原本と写し（全員分）
- □平成16年3月31日以前の登録医は臨床研修終了証と写し
- □医師の履歴書（全員分）
- □敷地・建物平面図
- □立地周辺の地図
- □土地・建物の登記謄本
- □賃貸借契約書
- □結核予防医療機関指定申請書
- □原爆一般疾病医療機関指定申請書
- □生活保護法適用事業所の申請書
- □エックス線装置備付届

図表 M18 **申請書提出**

標準提出書類　※地域や備え付けの設備、診療内容によって変わる

- □保険医療機関指定申請書
- □基本診療料の施設基準などに関わる届出書
- □特掲診療料の施設基準に係る届出書

図表 M19 **社会保険事務所**

●標準提出書類

□健康保険・厚生年金保険　新規適用届
□新規適用事業所現況書
□健康保険・厚生年金保険　被保険者資格取得届（加入する職員）
□健康保険　被扶養者（異動）届（加入者で扶養家族アリの職員）

●標準確認書類

□出勤簿またはタイムカード
□労働者名簿
□賃金台帳
□年金手帳（加入する職員及び被扶養配偶者）
□給与支払事務所等の開設・移転・廃止届出書（税務署届出済の複写版）

図表 M20 **労働基準監督署**

●標準提出書類

□労働保険　保険関係成立届
□労働保険概算・確定保険料申告書

●標準確認書類

□許認可証の写し
□賃貸借契約書の写し（賃借の場合）

図表 M21 **公共職業安定所**

●標準提出書類

□雇用保険適用事業所設置届
□雇用保険被保険者資格取得届

●標準確認書類

□許認可証の写し
□賃貸借契約書の写し（賃借の場合）

申請内容に問題がなければ、受理される。

③社会保険事務所（図表M19）

社会保険及び厚生年金保険への加入手続きは、所轄の社会保険事務所にて行う。対応が事務所によって多少違ったりすることがあるため、事前に電話などで確認する。なお提出書類以外に確認を求められる書類があるため、同時に準備しておく必要がある。

④労働基準監督署（図表M20）

一般的に労働保険とは、労働者災害補償保険と雇用保険の総称を示す場合と、労働者災害補償保険の単体を指す場合がある。この2つの保険はそれぞれ管轄が異なる。労働者災害補償保険は労働基準監督署で、雇用保険については公共職業安定所である。

⑤公共職業安定所（図表M21）

雇用保険加入については公共職業安定所で行う。職安やハローワークといった略称、愛称で呼ばれている。手続きについては、労働基準監督署の申請を先に終えてからとなるので注意しておきたい。

終わりの始まり

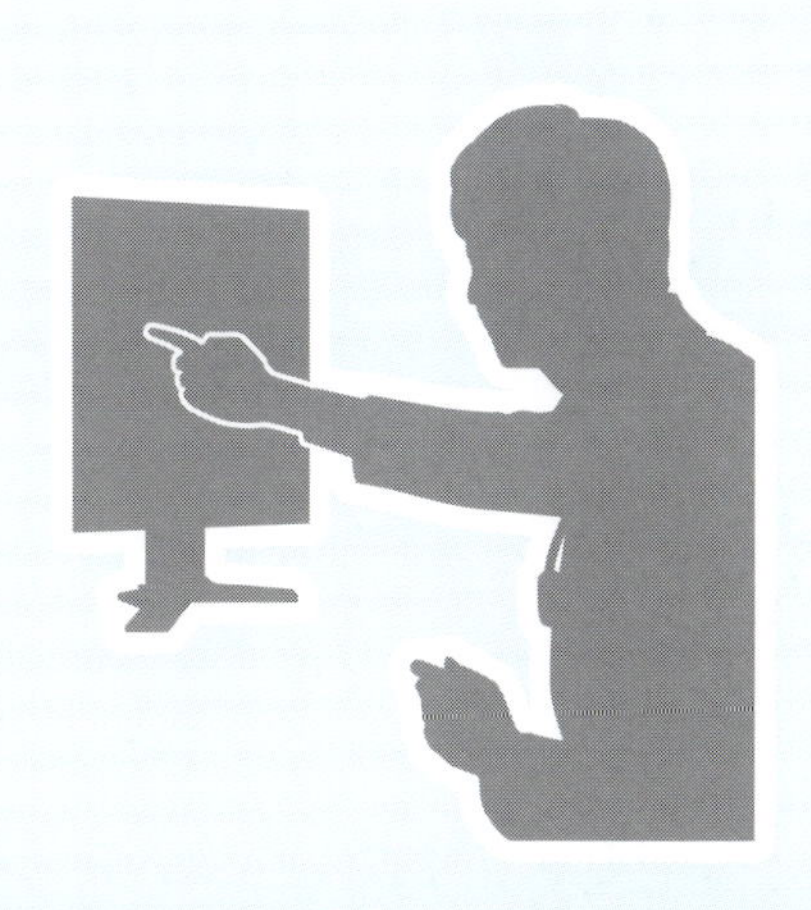

簡単に得たものは失いやすい

中村天風

開業当日の朝を迎えた誠は、大きな雨音で目が覚めた。カーテンを開けると窓は雨粒で濡れている。

〈初日にこの大雨か〉

朝の支度を済ませて、車に乗り込んだ。車内に流れるラジオから、春特有の寒冷前線を伴った低気圧が通過中で、地上付近の気温差によってヒョウの降る可能性もあると伝えている。

〈いきなり、ついてないな…〉

内覧会のプロモーションによって、初日から10人の予約枠を埋めることはできていた。とはいえ、キャンセルしてもペナルティを設けているわけではない。心配は募る。スタッフも出勤してくれるだろうかと一抹の不安が過ぎった。電子カルテなどシステムはきちんと動いてくれるだろうか。不安と心配は、尽きない。厚い雲に覆われて、ワイパーが家を出た時よりも激しく動いているなかで、誠はクリニックへと車を走らせた。

診療開始の1時間前に到着した。誰もいない院内は、屋根に打ち付ける雨の音だけが響いていた。誠は、待合室の椅子に1人座り、天井を見上げながら大きく息を吐き、心を落ち着かせた。ほどなくして、スタッフがつぎつぎに出勤してきた。全員が着替えを済ませ、受付の前に集まった。誠は、感謝の意を伝え、そして、事前に考えていた〝想い〟を1分程度にまとめて伝えた。スタッフもまた、緊張と少しの興奮を覚えているようだった。ついに、診療時間を迎えて、各持場につき、誠自らの手でドアの施錠を外した。しかし、外で待っている患者はゼロだった。

誠が気持ちを落ち着かせながら、ゆっくり診察室へ入り椅子に腰かけると同時に受付の電話が鳴った。誠は聞き耳を立てて受付スタッフの電話の声を聞いた。

「承知いたしました。またご予約のお電話をお待ちしております」

電話を切り、すぐに診察室へとスタッフがやってきた。

「先生、本日一番目のご予約の患者さんですがキャンセルになりました」

「いきなりか。理由は?」

「理由はおっしゃいませんでしたが、ご高齢の方なので、この天候のせいでは」

「そうか」

「でも先生、こういうことはよくあることですよ。雨の日には、患者さんも来たがらないので」

クリニック勤務経験の長いスタッフが、誠の気持ちを察したかのようにそう話した。

「他に患者さんは来ている?」

スタッフが首を横に振り、受付へ戻っていった。その日は雨が止むことはなかった。初日は結局、2名からキャンセルしたいと連絡が入り、連絡すらないキャンセル患者も1名出た。それ以外では小児科の患者が3名と、診療終了直前に飛び込んできた風邪症状の患者が1名の合計10名の来院数だった。

翌日も前線が停滞し、雨が続き、強い風も伴っていた。この日の予約は3名と、前日より少なかった。ただ、キャンセルはゼロだった。予約以外では、小児科が3名と内科が2名でそのうち1名は小児科を受診した子どもの母親で、ともに風邪だった。

その晩、誠は寝付くことができなかった。夜中の1時を過ぎた頃、ベッドから起き上がりパソコンを立ち上げた。そして、開業前に行った損益収支シミュレーションのデータを開き、1日平均患者数をこの2日間の平均値に減らして再入力すると、自動集計されて運転資金の残高部分が赤字で表示された。

〈これじゃ、すぐに運転資金がなくなってしまうじゃないか〉

そのデータを添付して、影虎宛てにメールを送った。するとすぐに誠の携帯電話が鳴りだした。

「メールを拝見しました」

影虎からだった。誠は今の気持ちを影虎にぶつけた。

「先生、もしもの時の方法は用意できています」

「さっそく、それを実行します。今からどうやるか教えてもらえませんか」

「お気持ちはわかりますが、まだ2日目で、それは時期尚早です。開業まで、先生と私で熟慮を重ねてしっかりと準備してきたじゃないですか」

「そのはずですが…」

「今は、それを信じましょう。とにかく、来院された患者さんが次につながるよう集中しましょう」

「当たり前のことですが、診察はいっさい手を抜いていません。それに、勤務医時代以上に、さらに自分の患者さんという想いを強く感じています」

「それは患者さんにもちゃんと伝わるはずです。それを表現するためにも、患者の話に耳を傾け、目を見て、身体に触ることを意識してみてください」

「表現のために？」

「診断に影響するかどうかは、私は医師でないのでわかりませんが、それが患者には診てもらったという安心感と診察に対する満足感につながるんです」

「やっているつもりにならず、意識してみます。確かに電子カルテだとついモニターに意識を取られてしまうこともありますし。でも、触診って、患者によっては必要ないこともあるのですが」

「ある院長先生が、満足度を高める一番のコツは触診をすることだとおっしゃっていました。一歩間違えば医師もセクハラで訴えられかねない時代ですが、かならず実行しているということです」

「お話できてよかったです。少し気持ちが落ちつきました。明日からまた頑張ります」

誠は影虎に礼を言って電話を切った。

翌朝は、前線が通り過ぎ、雲一つない青空が広がっていた。この日は内覧会時に予約した患者は全員来院した。また診療開始前から配布した折り込みチラシを握りしめた患者が数人待っていた。いずれも生活習慣病を患っている高齢者で、皆通院先の病院が遠く、こちらへ転院したいといった相談だった。ほかにも、初日に受診した子供と母親が初老の女性と一緒に来院した。一緒に住んでいる実母を連れてきたという。結局、小児患者を合わせて計16名でその日の診療を終えた。

翌日以降、新患は朝から途切れずにやってきた。1日の患者数も15名を下回ることはなく、影虎と計画していたとおりのバランスで、小児科、成人、後期高齢者の割合となった。

◇　◇　◇

「誠先生、まずは開業1カ月、お疲れ様でした」

影虎が、誠のクリニックにやって来て言った。

「清宮さん、夜中に連絡した時はどうなるかと思いましたが、何とかなりました」

「想定どおりの患者でしたか？」

「はい、事前の狙いどおりでした。ただし1日平均患者数は大きく外しましたよ」

「固めに（低い数字で）やったわけですから許して下さいよ」

「清宮さんにしてはめずらしく言い訳していますね」

「大幅な上方修正ですからいいでしょう。でも私も少しほっとしています。ただ、まだ気を抜く時期ではありません。患者動態もしっかり分析していきましょう」

「**レセプト分析表、新患経路分析、患者マッピング**など、指示のあったマーケティングデータ※は一とおり用意しておきました」

※医業収入分析、新規患者の来院動機や患者の居住地域などの各種動態を把握するためのデータ。詳しくは、『集患プロフェッショナル（医学通信社刊）』参照

影虎はこの結果と**ホームページのアクセス解析**※にざっと目を通してから、次の対策を示した。また、運営上の問題点や課題なども整理していった。

※自院のホームページへどのような傾向でアクセスしているのかを調べるための手法

「清宮さん、経営者1カ月目でもいろいろわかりました。診療だけでなく、集患も必要ですし、お金の管理、スタッフの管理、物品の管理までやらなければならず、本当に大変です」

「これからも経営者としての、課題が必ず出てきます。私としても先生が意思決定するために必要な経営分析や情報提供は行ってまいります。ただし、クリニックの結果はすべて自己責任となりま

す」

「そうですね。早く軌道に乗せて、経営を安定させるのが最初の経営目標です。引き続き『さくら交差点　内科・消化器内科クリニック』のご支援、よろしくお願いします」

感謝の気持ちを込めて深々と頭を下げた。

「そうだ清宮さん。風の便りで聞いたんですけど、スミダ土地開発の隅田さんが、自分と進めていたプランを、他の先生に提案して開業されたそうです。でも出入りのＭＲの話によれば、まったく患者が集まらず、そこの院長もかなりお怒りだそうです」

「私も同業者から、聞きました。追加融資も間に合わず状況はかなり深刻のようですね」

「もしかしたらそれが自分だったかと思うと、ゾッとします。ただ人の事を心配している場合でもありませんね」

その夜、２人は遅くまで語らいながら過去と現在、そして明日をつなぐための作業を行っていた。

エピローグ

小説はエンディングを迎えた。しかし、何ひとつ終わっていない。マラソンに例えるならば、スタートラインに立ったところで、これから本当のレースが始まる。当日のレースでいくら頑張っても、それまでの走り込みやトレーニングが不足しているのであれば、レースの結果は明らかだ。

ただ、開業とマラソンでは違うところがある。マラソンは、1つのレースに臨むまでの準備にかける時間は膨大であるが、本番のレースは一流のアスリートならば2時間数分で終わる。一方で開業は、開業そのものにかかる時間は1、2年程度、構想まで含めても数年のことだが、開業してからはその後何十年と続く。物理の法則では、動き出しに最もエネルギーを消費する。にもかかわらず、開業自体に最もエネルギーを使ったと言う人は意外に少ない。それはただムダに時間を費やしたり、ノープランすぎるハード面への莫大な投資（浪費？）をしたりするような量的なエネルギーではなく、情報や人脈などへの質的エネルギーを消費したかどうかなのである。開業してしまうと、そう簡単には場所もターゲットとなる患者も変えることはできない。つまりは、それまで準備してきたものだけで、まずは前進するしかない。準備以上でも準備以下でもない。ここはマラソンと同じなのかもしれない。奇跡はそうそう起きないのである。

小説内で〝経営者脳〟という言葉が何度か登場する。これは給与所得者と売上所得者のもつ発想の違いを示す言葉として使用している。雇われ院長を経験した場合を除き、開業前から〝経営者脳〟を備える機会はほぼない。〝経営者脳〟としての一つに、投資労力および費用に対する効果という価値基準がある。そのなかで売上は買うものであるという発想（第2章　怪しいドアの向こう側）は、利益を最大限生み出そうとするなら、必ず身につけておくべき感覚となる。

自院のホームページを、自身で制作し、公開している開業医は少なくない。明らかに素人による手作り感がにじみ出ていることがほとんどだ。しかも、一から時間と労力をかけて知識を得ながら作っている。それが趣味で、しかも患者がすでに定着しているクリニックであれば、よいだろう。しかし、これから開業してシェアを競合他院から獲っていくのであれば話は別だ。コスト高になっても、やはりプロのつくった見た目の良いほうが効果が高くなる。毎月10人のプラスの効果となれば単純にレセプト単価8000円として8万円、年間96万円の効果を得られる。

筆者はホームページ業者の味方でもなく、費用対効果を無視するような高い製作費の支払いを推奨しているわけでもない。要するに〝経営者脳〟をもっていたならば、その行為は非効率だと気付くだろうと申し上げたいのである。

つまり、「第1章　中途半端な開業宣言」では、石田というCTを導入してきびしい状況に置かれた開業医が登場した。医師だから医療においてCTを導入した理由は当然あるはずだ。ただし、〝経営者脳〟で熟考せずに周りの人たちに言われるがまま、高額医療機器を導入した時のリスクは伝えたい。筆者もクライアントから診療において、欠かせないものだと言われれば、採算面でどうやって導入できるか熟慮を重ねて質的エネルギーを注ぎこみ計画する。

主人公の佐藤誠は、準備の質をあげる方法の一つとして、清宮影虎をパートナーとして選んだ。筆者もそのコンサルタントが生業である。だからといって開業するすべての医師が、コンサルタントに依頼すべきとは思っていない。自分のことは自分でやる。実に当たり前のことだ。コンサルタントに依頼すればトラブルもなくパーフェクトに開業日を迎えられて、その後の成功も保障される…なんてことはないから、大なり小なり発生する。本当のプロフェッショナルであれば未然に防ぐための対策は怠らない。また真のプロフェッショナルならば発生時の対処も素早くそして適切だ。さらに実績のあるプロフェッショナルならば、成功の確率をあげるべく手を尽くす（本書では失敗の確率をできる限り下げている）。しかし、自分自身のその〝経営者脳〟に訴えかけてみて、費用対効果を生まないと判断したり、そこに価値を見いだせないのであれば、絶対にコンサルタントには依頼すべきではないのだ。コンサルタントに依頼せず成功した開業医もいれば、コンサルタントに依頼して失敗した開業医もいるからだ。

最終的な意思決定は経営者である。その意思決定による結果責任もすべて経営者が負うことになる。すべてが自己責任になる。それが開業するということである。本書は開業に必要な情報をすべて網羅しているわけではない。むしろ開業本としては、少々偏っていると感じた読者も多いのではないか。他の良書と補完しつつ読者にとって最良の選択のための大きな力となると確信している。そしてエピローグまで目を通していただいたすべての読者が、失敗しない開業を果たされることを祈念して筆を置く。

最後に、本書を出版するにあたって、パートナーとして信頼し、アドバイスを真摯に受け止めていただきましたクライアントの院長先生方のご愛顧に感謝申し上げます。また、医学通信社の佐伯真理さん。辛抱強く、原稿を待っていただき、その与えたストレスは大きなものだったと思います。お陰様で本書が完成しました。この場をお借りして謝意を表します。また経営者の私にいつも力を貸してくれている株式会社ニューハンプシャーＭＣのみんなへも同じ気持ちです。

そして、最大の味方である妻つきみ、そして元気を与え続けてくれる娘なあえとはな。執筆で夫として父として共有できない時も多かったけど、いっさいの不満も言わずに協力してくれて、本当にありがとう！

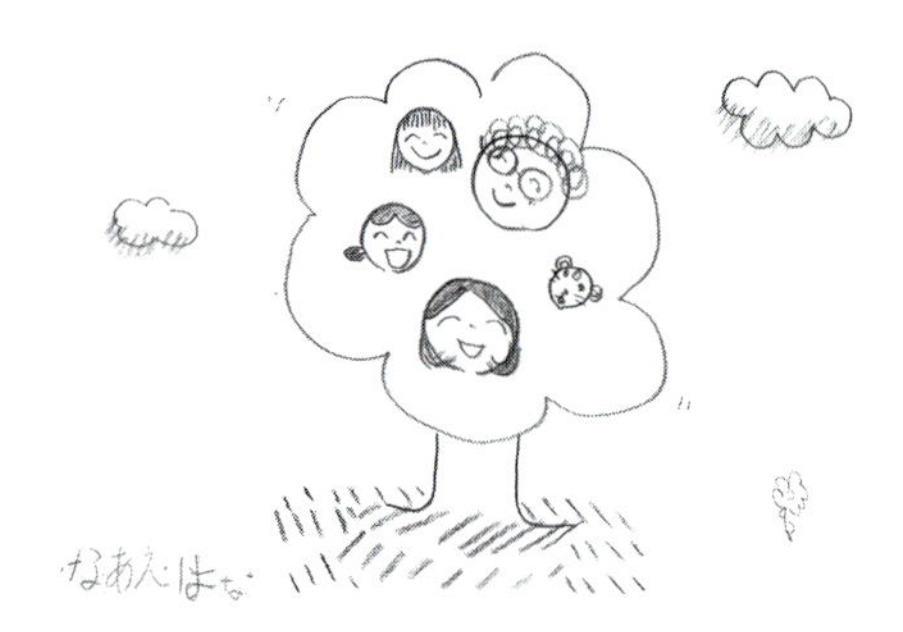

柴田　雄一　〔(株)ニューハンプシャーMC代表取締役・上席コンサルタント〕

南ニューハンプシャー大学院にてMBA(経営学修士) 修得後、大手経営コンサルティング会社に在籍。2004年、株式会社ニューハンプシャーMC設立。

医療経営のプロフェッショナルとしてクリニック開業支援、病院・クリニックの経営支援、講演・執筆活動を精力的に行う一方で、企業経営者として医療人材紹介事業を始め医療・介護に関わる事業を積極的に展開している。独特の観点から切り込んでいくユニークなコンサルティング・メソッドは、即効性に長け費用対効果も高いと評価を得ている。

http://www.foryou2004.jp/

クリニック開業・成功のメソッド

“開業”プロフェッショナル

クリニック開業——これだけは絶対に知っておきたい話

＊定価は裏表紙に表示してあります

2016年1月18日　第1版第1刷発行

著　者　　柴田　雄一

発行者　　清水　尊

発行所　医学通信社

〒101-0051　東京都千代田区神田神保町2-6　十歩ビル

TEL 03-3512-0251（代表）

FAX 03-3512-0250

https://www.igakutushin.co.jp/

※　弊社発行書籍の内容に関する追加情報・訂正等を掲載しています。

装丁デザイン：冨澤　崇

印刷・製本：株式会社　アイワード

　ISBN978-4-87058-520-1